医院管理理论与方法探索

孟庆芝　相　梅　褚福晓◎著

吉林科学技术出版社

图书在版编目（CIP）数据

医院管理理论与方法探索 / 孟庆芝，相梅，褚福晓
著. -- 长春 ：吉林科学技术出版社，2023.3
ISBN 978-7-5744-0219-5

Ⅰ．①医… Ⅱ．①孟… ②相… ③褚… Ⅲ．①医院—
管理—研究—中国 Ⅳ．①R197.3

中国国家版本馆 CIP 数据核字(2023)第 059551 号

医院管理理论与方法探索

作　　者	孟庆芝　相　梅　褚福晓
出 版 人	宛　霞
责任编辑	隋云平
幅面尺寸	185 mm×260mm
开　　本	16
字　　数	465 千字
印　　张	20
版　　次	2023 年 3 月第 1 版
印　　次	2023 年 3 月第 1 次印刷

出　　版	吉林科学技术出版社
发　　行	吉林科学技术出版社
地　　址	长春市净月区福祉大路 5788 号
邮　　编	130118
发行部电话/传真	0431-81629529　81629530　81629531
	81629532　81629533　81629534
储运部电话	0431-86059116
编辑部电话	0431-81629518
印　　刷	北京四海锦诚印刷技术有限公司

书　　号	ISBN 978-7-5744-0219-5
定　　价	105.00 元

前　言

医院是人类与疾病斗争过程中所形成的防病治病、保障人民健康的组织机构。它拥有门诊和住院医疗服务设施，集中了相对优越的医疗技术，反映了社会的发展，也体现了各个时期的医学技术水平。作为人类认识和征服疾病的重要场所，医院义不容辞地承担着救死扶伤的社会责任。医院管理是随着医院的出现而产生的一种组织行为，是为了实现医院的组织目标所进行的一系列活动；是按照医院工作和发展的客观规律，运用现代管理理论和方法，对医院的人、财、物、时间、信息等资源进行计划、组织、协调、控制，以充分发挥整体运行功能，达到资源配置最优化及最佳综合效益的管理活动过程。总体而言，医院管理的任务是改善服务，规范行为，提高质量，确保安全，不断满足患者日益增长的医疗服务需求，探索科学的医院管理体制、运行机制与监督机制。

随着社会经济的发展和人民群众对医疗服务需求和期望的提高，医院的功能与任务随之发生了较大变化，并由此带来了医院管理理论和方法的创新与变革。医院管理者必须关注医院管理的发展趋势与公立医院的改革方向，主动调整医院的经营理念和发展战略，完善医院内部管理，以适应社会经济发展的需要、人民群众对医疗服务的需求以及政府对医疗服务宏观调控的要求。

本书从医院管理的基础理论出发，对其管理体系中重要的管理部分，例如，战略组织、人力资源、设备、病案、财务、质量、卫生等相关内容进行系统的分析与研究。本书在编写时力求理论与实践的结合，以适应我国卫生管理专业的学员、医院管理者、卫生行政管理者和医院管理教学与研究者的学习和运用需求。

本书在写作过程中，参考了许多文献资料以及其他学者的相关研究成果，笔者在此表示由衷的感谢。鉴于时间较为仓促，水平有限，书中难免出现一些谬误之处，因此恳请广大读者、专家学者能够予以谅解并及时指正，以便后续对本书做进一步的修改与完善。

目 录

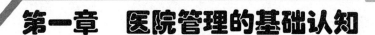

第一章　医院管理的基础认知

第一节　现代医院的概念和特点

一、医院的功能

医院这一机构自出现之日起，就承担着救死扶伤、济危扶困的社会功能。随着医院的不断发展，其功能也更加丰富。目前，医院除了要提供基本的预防、医疗、保健、康复等服务外，也要承担与其功能相适应的临床、科研、教学、培训等功能和任务，同时还要承担公共卫生、健康教育、突发事件的紧急医疗救治和基层医疗机构支援等任务。医院的功能已逐渐从单纯的疾病诊疗和护理转向疾病的预防、保健、康复和健康教育等全方位发展。

2016 年 10 月，中共中央、国务院印发《"健康中国 2030"规划纲要》。纲要规定，以提高人民健康水平为核心，以体制机制改革创新为动力，以普及健康生活、优化健康服务、完善健康保障、建设健康环境、发展健康产业为重点，把健康融入所有政策，加快转变健康领域发展方式，全方位、全周期维护和保障人民健康，大幅提高健康水平，显著改善健康公平，为实现中华民族伟大复兴的中国梦提供坚实的健康基础。因此，在以提高人民健康水平为中心的背景下，医疗机构如何从当前的功能定位转变为全方位促进和提高人民健康水平、建设新型的现代医院成为亟待思考和解决的问题。

二、医院的定义和分类

（一）医院的定义

医院是以诊疗疾病、照护病人、促进健康为主要目的而设立的面向民众或特定人群提供医疗保健服务的场所。具体来讲，就是运用现代医学科学理论和技术，拥有一定数量的基础设施、医务人员、诊疗设备，通过依法获得有执业资格的医务人员的集体协作，向患者、特定人群或社会提供医疗、预防、保健和康复等服务的机构，以保障和促进人民群众健康水平的不断提高。

（二）医院的分类

1. 按专业性质分类

（1）综合医院

旨在处理各种疾病和损伤的医疗机构，通常包括急诊部、门诊部和住院部。综合医院通常是一个地区的主要医疗机构，有一定数量规模的床位，可以同时为较多病人提供诊疗、救治、危重症监护和长期治疗。

（2）专科医院

旨在治疗特定疾病或伤害的医疗机构按不同疾病或伤害，可分为儿科医院、妇产科医院、男科医院、肛肠医院、耳鼻喉医院、皮肤科医院、精神病院、肿瘤医院、传染病医院、肾病医院等。

（3）教学医院

不仅为病人提供与其他类型医院相同的诊疗服务，同时还肩负有医学教学任务的医疗机构。教学医院可以是综合医院，也可以是专科医院。教学医院通常是医学院校的附属医院。

2. 按床位规模和所能提供的服务质量分类

根据《综合医院分级管理标准（试行草案）》规定，我国现行医院分为三级，每级分甲、乙、丙三等，其中三级增设特等，因此医院共分三级十等。医院的等级划分是依据其医疗功能、设施设备、技术能力、管理水平等进行考核评审的。

3. 按服务对象划分

有部队医院、企业医院、行业医院、事业医院等，有其特定服务对象。

4. 按所有制性质划分

有全民所有制、集体所有制、公立医院、民营医院、中外合资医院和独资医院等。

5. 按医疗机构分类管理要求划分

有非营利性医疗机构和营利性医疗机构。非营利性医疗机构即公立医院，其在医疗服务体系中占据主导和主体地位。

三、现代医院管理的概念和特点

（一）现代医院管理的概念

现代医院管理是在遵循医院工作特点和客观规律的基础上，将现代自然科学、社会科学和管理科学知识及成果应用到医院管理活动中，综合运用现代化的工具和手段，通过对人、财、物、信息、技术、时间、空间等资源进行有计划的组织、协调、控制等一系列管理活动，以取得最佳的社会效益和经济效益。

（二）现代医院管理的特点

1. 以人为本、健康优先

现代医院管理是以人为根本，以健康为导向，和谐共享、倾心互助的系统化管理，其管理和诊疗的出发点和归宿点都是健康。现代医院的设置、结构、运转、活动和与此相关的一切服务都要遵循健康规律，都要为了健康，以尊重人的健康为前提和行为宗旨，通过实施健康诊疗、落实健康管理、推广健康生活、优化健康服务、完善健康保障、优化健康绩效，让病人在医院诊疗的全过程都感受到公平、公正、尊重和贴心，从而营造一个温馨、和谐的健康环境。

2. 标杆引领、追求卓越

标杆管理是不断寻找和研究一流组织的最佳实践，以此为基准进行比较、分析、判断，从而使自身得到不断改进，步入创造优秀绩效的良性循环过程，也就是运用标杆管理的理论和方法组织医疗实践和诊疗活动，实现持续改进、追求卓越的绩效目标。标杆管理在日常管理活动中很常见，就是学先进，就是赶帮超，就是有目的、有方法、有步骤地学习系统内外的先进典型。通过对内外部先进者的调查、分析、比较，确定学习目标（立标），以此为对象结合本身实际认真比较找出关键点（对标），制定方法路径严格实施赶超先进（达标），发挥自身优势，优化思路、方法和实践，超越先进，创立新的标杆（创标），实现组织、使用部门、个人或专业的快速发展。现代医院管理本身具有瞄准和赶超先进、追求竞争优势的本质特性；通过建立内、外部标杆管理，竞争性标杆管理，非竞争性标杆管理，功能性标杆管理和通用性标杆管理，将各种标杆管理方式根据组织自身条件和标杆管理业务方面的要求相结合，取长补短，以取得显著的发展效果。

3. 勇于创新、科学发展

经济新常态是当前我国经济发展的显著特征。改革开放以来，支撑我国经济发展的低要素成本和高投资驱动的增长方式已难以为继，亟须通过提升全要素生产率，培育经济发展的新动力进行转型升级。在此背景下，现代医院管理方式同样需要转变，管理导向从单纯依靠硬件设施和规模增长转为推动医疗技术创新和医疗服务差异化发展，并在管理体制、运行机制、人事管理、分配制度、财务管理、医疗质量管理等方面不断完善。建立公立医院内部决策和制约机制，实行重大决策、重要干部任免、重大项目实施、大额资金使用集体讨论并按规定程序执行，落实院务公开，发挥职工代表大会职能，强化民主管理，使医院在规范中前进，在创新中超越，在发展中卓越。

4. 精准定位、协作共赢

找准位置是发展的基础。要明确医院功能定位，看准医院发展方向。一方面，发挥现代医院在基本医疗服务提供、急危重症和疑难病症诊断等方面的功能作用；另一方面，通过完善基层首诊机制，双向转诊，发挥基层医疗卫生机构在基本医疗和转诊服务中的作用。通过双向转诊程序，实现不同级别和类型医疗机构之间有序转诊，畅通患者向下转诊渠道，由上级医院出具治疗方案，在下级医院或基层医疗卫生机构实施治疗、康复。按照分级诊疗制度构建出基层首诊、双向转诊、急慢分治、上下联动的分级诊疗模式。找准各自利益平衡点，在医院、基层医疗卫生机构和慢性病长期看护机构之间建立起科学合理的分工协作机制。

5. 互联互通、提升价值

在当前信息技术快速发展的前提下，在医疗机构内部及与医疗机构相关联的各级卫生管理机构和协作单位建立起互联互通的信息沟通渠道，打破信息孤岛和壁垒，实现信息、管理和技术等资源的互联互通、共建共享，优化服务流程，发挥优势功能，减轻病人负担，优化资源布局，体现医务人员技术劳务价值，已成为目前医院发展的共识。

第二节　医院的现代化与管理评价体系

一、现代内涵

"现代"一词为舶来词，来源于拉丁语单词"modernus"，最早可追溯到公元 4 世纪，目前已被公认为是世界范围内应用频率最广泛的基础词汇之一，但对"现代"一词的来源及界定的模糊性、多样性和理解的偏差，又影响和制约着学术界、思想界及实务界对有关"现代"问题的探究。

近年来，我国学术界对"现代"概念的理解大体分为以下几种：一是历史分期说。即将正在经历的当下称为"现代"，与之相对应的称为"古代"，两者是相对而存在的，没有严格的时间界限。二是学科界说。即从社会学、政治学、哲学等不同学科层面探讨"现代"问题，认为"现代"代表进步性、合理性和自由的精神，标志着与传统、世俗决裂的一种转变。三是广义狭义论。广义上的"现代"不特定指历史上的某一个时间区域，而是属于历史演进中的任何一个时间区域，"现代"终将成为"过去"，是相对而存在的。狭义上的"现代"特指历史发展的某一特定时期，具有相对明显的时间界限。无论是从广义还是从狭义上界定，两者都蕴含着比过往的进步性。

对"现代"一词的理解如此丰富多样，以致为开展相关"现代"问题的研究带来了诸多不便。但归结起来，"现代"又具有以下共同特征：一是反映了一定的时间维度；二是呈现了与之对应的"过往"的对比和转变；三是蕴含了一定的进步性；四是视角的多样性。

二、"现代性"与"现代化"

由对"现代"一词理解的多样性和模糊性，直接导致了对由此衍生的"现代性"和"现代化"的不同理解和认识。"现代性"一词在19世纪才出现，一般认为，最早使用"现代性"一词的是法国文学评论家波德莱尔。从他的《现代生活的画家》系列文章中可以看出，"现代性"一词主要表示人或事物所具有的一种品质和特性。从构词学的角度看，"现代性"是由"现代"一词为词根加上表示"性质""状态""程度"等意义的后缀"-ity"构成。如果"现代"一词表示时间分段概念的话，那么"现代性"一词则是"现代"最初含义的表达，但随着时间的推移，对"现代"和"现代性"的使用界限逐渐模糊起来，甚至不加区分地进行混用。

同样以"现代"一词为词根构成的"现代化"一词，则集中反映了人或事物从"过往的现代"到"现代之现代"的转型变化过程。因此，可将"现代""现代化""现代性"简单地概括如下，即以"现代"这一相对时间分段概念为区间，通过一系列"现代化"的过程或转变，以到达"现代性"的彼岸。从一般意义上来看，"现代性"是理念、范畴，是一种价值观念和文化精神，属于"质"的范畴，代表一种性状和结果，其状态如何只可描述不可测度；"现代化"则是过程、方法论，代表实现"现代性"的路径和机制，是现代性观念在经济、政治、科学、文化等方面的运作，属于"量"的范畴，其状态是可以测度的。

现代性的根本是人的现代性，即人在观念和行为上的现代性，只有通过具有现代观念的、理性的人的支撑，社会才能真正发展起科学与民主。

三、现代医院的现代性与现代化

"现代医院"这一表达是将"医院"这一专属学科领域和实体纳入"现代"的范畴来考量。这将涉及三个基本概念，一是"现代医院"的时期如何划分；二是"现代医院"的"现代性"如何体现或衡量；三是实现"现代医院""现代性"的"现代化"转变机制和过程是什么。这三者之间是紧密相连、不可分割的，既具有逻辑上的自治性，又具有互为前提、互为因果的辩证性及变动前进和螺旋上升的特征。

关于"现代医院"的时期划分。借鉴"现代"一词的广义界说，"现代医院"不特指某一特定时期，而是泛指当前或现在医院正在经历的当下。"现代医院"的"现代性"和"现代化"也基于这一时间界定来探讨。

关于"现代医院"的"现代性"。由于"现代性"所具有的多元多样性、变动性及自我否定的螺旋上升性等特性，在探讨现代医院"现代性"的问题上，要充分考虑"现代性"这一特质。这就决定了不同的社会科学文化背景、不同的政治经济管理体制及不同的发展阶段，"现代性"所呈现出的特性或状态是不一样的，对现代医院"现代性"的评价和考量也应尊重这一规律。从我国现代化发展的过程及取得的经验教训来看，对"现代化"的考量应从经济基础和上层建筑两个层面构建"现代性"评价体系，既包括物质的现代性，又包括精神的现代性。

我国改革开放以来的经验一再证明，党的十八届五中全会所提出的"创新、协调、绿色、开放、共享"的五大发展理念，更加注重向价值理性转变。现代医院的发展也应从对"现代性"观念的反思中加以转变，即要实现从粗放发展向集约发展的转变，从外延扩张向内涵建设的转变和从满足需求向优化供给等的转变，对现代医院现代性的评价指标体系的构建应充分体现这一转变特质。

关于当前"现代医院"的"现代化"。我国现代医院的现代化应置于建设中国特色社会主义现代化的大背景下加以考量，受制于中国特色"现代性"观念的指引，不同于西方社会所倡导的现代性价值评判体系。

四、现代医院管理评价体系

（一）理论基础

1. 金字塔原理

金字塔原理（pyramid principles），旨在阐述写作过程的组织原理，提倡按照读者的阅读习惯改善写作效果。因为主要思想总是从次要思想中概括出来的，文章中所有思想的理想组织结构也就必定是一个金字塔结构：由一个总的思想统领多组思想。在这种金字塔结构中，思想之间的联系方式可以是纵向的，即任何一个层次的思想都是对其下面一个层次上的思想的总结；也可以是横向的，即多个思想因共同组成一个逻辑推断式，而被并列组织在一起。金字塔原理是一项层次性、结构化的思考和沟通技术，可以用于结构化的写作过程。该金字塔原理假设所关注的是思考过程。这项写作思考方法要求表述者（写作者）在写作之前先对那些提纲挈领的中心思想进行归类。支持性观点可以基于：一是归纳推理，论证的前提支持结论但不确保结论的推理过程。它们落在金字塔的第二行，每一项都针对写作报告的一个具体问题，如为什么、怎么办、怎么知道的。二是演绎推理，结论为前提事实必要条件的推理过程。

给出观点或者论点的最好方式就是像这样进行结构化的思考。金字塔模型还揭示了如何运用 SCQA 架构，即"情境（situation）、冲突（complication）、问题（question）、答案（answer）"架构来确定阐释的中心思想及观点的安排次序。

金字塔结构的优势：一是将思想组织成金字塔，便于归类分组；二是为了进行自上而下的表达，突出结论；三是为了便于自下而上进行思考、总结和概括。

2. 生命周期理论

世界上任何事物的发展都存在着生命周期，医院也不例外。生命周期理论是关于组织成长、消亡阶段性和循环的理论。所谓"生命周期"，是指组织诞生、成长、壮大、衰退，甚至死亡的过程。虽然不同组织的寿命有长有短，但各个组织在生命周期的不同阶段所表现出来的特征却具有某些共性。医院生命周期问题所运用的基本思想是组织生命周期的思想。

3. 标杆管理理论

标杆管理法，是现代西方发达国家组织管理活动中支持组织不断改进和获得竞争优势最重要的管理方式之一，西方管理学界将其与组织再造、战略联盟一起并称为 20 世纪 90

年代三大管理方法。

实际上标杆就是榜样，这些榜样在业务流程、制造流程、设备、产品和服务方面所取得的成就，就是后进者瞄准和赶超的标杆。中国有句古话，"以铜为鉴，可以正衣冠；以史为鉴，可以知兴替；以人为鉴，可以明得失"。组织这么做，在自己面前树立一面镜子，明得失，找差距，图进步。

标杆管理方法较好地体现了现代知识管理中追求竞争优势的本质特性，因此具有巨大的实效性和广泛的适用性。如今，标杆管理已经在市场营销、成本管理、人力资源管理、技术研发、教育部门管理等各个方面得到广泛的应用。

根据标杆伙伴选择的不同，通常可将标杆管理分为五类。

（1）内部标杆管理

标杆伙伴是组织内部其他单位或部门，主要适用于大型多部门的组织集团或跨国公司。由于不涉及商业秘密的泄露和其他利益冲突等问题，容易取得标杆伙伴的配合，简单易行。另外，通过展开内部标杆管理，还可以促进内部沟通和培养学习气氛。但是其缺点在于视野狭隘，不易找到最佳实践，很难实现创新性突破。

（2）竞争性标杆管理

标杆伙伴是行业内部直接竞争对手。由于同行业竞争者之间的服务结构和行业流程相似，面临的市场机会相当，竞争对手的作业方式会直接影响组织的目标市场，因此，竞争对手的信息对于组织进行策略分析及市场定位有很大帮助，收集的资料具有高度相关性和可比性。但正因为标杆伙伴是直接竞争对手，信息具有高度商业敏感性，难以取得竞争对手的积极配合，获得真正有用或准确的资料，从而极有可能使标杆管理流于形式或者失败。

（3）非竞争性标杆管理

标杆伙伴是同行业非直接竞争对手，即那些由于地理位置不同等原因，虽处同行业但不存在直接竞争关系的组织。非竞争性标杆管理在一定程度上克服了竞争性标杆管理资料收集和合作困难的弊端，继承了竞争性标杆管理信息相关性强和可比性强的优点，但可能由于地理位置等原因，造成资料收集成本增大。

（4）功能性标杆管理

标杆伙伴是不同行业但拥有相同或相似功能、流程的组织。其理论基础是任何行业均存在的一些相同或相似的功能或流程，如物流、人力资源管理、质量管理等。跨行业选择标杆伙伴，双方没有直接的利害冲突，更加容易取得对方的配合，另外可以跳出行业的框框约束，视野开阔，随时掌握最新经营方式，成为强中之强。但是投入较大，信息相关性较差，最佳实践需要较为复杂的调整转换过程，实施较为困难。

（5）通用性标杆管理

标杆伙伴是不同行业具有不同功能、流程的组织，即看起来完全不同的组织。其理论基础是：即使完全不同的行业、功能、流程也会存在相同或相似的核心思想和共通之处。例如，多米诺比萨饼公司通过考察研究某组织的急救室来寻求提高送货人员的流动性和工作效率的途径，提高员工的应急能力。从完全不同的组织学习和借鉴会最大限度地开阔视野，突破创新，从而使组织绩效实现跳跃式的增长，大大提高组织的竞争力，这是最具创造性的学习。而其信息相关性更差，组织需要更加复杂的学习、调整和转换过程才能在本组织成功实施学到的最佳实践，因此困难更大。组织最好的选择就是根据需要实施综合标杆管理，即将各种标杆管理方式根据组织自身条件和标杆管理项目的要求相结合，取长补短，以取得高效的标杆管理。

（二）现代医院管理评价体系的结构模型

1. 价值导向

随着医学模式的变化，医疗服务体系将从关注疾病向关注价值和人群的全生命周期健康转变。有价值的医疗服务体系将更加关注改善整个人群的健康状况，为个人和家庭提供更优质的医疗服务和服务体验，并且医疗费用是可负担的。广义的卫生服务价值是指以较低的成本获得更好的健康结果、服务质量和病人安全。从提高卫生服务能力的改革和转变策略的角度看，价值是指从以服务质量和营利为目标转到以患者健康结果为导向。低价值的医疗服务是指对健康结果有很少或根本没有益处的服务，临床意义上无效，甚至有害的服务，以及成本效果低的服务。低价值医疗服务导致成本超支，低质的服务和不良的健康结果，包括不当的医疗、不安全和不必要的医疗、大处方、过度检查、过度医疗、过度诊断，以及由此带来的错过预防时机和浪费等。

全国卫生与健康大会上提出的"要加快推进健康中国建设，努力全方位、全周期保障人民健康"的理念，指出要动员一切力量，围绕人群健康制定政策和开展工作。作为现代医院也应积极响应这一号召，勇于探索、大胆创新，努力构建全生命周期的健康管理模式。

鉴于此，对现代医院管理体系的评价要着眼于构建有价值的医疗服务体系和关注人的全生命周期健康管理。

2. 结构模型

借鉴组织文化管理理论，生命周期管理理论，金字塔原理及马克思、恩格斯经济基础与上层建筑关系等的理论，从物质层、行为层、制度层和理念层四方面，构建了现代医院管理评价体系的结构模型。

第一层为物质层，主要包括医院的人员、设施、设备、资本、信息等方面。

第二层为行为层，主要包括医院内部人才资源、医疗活动、教学活动、学科建设、科研活动等方面。

第三层为制度层，主要包括医院的管理制度、管理结构、领导体制、运行制度和规范等方面。

第四层为理念层，是医院核心的价值观念和战略导向。

医院生存与发展的不同生命周期内，对四个层次的要求和评价也不一样，对于初建医院和处于快速成长期的医院，更应该注重物质层和行为层的建设，处于成熟期的医院，应向更高层次即制度层和理念层的建设倾斜。医院的理想发展目标是实现价值管理和文化管理，以保证基业长青。

第二章　医院战略、组织与人力资源管理

第一节　医院战略管理

一、战略管理的概念

本书将战略管理的定义理解为根据组织内部条件、外部环境和组织诉求设定组织发展的战略、目标、宗旨，为保证目标的实现进行谋划，并主要依靠内部资源将这种谋划和决策付诸实施，以及在实施过程中进行控制的一个动态管理过程。简而言之，战略管理是对组织战略的管理，包括战略分析、抉择、实施及评估与调整等。

管理活动的重点是以战略指导组织的全部活动，制定战略和实施战略的关键在于对组织外部环境的变化进行分析，对组织的内部条件和素质进行审核，并以此为前提确定组织的战略目标，使之达成动态平衡。战略管理的任务，就在于通过战略制定、战略实施、日常评估与调整等，在保持这种动态平衡的条件下，实现组织的战略目标。

一方面，战略管理不仅涉及战略的规划和制定，还包含着将制定出的战略付诸实施的管理，因此是一个全过程的管理。

另一方面，战略管理不是静止、一次性的管理，而是一种循环、系统、持续的动态管理过程。它需要根据外部环境的变化、组织内部条件的变化，以及战略执行过程、结果的信息反馈、改进维护要求等，进行新一轮战略管理，是要遵循 PDCA：即计划（plan）、执行（do）、检查（check）、处理（action）循环的一种不间断的管理过程。

战略并不是"空洞"和"虚无"的，而是直接决定着组织保持持续发展和持续完善的最重要的决策参照体系。战略管理是依据组织的战略规划，对组织的战略实施加以监督、分析与控制，特别是对组织的资源配置与事业方向加以控制和维护，最终促使组织顺

利达成目标。

二、战略管理的特点

(一) 具有全局性、系统性

战略管理是以组织的全局为对象，根据组织总体发展的需要而制定的。它所管理的是组织的全部活动，所追求的是组织的总体效果。虽然这种管理也包括组织内部部门的活动，但是这些内部部门的活动是作为组织战略管理全体活动的有机组成部分出现的。具体地说，战略管理不是强调组织某一部门或某一职能机构的重要性，而是通过制定整个组织的使命、目标和发展战略来协调、统领组织各部门自身活动的过程。

(二) 责任主体明确

战略管理涉及组织活动的各个层面，虽然离不开组织中下层管理者和全体职员的参与和支持，但组织的最高层管理者是战略管理的主体，并负有主体责任。一方面，由于高层管理者了解组织的全面情况，能够统筹组织全局；另一方面，高层管理者具有对战略实施所需资源进行分配的权利和义务。

(三) 时间跨度较长

战略管理是以组织目前的外部环境和内部条件为出发点，对组织当前的运营活动在未来较长时期（一般是 5 年及以上）内的发展过程和发展目标进行统筹规划。战略管理所做的一切都是为了更长远的发展，从这一点来说，战略管理也是面向未来的管理。因此，战略管理要以期望或预测将要发生的情况为基础做出未来、长期、协调性的计划和安排，在迅速变化和激烈竞争的环境中，积极应对、正确反应、卓越发展。

(四) 影响因素复杂

现今的组织都处在一个开放的系统中，既影响着周围相关因素，又受一些无法控制的因素影响。因此，在未来竞争的环境中，要使组织占据有利地位并取得竞争优势，就必须考虑与其相关的因素，包括宏观经济环境、政策导向、服务群体、相关领域内技术发展前景、竞争者状况等外部因素的动态变化过程，以使组织的行为适应不断变化中的外部力量，并始终保持竞争优势。

此外，战略管理涉及大量资源配置问题。其在实现战略目标过程中需要致力于一系列的内部资源配置活动，而实施这些活动需要组织内部大量的人力、资金、硬件、设备和信息等方面的资源作为保证。因此，为保证战略目标的实现，战略管理还需要对组织的资源进行统筹规划、合理配置、及时维护。

三、战略管理的层次

（一）总体层战略

总体层战略是组织最高层次的战略，是组织整体发展战略的总纲。当存在多个运营单位或多种运营业务的情况下，组织总体战略主要是指组织总部的发展战略。总体层战略的目标是确定组织未来一段时间的总体发展方向，协调下属所有业务单位和职能部门之间的配合，合理配置组织资源，培育组织核心能力，实现组织总体目标。它主要强调两个方面的问题，即"应该开展哪些活动"和"如何协调这些活动"，也就是从组织全局出发，根据外部环境的变化及组织内部条件的状况，确定组织的使命与任务、技术、服务与环境变化方向，以及确定在组织不同的战略部门、系统之间如何分配资源以及采取何种成长策略等，以实现组织整体的战略意图。

（二）业务层战略

现代大型组织一般都有若干个相对独立的机构或部门，这些部门也叫事业部或战略运营单位。由于各个业务部门的活动、服务和外部竞争环境各不相同，各部门参与运营过程中所采取的战略也不尽相同，各个部门要制定指导本部门发展的战略，即业务层战略。

业务层战略是组织战略下属单元在组织战略的指导下，运营管理某一特定的战略活动单元的战略计划，具体指导和管理下属单位的重大决策和行动方案，是组织的一种局部战略，也是组织战略的子战略，它处于战略结构体系中的第二层次。业务层战略相对于总体层战略有一定的独立性，同时又是组织战略体系的一个组成部分，主要解决在确定的运营业务领域如何开展相关活动，在一个具体的范围如何构建持续发展优势等问题。

需要指出的是，对于只运营一种业务的小组织和不从事多元化运营的大型组织，业务层战略与组织的总体层战略是相同的。

（三）职能层战略

职能层战略是为了更好地贯彻、实施和执行总体层战略和业务层战略而在特定的职能领域制定的战略。职能层战略用以回答职能相关部门如何卓有成效地开展工作的问题，重点是提高组织资源的利用质量和效率，使组织资源的利用最优化、效率最大化。其内容比业务层战略更为细化，也更具有可操作性，其作用是使总体层战略与业务层战略的内容得到具体落实，并使各项职能之间协调一致。

总体层战略、业务层战略与职能层战略一起构成了组织战略体系。在组织内部，战略管理各个层次之间是相互联系、相互配合的。每层的战略都在为下一层战略提供方向，每层战略又为上一层战略目标的实现提供保障和支持。所以，要实现组织总体层战略，必须将三个层次的战略有效地结合起来。

四、战略管理的作用

（一）关注环境变化，注重战略实践

战略管理实施过程中时刻把组织置身于一个变化的环境之中，管理工作以组织的环境变化趋势作为基础，这就使组织中高层管理者应注重对组织发展环境的研究，明确确定组织的发展方向，选择合适的运营策略和工具，从而能更好地把握外部环境所提供的机会，增强组织活动对外部环境的适应性、相关性，从而使组织和周围环境达成最佳结合。

此外，战略管理不止停留在战略分析及战略制定上，而是要通过战略管理的实施、评估与调整，使组织的战略目标在日常活动中，根据环境的变化对战略实施不断地进行调整和完善，进而确保组织战略的实现。这种循环提升的实施过程使战略管理在组织管理实践中发挥着重要的指导作用。

（二）协调各期目标，便于组织控制

由于战略管理是把规划出的战略付诸实施，而战略的实施又同日常活动计划控制结合在一起，这就把近期目标与长远目标结合起来，把总体战略目标和局部战术目标统一起来。与此同时，通过总体层战略、业务层战略和职能层战略的实施，一方面，有利于将总体层战略目标落到实处；另一方面，有利于调动各级管理人员参与战略管理的积极性，同时有利于充分利用组织的各种资源并提高协同效果。

（三）及时响应变化，不断调整创新

由于战略管理并不是刻板地按照战略计划进行，而是在复杂的环境中，时刻根据内外

部环境变化，及时调整战略部署，及时找准组织定位、转变发展方式和发展模式，重视战略的评价与更新维护，这就使组织管理者能不断地在新的起点上对外界环境和组织战略进行连续性探索、持续性创新、卓越化发展。

五、战略管理的原则

（一）适应环境原则

环境对一个组织的影响力在很大程度上决定着组织的目标和发展方向。组织战略的制定要注重组织与其所处的外部环境的互动性。就医院发展而言，我国医疗卫生事业刚刚起步，发展目标是满足人民群众的基本医疗服务需求；而现阶段，在经济繁荣的新常态背景下，医院战略管理则必须围绕以健康为中心，积极通过供给侧结构性改革满足人民群众日益增长的健康需求。

（二）全程管理原则

战略管理是一个全过程管理的概念，不仅包括战略的制定、实施、控制与评价，还包括相应的资源配置、人力开发、积极性调动等方方面面。在整个战略管理过程中，各个阶段是互为支持、互为补充、互为制约又互为倚重的，忽略其中任何一个阶段，组织战略管理都可能失败。

（三）整体优化原则

战略管理要将组织视为一个整体来处理，如同"木桶原理"，要强调关注影响整体最优化的那块"短板"，实现整体利益最大化，而不是为了实现局部最优或部门利益最大化。战略管理通过制定组织的宗旨、目标来协调各单位、各部门的活动，使它们围绕组织总体层战略形成合力。

（四）全员参与原则

战略管理贯穿组织生命周期的全过程，包括战略制定、战略实施、战略评价、战略调整和控制等。因此，战略管理绝不能仅靠组织领导和战略管理部门的活动，更需要全体组织成员全过程、全身心地参与和付出。

（五）持续改进原则

战略管理涉及的时间跨度较大，一般在五年以上。战略的实施过程通常分为多个阶段，分步骤地实施。在战略实施过程中，周围的政治环境、经济环境、社会环境、文化环境等因素随时可能发生变化，这就要求组织在战略实施过程中要及时对周围环境变化做出反应，既不能盲目按照战略计划进行，又不能盲目追逐局部热点、短期繁荣。

除了以上原则，还有很多做法会直接导致组织战略管理的失败。例如，缺乏长远发展规划，战略变化频繁；战略决策随意性较大，缺乏科学的决策机制；对全局和竞争环境的认识盲目，缺乏客观全面的分析；组织战略计划流于书面报告，没有明确、切实可行的战略目标；组织战略计划难以得到中高层的有力支持，也没有具体的行动计划。由此可见，实施战略管理是一个复杂而系统的工程。在这个过程中，如果战略管理实施存在偏差和失误，组织可能会走向失败；若组织战略管理实施得当，会使组织脱颖而出并实现跨越式发展。

六、现代医院战略管理

（一）战略分析

战略分析是为了了解医院所处的环境和相对竞争地位，为了分析影响医院今后发展的关键因素，并确定在战略选择步骤中的具体影响因素。战略分析主要通过 SWOT 分析方法围绕以下三方面展开。

一是明确医院的定位和目标。医院的定位和发展目标是制定医院战略的依据。分级诊疗在未来很长一段时间内将是我国医疗卫生体制改革的重点，而根据国家建立分级诊疗制度的顶层设计，最终目标是构建基层首诊、双向转诊、急慢分治、上下联动的分级诊疗模式，推动医疗卫生工作重心下移、医疗卫生资源下沉。在此背景下，各级医疗机构首先要明确自身在医疗体系中的定位，其次要明确医疗机构的未来发展目标和发展方向。

二是准确判断医院发展的外部环境。了解医院所处的宏观环境和微观环境的变化，这些变化会给医院未来发展带来哪些机遇和挑战。经济新常态、医疗卫生体制改革不断深入和分级诊疗的不断推进是目前我国医院所处的主要宏观环境。

三是分析医院内部状况。医院内部状况分析一方面要了解医院内部人力状况、硬件设施、信息系统、医院文化、医院财力和学科设置等状况；另一方面还要了解医院自身在医疗体系中所处的等级、地位、优势或短板，以及在分级诊疗体系中承担什么样的角色和任务等。

（二）战略选择

战略分析阶段明确了医院的定位、目标、外部环境和内部条件，而战略选择阶段就在此基础上，确定医院在分级诊疗体系中的地位和作用，进而选择与之相适应的发展目标和发展道路。通过战略制定、战略评价和战略选择，最终确定最适合医院的发展战略。

方案选择通常使用两个标准：一是考虑选择的战略是否发挥了医院的优势、克服了医院的劣势、利用了有利机会、能够实现医院利益最大化；二是要综合考量利益相关者的有关因素。此外，还要考量战略收益、风险程度等因素。

如果战略方案较多，且难以有效选择，可以考虑以下三种方法。

1. 根据医院目标和定位进行选择。医院目标是医院使命的具体体现，医院定位是医院发展的基础。因而，应结合医院定位选择对实现医院目标最有利的战略方案。

2. 第三方评估。聘请外部第三方相关领域的专家或组织进行战略制定和评估，利用第三方专家的客观性和丰富的知识及经验，提供比较科学、合理的发展战略。

3. 提交上级主管部门审批。提交上级卫生和健康委员会审批，最终确保所选择的方案符合医疗事业发展的总体规划和部署。

（三）战略实施

战略实施即采取措施将战略付诸实践，发挥战略管理的规范作用。战略实施阶段，除了组织实施战略计划以外，还要注意以下几点：①为实现既定战略目标，需要对医院结构做哪些调整；②在医院内部各部门和各层次之间合理配置现有资源；③为了实现医院目标，争取获得外部资源及其使用问题；④处理可能出现的利益再分配与医院文化的适应问题；⑤建设相应的医院文化，以保证医院战略的成功实施等。

（四）战略评估与调整

做好战略评估与调整首先要了解权变理论。权变理论认为组织是社会大系统中的一个开放型的子系统，受环境的影响。因此，必须根据组织在社会大系统中的处境和作用，采取相应的组织管理措施，从而保持对环境的最佳适应能力。同时，组织的活动是在不断变动的条件下以反馈形式趋向组织目标的过程，必须根据组织的近远期目标及当时的条件，采取依势而行的管理方式。不同组织之间和组织发展的不同阶段的内在要素和外在环境条件都各不相同，因而在管理活动中要根据组织所处的环境和内部条件的发展变化随机应变。

战略评估就是根据战略计划实施进度，基于权变理论，在不同阶段适时评估医院的实际运营状况，一方面是为了检验战略规划制定的科学性和有效性；另一方面是为了战略规划的进一步调整与完善。

战略调整就是根据医院情况的发展变化，即参照医院实际的运营事实、变化的外部环境、新的思维和新的机会，及时对所制定的战略进行调整，以保证战略对医院运营管理（hospital operations management）进行指导的有效性，包括调整医院的战略展望、医院的长期发展方向、医院的目标体系、医院的战略规划及战略执行等内容。

医院战略管理的实践表明，战略制定固然重要，但战略实施同样重要。一方面，一个良好的战略仅是战略成功的前提，有效的医院战略实施才是医院战略目标顺利实现的保证；另一方面，如果医院未能完善地制定出合适的战略，但是在战略实施中，能够克服原有战略的不足之处，那也有可能促使战略完善与成功。当然，如果对于一个不完善的战略选择，在实施中又不能将其扭转到正确的轨道上，就可能存在失败的风险。

第二节　医院组织管理

一、公立医院的法人治理概述

（一）公立医院的治理模式

医疗卫生体制改革中医院改革是其中重要的一环。医院改革的重心在于公立医院，确保质量、提高效率、控制医疗费用的不合理增长，成为公立医院改革的基本目标。公立医院是不以营利为目的的公益性非营利组织，它是经济效益和社会效益的结合体，即在追求经济效益的同时，兼顾社会公益目标的实现。公立医院的投资主体是国家，在这种情况下，很难用绩效衡量的办法来衡量公立医院经营的好坏。因此，对于公立医院来说，应该以经济效益和社会效益之间取得最佳的平衡作为治理模式选择的标准。

长期以来，公立医院名义上是政府的医院，它们在传统的经济管理模式下容易出现两种倾向：一是成为国家机关的一个附属机构，政府各方参与医院管理与决策，医院院长不是医院实际上的经营者、主导者，导致医院内无动力、外无压力，缺乏应有的活力，医院的效益与效率低下；二是医院凭借自身的资源，从自身的利益出发，在出资人（财产所有者）缺位的情况下，医院经营者越位，谋取医院或医院职工局部利益，造成公立医院行为的公益性和非营利性缺失，在利益驱动下，医疗费用快速上升，各方怨声载道。有学者认为，现行公立医院治理结构是造成公立医院效率低下、费用上涨的重要原因。因此，有必要探索合理的公立医院治理结构。

（二）新医改推动着法人治理模式的建立

2015 年 5 月，为了加快推进城市公立医院改革，充分发挥公立医院的公益性和主体作用，逐步解决公立医院管理中的体制和机制问题，国务院印发《国务院办公厅关于城市公立医院综合改革试点的指导意见》（国办发〔2015〕38 号），主张落实公立医院自主权。完善公立医院法人治理结构和治理机制，落实公立医院人事管理、内部分配、运营管理等自主权。采取有效形式建立公立医院内部决策和制约机制，实行重大决策、重要干部任免、重大项目实施、大额资金使用集体讨论并按规定程序执行，落实院务公开，发挥职工代表大会职能，强化民主管理。对于资产多元化、实行托管的公立医院及医疗联合体等可在医院层面成立理事会。积极探索公立医院管办分开的多种有效实现形式，明确政府及相关部门的管理权力和职责，构建决策、执行、监督相互分工、相互制衡的权力运行机制，建立协调、统一、高效的办医体制。

（三）法人治理的概念

法人治理理论诞生于营利组织的法人治理，是市场经济条件下组织机构必须建立的一种规范、科学的组织管理制度。法人治理结构由所有者大会、董事会、监事会和高层管理人员四部分组成，法人治理就是这些机构或人员之间形成的相互制衡的权、责、利关系的制度化表现。

法人治理是一种相互制衡的关系，是以所有者为核心的利益相关者之间相互制衡关系的泛称。其核心是在法律法规和惯例的框架下，以保护所有者为核心的利益相关方的利益为前提的一套权利安排、责任分工和激励约束机制。

法人治理是现代组织的重要组成部分，它以现代组织为主要对象，组织机构具有两大基本特征，即它是由法人组织和所有者承担有限责任，这两大基本特征使组织增加了安定性，降低了所有者风险，保护了所有者利益，也调动了所有者投资的积极性。随着组织规模扩大和所有者人数增加，所有者直接经营组织，必然给所有者带来决策效率低下的问题。这在客观上要求所有者的权力以某种集中的方式进行重新安排，并授权给具有经营管理知识技能的经营管理者团体行使，组织控制权和所有权的分离，其直接后果就是委托代理关系的产生。组织法人治理结构是在资产所有权与经营权分离的情况下，关于委托人和代理人之间关系的一种制度化安排。

法人治理理论对于公立医院来说，应该具有较强的指导性、示范性和借鉴性。

（四）公立医院的法人治理

1. 非营利组织治理理论

首先，非营利组织治理包含两方面：一方面是非营利组织内部董事会（理事会）、高级管理层（高层管理人员）、监事会的职责配置与权力的分割与制衡，关键是董事会（理事会）与监事会功能的有效发挥；另一方面，非营利组织治理不可或缺的组成部分是政府监管和利益相关者监督，两者共同指向非营利组织公益使命的实现和公共责任的承担。

2. 公立医院的法人治理选择

公立医院作为非营利组织的一种特殊组织形态，营利组织、非营利组织的法人治理理论对现阶段我国公立医院的改革取向和改革路径有较强的指导作用。公立医院的公益性、社会性特质决定了其行为的方式，并且直接涉及社会公众的利益。单纯地加强公立医院内部管理可以提高其效率，但是由于管理只是针对单一的组织结构，实现公立医院本身的利益最大化并不能保证一定能实现公共利益的最大化。而改革开放以来对公立医院实行的各项改革措施，不管是机制方面还是体制方面，公立医院改革的结果表明，公立医院并没有完成政府赋予它的社会目标，并且产生了趋利性行为，看病贵、看病难的问题仍然十分突出和尖锐，而在政府主导的前提下，行业组织、社会和患者等利益相关者缺少对公立医院监督管理的热情和技术。

综上所述，我国公立医院存在的问题实质上是治理的问题，而不只是单纯的技术问题或管理层面的问题。因为制度作为一种游戏规则，贯穿于经济活动的始终，一个社会或一个行业只有建立一套有效的制度，才能降低交易成本，并为经济活动提供足够的激励和约束。所以要解决公立医院的治理效率问题，必须借鉴公司法人治理、非营利组织治理的有关理论，建立起适合我国公立医院发展实际的法人治理制度。

二、公立医院的法人治理框架

（一）法人治理框架

在我国卫生管理体制改革和转轨过程中，构建理事会治理框架，实行理事会领导下的院长负责制，是我国公立医院法人治理结构的总框架。

在这个框架中，监督机构主要由政府有关部门、职代会、纪委、审计部门等组成；决策机构为理事会；执行机构为医院内部的行政科室，如院办、医务部、护理部、财务部、科研办等部门。

（二）理事会的职责

在这个框架下，理事会是公立医院最高的权力机构，占据着核心和主导地位。理事会的决策具有权威性、独立性和责任整体性。在很大程度上，理事会决定了公立医院服务宗旨的实现程度，具体职责体现在以下几方面。

1. 确定医院的宗旨和使命

理事会应该给予公立医院明确的定位：为何存在？要完成什么事业？理事会应该不断反思医院的宗旨和使命是否被恰当地履行和完成，以及随着环境的变化与医院自身的不断演变，医院的宗旨和使命是否应该发生调整和变化。使命是表明医院存在的理由，并指出所要达到的目标所在，也是维系医院人力的基础。理事会确定的使命必须与医院的员工讨论，并不断修正，适应形势发展的需要。医院院长依据实际经营状况，及时将外部信息和医院员工的意见反映给理事会，以便于医院服务使命的修订和调整。明确并忠诚于医院服务宗旨和使命是理事会的首要职责，理事会必须在确定医院经营目标与目标资源的基础上，建立一个平衡经济效益和社会效益的多元绩效监控、评级分析体系。这项职责的有效履行对医院高效率完成使命有着根本性影响。

2. 制定战略规划

理事会应该负责制定公立医院发展战略规划，或者对管理层提出的战略规划进行研讨和审核，最终批准和监管符合自身资源和能力的战略规划。关于医院筹资与医疗安全、预算制定与评估、高级管理继任者及其报酬确定等重大战略决策，理事会无疑拥有法定的正式控制权和最高权威。理事会应该对目标的可行性、外部环境的变化对组织的影响，以及组织面对新的机会和挑战所应当采取的措施保持相当的敏感性。公立医院理事会的重要职责在于通过科学规划和有效监督，提高公立医院可持续性发展的能力和稳定性。

3. 激励、监督和约束机制

公立医院规模越大，层次越多，管理层职业化程度就越高。公立医院理事会承担着选任、监督与考核院长等高级管理者的责任，即设计并实施对院长的激励约束。公立医院理事会作为国家或集体等利益相关者的委托人，需要确定院长必备的专业知识、技能等标准并选任院长，并采取适当的激励约束机制诱导院长的经营性、公益性行为的产生。

4. 自我评估

科学、规范的自我评估体系能够反映理事会是否在认真履行治理职能，并能进一步改善理事会治理效能。理事会还要对自身的工作绩效进行自我评估，包括理事会整体运作效率及理事个人的评估考核。理事的教育培训能力、培育有效决策的凝聚力、保持利益相关者与医院之间良好关系的公关能力，以及确定组织发展方向的战略能力等都是理事会自我效力评估的最好指标。

三、公立医院的法人治理机制

公立医院在全球范围内是普遍存在的，但从历史的眼光来看，不同的国家有不同的社会传统、法律体系、政治文化及经济制度，因而演化为多样化的股权结构、融资模式和要素市场，进而形成了迥然不同的公立医院治理机制。但总体来说，主流观点认为医院治理如同公司治理，主要存在两类治理机制：一类是内部治理机制，另一类是外部治理机制。在一定意义上来看，内部治理机制和外部治理机制共同构成了公立医院治理结构，而且二者之间的关系总体上是相互依存、相互补充的，但二者在逻辑层次上有所不同：现实中各国公立医院治理机制千差万别，不同的国家公立医院治理机制的侧重点有所不同。但进一步健全公立医院法人治理机制，提高公立医院的整体竞争力是各国公立医院治理的共同目的。

公立医院内部治理机制在一定意义上来看就是公立医院法人治理机制，是公立医院治理的基础。法人治理机制是指公司股东、理事、经理和监事之间责任、权利和义务等方面的制度安排，其主要解决的是组织权力的合理配置和监督问题。公立医院的权力可分为医院的最终控制权、经营决策权、经营执行权及监督权。在现代各国的公立医院治理实践中，医院的最终控制权由股东会行使，经营的决策权由理事会行使，经营的执行权由医院管理层行使，监督权由监事会或独立理事行使。公立医院内部治理机制主要解决的是如何在医院内部机构之间合理配置这些权力和监督这些权力的行使，从而使医院运行规范化、效率最大化、成本最小化等。内部治理机制的有效性取决于所有权结构，所有权结构越合理，所有者的直接监督就越有效。就目前我国的公立医院而言，所有者缺位问题还普遍存在，这对于建立合理有效的公立医院治理机制是一个比较大的挑战。

（一）激励机制

公立医院治理也是一种契约关系，激励机制主要是关于所有者和经营者如何分享经营成果的一种契约。一个科学高效的激励机制能够使医院经营者与所有者的利益相契合，使前者能够努力实现医院所有者和利益相关者的利益最大化。

从一定意义上说，公立医院内部治理实质上更像是一种委托代理合约，这一相互制衡的组织结构，偏重于强调监督和制衡，忽视了激励合约，而公立医院治理中的代理成本和道德风险等诸多问题仅仅依靠监督和制衡是不大可能解决的，关键是还需要设计一套科学、高效的激励机制。

医院内部治理激励机制主要有以下几种类型：一是报酬激励机制。为了防止各级经营者只追求短期利益或局部利益，按照长期业绩付给的激励性报酬所占比重很大，其形式采取延期支付奖金、年金等形式。二是剩余控制权激励机制。剩余控制权激励机制表现为向经营者较大幅度地转让剩余支配权。对剩余控制权的分配，在很大程度上影响到对经营者的激励。三是声誉或荣誉激励。在公立医院治理中，物质激励并非唯一的激励方式，除此之外，还应该包括精神激励。对于公立医院高层经营者而言，一般非常注重自己长期职业生涯的声誉。四是聘用和解雇激励机制。对于已经被聘用的公立医院院长来说，其不仅面临着外部职业经理人市场的竞争，还面临着公司内部下级的竞争，这种竞争使已被聘用的医院院长面临着被解雇的潜在威胁。

公立医院内部治理机制的构建，可以围绕完善医院经理人员的任免制、完善公立医院内部收入分配制度、建立公立医院经营管理者风险抵押制度、完善和加快职业经理人市场和资本市场的建设等方面来有效进行。

（二）监督机制

监督机制是指公立医院治理的利益相关者或相关的市场对医院经营者的经营结果、行为或决策等所进行的一系列客观而及时的审核、监察与督导的行动。公立医院监督机制包括所有者通过医院内部实施的监督和通过市场与社会进行的监督两方面的内容，前者称为公立医院内部监督机制，后者称为公立医院外部监督机制。

公立医院内部权力的分立与制衡原理是设计医院内部监督机制的一般原理。经营者权力的制衡与监督原理强调公立医院内部各方利益的相互协调与相互制约。众所周知，通过近年来公立医院的产权制度改革，公立医院的所有者远离了对医院经营权的控制。为了保护所有者的利益，公立医院以法律的形式确立了一套分立与制衡的法人治理结构，这种权力的相互制衡在一定意义上就是权力的相互监督。

公立医院内部监督机制既包括股东会和理事会对医院执行人员的监督和制约，又包括监事会对理事会和执行人员的监督。股东会、理事会对执行人员的监督，通过公立医院治理中的相互制衡关系来实现，而监事会对理事会和执行人员的监督，主要通过检查公立医院的经营活动和财务报表来实现。

（三）决策机制

就公立医院内部治理机制而言，设计一系列激励与监督机制的目的，就是要促使经营者努力经营、科学决策，从而实现委托人预期效用最大化。因此，公立医院内部治理不仅要建立高效的激励与监督约束机制，还应该建立起一套科学高效的决策机制。

公立医院决策机制关注的重点是决策权在医院内部利益相关者之间的分配格局。它表明决策应由谁做出，其实质是由决策权力机构及其相应的决策权力内容组成的。由于公立医院内部治理的权力系统一般由股东大会、理事会、监事会等组成，相互之间形成不同的权力边界，使每一个权力主体被赋予不同的决策权。因此，公立医院内部治理的决策机制实际上是一种层级制决策，其具体表现是：第一层级是股东大会的决策，是医院的最高权力机构的决策；第二层级是理事会决策，是医院常设决策机构的决策，经理层是理事会决策的执行者。下面主要对股东大会和理事会的决策机制进行阐述。

1. 公立医院股东大会的决策机制

股东大会作为公立医院的组织机构之一，是医院的最高权力机构，其拥有选择经营者、重大经营管理和资产受益等决策权力。股东大会选择经营者的决策权表现为选举、罢免理事、监事和经理。重大经营管理决策权表现为审议和修改关于公立医院的章程、出卖部分或全部财产的建议和财务报告，对公立医院合并、分立及解散等行使投票权，对医院的经营方向、投资方案等进行决策。

2. 公立医院理事会的决策机制

理事会是医院的最高决策机构和经营执行机构。理事长一般是公立医院的法定代表人，公立医院的一切权力由理事会行使或授权行使。理事会的重大决策权主要有：制定医院的经营目标、重大方针和管理原则；挑选、聘任和监督医院经营者，并决定经营者的报酬与奖惩；决定盈余分配方案；通过、修改和撤销公立医院内部细则；决定医院财务审批权限和财务预算（决算）方案；决定整个医院全体职工的福利待遇等。

第三节　医院人力资源管理

一、医院人力资源管理概述

（一）医院人力资源管理的含义

我国医院人力资源管理研究始于20世纪80年代，主要以人力资源区域配置等研究为主。20世纪90年代末，对医院人力资源层次、专业特点、员工满意度等问题进行了研究。近年来，对医院人力资源研究，特别是人力资源规划，人才队伍建设，人才的获取、培养、利用与发展机制的研究正在进一步加强。

医院人力资源管理是指根据医院发展战略的要求，有计划地对人力资源进行合理配置，以充分调动员工的积极性，发挥员工的潜能，为医院创造价值，确保医院战略目标的实现，使医院的一系列人力资源政策及相应的管理活动得以顺利进行。这些活动主要包括：医院人力资源战略的制定，员工的招募与选拔、培训与开发，绩效管理，薪酬管理，岗位管理，配置管理，员工关系管理等。医院人力资源管理部门通过质与量两方面的运作管理，使人力资源战略符合医院的整体发展战略要求，提高人力资源利用效益和效率。

（二）医院人力资源管理的内容

1. 制订人力资源计划

根据组织的发展战略和经营计划，评估组织的人力资源现状及发展趋势，收集和分析人力资源供给与需求方面的信息和资料，预测人力资源供给和需求的发展趋势，制定人力资源招聘、调配、培养、开发及发展计划等政策和措施。

2. 人力资源成本核算

人力资源管理部门与财务等部门合作，建立人力资源会计体系，开展人力资源投入成本与产出效益的核算工作，为决策部门提供准确和量化的依据。

3. 岗位分析和工作设计

对组织中的各个工作和岗位进行分析，确定每一个工作和岗位对员工的具体要求，包括技术及种类、范围和熟悉程度，学习、工作与生活经验，身体健康状况，工作的责任、权利与义务等方面的情况。这种具体要求必须形成书面材料，形成岗位职责说明书。这种说明书不仅是招聘工作的依据，也是对员工的工作表现进行考核评价的标准，更是进行员工沟通、培训、调配、晋升、辞退等工作的根据。

4. 人力资源的招聘与选拔

根据组织内的岗位需要及工作岗位职责说明书，应用各种方法和手段，如接受推荐、刊登广告、举办人才交流会、到职业介绍所登记等从组织内部或外部吸引应聘人员，并且经过资格审查，如接受教育程度、工作经历、年龄、健康状况等方面的审查，从应聘人员中初选出一定数量的候选人，再经过严格的考试或考核，如笔试、面试、评价中心、情景模拟等方法进行筛选，确定最后录用人选。人力资源的选拔，应遵循平等就业、双向选择、择优录用等原则。

5. 员工关系管理

员工一旦被组织聘用，就与组织形成了一种聘用与被聘用、相互依存的劳资关系，为了保护双方的合法权益，有必要就员工的薪资、福利、工作条件和环境等事宜达成一定协议，签订劳动合同。

6. 入职教育、培训和发展

任何应聘进入一个组织的新员工，都必须接受入职教育，这是帮助新员工了解和适应组织环境、接受组织文化的有效手段。入职教育的主要内容包括组织的历史发展状况、未来发展规划、职业道德、组织纪律、劳动安全卫生、社会保障、质量管理知识与要求和岗位职责等。为了提高广大员工的工作技能，应开展富有针对性的岗位技能培训。对于素质强、潜力大者开展有针对性的提高型培训和教育，促使其尽快成长，尽早掌握更高一级职位上的基本知识、人际能力、常用技术、管理技巧和应变能力。

7. 工作绩效考核

工作绩效考核，就是对照工作岗位职责说明书和工作任务，对员工的业务能力、工作表现及工作态度等进行评价，并给予量化处理的过程。这种评价可以是自我总结式的，也可以是他评式的，或者是综合评价。考核结果是员工晋升、奖惩、调整待遇、开展培训等的有效依据，它有利于调动员工的积极性和创造性，改进和完善人力资源管理工作。

8. 帮助员工的职业生涯发展

人力资源管理部门和管理人员有责任依据组织发展战略，鼓励、关心和完善员工的个人发展，帮助其制定与组织发展基本一致的个人发展规划，并及时进行监督和考察。这样做有利于促进组织的发展，使员工有归属感，进而激发其工作积极性和创造性，提高组织效益。员工个人发展规划必须与组织发展战略规划相协调、相一致。只有这样，才能实现双赢的良好结果，人力资源管理部门才能对员工实施有效的帮助和指导，促使个人发展规划的顺利实施并取得成效。

9. 员工报酬与福利保障

设计合理、科学的薪酬福利体系关系到员工队伍的稳定与发展。人力资源管理部门要从员工的资历、职级、岗位及实际表现和工作业绩等方面，来为员工制定相应的、具有吸引力的薪酬福利标准和制度。工资报酬应随着员工的工作职务升降、工作岗位变换、工作表现好坏与工作业绩进行相应的调整，不能只升不降。员工福利是社会和组织保障的一部分，是工资报酬的补充、延续或扩展，主要包括养老保险、医疗保险、失业保险、工伤保险等。

10. 健全员工档案

人力资源管理部门有责任保管、维护员工入职时的简历及入职后关于工作状态、工作表现、工作成绩、工资报酬、职务升降、奖惩事件、接受培训和教育等方面的书面记录、音像材料等资料。

二、现代医院人力资源管理的探索与实践

"国以人兴，政以才治"，人力资源是第一资源。加强医院人才队伍建设，是实现科技兴院的必由之路，是医院可持续发展的源泉。通过精心培养人才、合理引进人才、科学使用人才、规范人才管理，为"人尽其才，才尽其用"提供必要保障，保证人才使用的效益最大化，才能有效地促进医院可持续发展。因此，人力资源管理和规划一直是医院管理实践的重点。本节将结合医院管理实际经验和做法，对现代医院人力资源管理实践进行讨论和探索。

(一) 人力资源规划的概念与作用

1. 人力资源规划的概念

人力资源规划一般是指组织根据自身的发展规划和发展战略，通过对未来人力资源的

需求和供给状况做出科学评估和预测，制定相宜的政策和措施，使组织人力资源需求和供给达到平衡和合理配置，有效激励员工，保证实现组织的战略目标。

人力资源规划按期限分为长期规划（5年以上的计划）、中期规划（规划期限在1~5年的）和短期规划（1年及以内的计划）。

2. 人力资源规划的作用

人力资源规划具有五方面的作用：①有利于组织制定战略目标和发展规划。人力资源规划是组织发展战略的重要组成部分，同时也是实现组织战略目标的重要保证。②确保组织生存发展过程中对人力资源的需求。人力资源部门必须分析组织人力资源的需求和供给之间的差距，制定相应的规划来满足对人力资源的需求。③有利于人力资源管理活动的有序化。人力资源规划是组织人力资源管理的基础，它由总体规划和各种业务计划构成，为管理活动（如确定人员的需求量、供给量，调整职务和任务，培训，等等）提供可靠的信息和依据，进而保证管理活动的有序化。④有利于调动员工的积极性和创造性。人力资源管理要求在实现组织目标的同时，也要满足员工的个人需要（包括物质需要和精神需要），这样才能激发员工持久的积极性，只有在人力资源规划的条件下，员工对自己可满足的东西和满足的水平才是可知的。⑤有利于控制人力资源成本。人力资源规划有助于检查和测算人力资源规划方案的实施成本及其带来的效益。要通过人力资源规划预测组织的人员变化，调整组织的人员结构，把人工成本控制在合理的水平上，这是组织持续发展不可缺少的环节。

（二）人力资源配置

为加强医院人力资源建设，建立健全岗位管理制度，充分挖掘人力资源潜力，调动职工积极性，既满足临床工作的需要，又不造成人力资源浪费，就需要科学、合理地进行人力资源配置。

1. 实行总量动态调整

医院人力资源规划涉及面广又相对复杂，既要立足现实，又要着眼长远。卫生部三级肿瘤医院评审标准确定了医院工作人员的比例，但目前国内许多医院的人力配置均达不到标准，并且大多数医院人力支出已占到医院支出的40%以上，人力成本负担已占到医院的近一半：河南省肿瘤医院依据床位、门诊、教学、科研、管理、后勤的实际工作量，本着适度储备的原则，全院总人数实行动态调整，设定为1∶1.1~1.4。

2. 保证专业技术岗位

卫生技术岗位是医院的主体岗位，应占到80%以上，其中，临床一线护士占全院护士总数≥95%；在岗护士总数占卫生技术人员总数≥50%；病房实际开放床位与病房护士之比≥1∶0.5；医护队伍结构合理，医护比达到1∶2；重症医学科医师人数与重症监护床位数之比≥0.8∶1；重症监护护士人数与重症监护床位数之比≥3∶1；手术室护士与手术台之比≥3∶1；麻醉恢复室床位与护士之比1∶1；手术台与麻醉医师比例≥1∶1.5；神经外科病区护士与床位之比≥0.6∶1；病理诊断医师人数与实际开放床位之比、与病理技术人员（含辅助人员）之比为1∶1；检验师与病床之比为1∶100~120，其他检验人员与病床之比为1∶30~40；消毒供应中心总人数与病房实际开放床位之比为2∶100；医院感染管理专职人员≥5人；临床药师数≥5人；营养师以上职称人员≥2人。

3. 控制管理工勤岗位

按照卫生事业单位保证专业技术岗位占主体，管理、工勤岗位不高于20%的要求，医院对管理岗位实行"定编定岗"，根据工作职责，做到"以事定岗、以岗定人"，既要节约人力成本，又要保证工作质量；既要提高工作效率，又要做到精细化管理，实行"退一进一"。对于工勤岗位，在核定现有岗位数的基础上，不再增加，逐步实现后勤管理社会化。

4. 各级岗位结构设置合理

专业技术岗位在保证人员的基础上，按照高、中、初分为13个等级。

（1）正高岗位分为4级，一级岗位由国家评定，二、三、四级岗位的比例为1∶3∶6。

（2）副高岗位分为3级，五、六、七级岗位比例为2∶4∶4。

（3）中级岗位分为3级，八、九、十级岗位比例为3∶4∶3。

（4）初级岗位分为3级，十一、十二级岗位比例为5∶5，其中十三级为员级岗位，不占比例。

管理岗位分为10个等级；工勤技术工岗位分为5个等级。

（三）人才队伍建设

1. 科学制定人才培养规划

医院坚持以重点学科建设为龙头，以人才队伍建设为核心，制定出台了一系列行之有效的人才选拔标准、培养制度和落实措施，全方位、多视野加大人才培养力度，为人才成长创造条件，使每位职工从走进医院大门开始，就被纳入医院人才培养体系和规划中，把实现个人价值与医院发展规划结合起来。

（1）实施学历提升计划

根据学科和人才梯队建设的实际需要以及人员的学历、结构，按照"计划培养、学用一致"的原则，鼓励40岁以下硕士人员攻读博士。在读博士期间，工资及福利待遇不变，博士毕业后医院报销学习期间的费用，并在职称晋升、三级医师聘任等方面给予倾斜。

（2）积极遴选科技拔尖人才

为帮助青年科技人员在最有创意、最富激情和活力的年龄阶段早起步、早收获，为青年才俊营造良好的科研氛围，按照选拔条件和标准，每年选拔一次科技拔尖人才，3年一个培养周期，实行目标管理。在培养周期内，医院给予一定的科研经费，提供参加国际、国内学术交流资金支持，优先推荐省级科技创新人才工程和学术带头人参评。

（3）实施五年百人出国培训计划

积极为青年骨干成长提供平台，制订五年百人出国培训计划，设立专项留学基金，有步骤地选拔青年业务骨干，送往国外培训，鼓励他们开阔视野，拓展思维，学习、引入先进医学知识和技术，挑战医学难题，勇攀科技高峰。学习期间国内原待遇不变。

（4）制定学术带头人、学科后备带头人培养管理办法

为加快中青年骨干的成长，构建科学合理的人才梯队，医院制定了后备学科带头人、学术带头人选拔培养管理办法，由医院、医学部与科室共同制订培养计划。培养计划涵盖提高个人临床技能、教学质量、科研水平、管理能力、社会影响等方面的目标、措施和实施步骤，充分发挥中青年骨干的带头人作用。

（5）积极返聘老专家

对于医德高尚、医术精湛、带教能力强、在省内本专业领域享有较高知名度的老专家，积极返聘，支持专家开展工作，对年轻人实施传帮带，定期召开专题会议，请老专家为医院的发展建言献策。

2. 加大人才培养引进力度

（1）选留优秀毕业生，优化学科结构

医院的招聘工作，是人力资源管理的重要工作，是医院可持续发展的动力源泉，尤其是每年的招聘毕业生工作是医院发展的需要，也是医院获取人才的重要途径之一。医院每年都会在对各科室人力资源做好充分分析的基础上，制订科学、合理的用人计划，优化学科结构，努力做到"3个1"，即"985"院校和海外优秀回国毕业生占1/3，"211"院校毕业生占1/3，医院导师所带优秀毕业生占1/3。在实际招聘工作中，医院对应聘者的学

历、年龄、毕业院校、所学专业、在校成绩和科研能力等都会做一些硬性的规定。在考试、面试及试用过程中，会对应聘者的临床技能、沟通能力、价值观、团队意识、学习能力、发展潜力等方面进行严格的考察、考试，坚持公开、公正、公平的原则选留优秀人员补充到空缺岗位，使人尽其才、才尽其用。

在实际选拔招聘中，在符合基本条件的情况下，临床、医技等核心岗位的条件要求高于辅助岗位。尤其是在选留医院导师培养的毕业生时，由于医学的特殊性，导师在培养学生时会将自己的诊疗方法、思维方式传导给学生，再加上对自己培养学生的亲近感，在选留毕业生时都倾向于选择自己培养的学生。医院为了避免人才培养近亲繁殖的问题，始终坚持客观公正地组织人才招聘，为应聘者营造和谐的环境，使医院各级学科能将不同的思维和技术相互融合，不断创新。

（2）引进高层次人才，提升核心竞争力

高层次人才是医院人才梯队建设的核心，在充分评估医疗和科研方面的短板和需求的基础上，医院制定《高层次人才引进管理办法》。依据公开、平等、竞争、择优的原则，结合学科建设，积极与国内外医学院校及相关医疗科研领域大家、名家进行接洽，面向国内外招贤纳才；重点引进学科带头人、紧缺专业和急需专业的高端专家，提供优厚的物质条件和工作环境，给予100万元的科研启动经费，实行"年薪制"，提供住房，解决家属困难，真正用政策吸引人才、用待遇留住人才，并按照贡献与效益挂钩的方法和一流人才、一流业绩、一流待遇的原则，给予相应的奖励。

近年来，医院通过对高层次人才的引进，使他们不仅带动了一个项目，还带动了一个学科的发展。为了给引进人才更好的发展空间，河南省肿瘤医院陆续成立了骨软组织科、生物治疗科、泌尿外科、小儿肿瘤内科、分子病理科等，专业划分更加精细，业务水准更加精湛，几个科室发展都红红火火，医院品牌优势更加突出。

3. 创新评价机制，完善人才管理

人才考核评价是人才管理的一项重要内容，医院在对人才培养引进给予政策和平台支持的同时，对各级人才制定了相应的考核体系和合理的评价机制。

坚持实践标准，克服人才评价中唯学历、重资历，轻能力、轻业绩的倾向。建立以岗位职责要求为基础，以职业品德、专业水平、科研能力和业绩成果为导向，科学化、社会化的人才评价机制。对医院各级人才实行目标引导、跟踪评估、定期考核、动态管理。

第三章　医院设备与其档案管理

第一节　医院设备管理

一、医疗设备概述

20 世纪末，科学技术呈加速度发展，新学科、新技术、新发明雨后春笋般涌现。高新技术以医疗设备的形式，进入医疗技术领域，带动着医学科学技术的发展。以高新技术装备的现代化医疗设备往往是结构复杂、加工精细、技术精度非常高的仪器设备。

（一）现代医疗设备的特点

1. 医疗设备技术上的综合化程度提高

科学的高度分化与综合，在医疗设备中也有明显的反映。"专项测定""一次性使用""无维修设计"等中、小型医疗器械的出现，是科技分化的体现。而光、机、电、计算机、新材料等高新科技成果，多学科综合应用的大型医疗设备，如 CT、MRI、伽马刀、PET 等，也是科技综合的产物。它们有精密的设计、复杂的结构、智能化的电脑控制、全自动的数据——图像处理系统，使医疗设备具有技术精度高、运转速度快、操作程序化、数据处理自动化及稳定性、重复性好的特点。

2. 医疗设备的技术更新周期缩短

科技的发展使知识更新周期大大缩短，从而使医疗设备的技术寿命也相应缩短。技术知识的更新，带来的是新技术、新型号、新品种的医疗设备不断出现，产品陈旧化的速度加快。以 CT 为例，从第一台样机临床试用至今，产品不断改进，新产品的图像扫描时间已大大缩短，甚至可用于心脏的动态扫描。

3. 医疗设备的结构一体化、操作自动化

随着大规模集成电路成本的下降，医疗设备中大量的电子线路结构已由一体化组件构成，使设备的稳定性、可靠性大大提高，维修简便易行。又由于计算机技术的广泛应用，使医疗设备的智能化程度有所提高，操作实现自动化。如自动生化分析仪的检测，只须把样品按规定输入，仪器能根据设定的程序，进行自动检测，并把处理好的数据打印在记录纸上。医疗设备操作自动化是当今医疗设备的一个显著特点。

4. 医疗设备的性能、价格比提高

科技进步、市场竞争及大规模的自动化生产，使医疗设备的性能、质量有了较大的提高，而制造成本及使用维护费用却有所降低，使医疗设备总体的性能、价格比有所提高。这不仅对提高医院的医技水平有益，而且也对减轻患者的负担有利。

（二）医疗设备的发展趋势

随着科学技术的不断发展，医疗设备的原理、结果和性能，将不断地发生变革，其发展的趋势如下。

1. 医疗设备诊断的精确度逐步提高

医疗设备是医生诊断疾病的重要手段和工具，只有检测的高度精确性，才能保证诊断的准确性。医疗设备将从一般定性逐步向准确定量和定位的方向发展；从常量分析向微量分析和超微量分析方向发展，而且患者被测的时间将越来越短，承受的伤害程度将大大减小。

2. 医疗设备治疗的方法和手段更加先进

医疗设备作为医生为患者治疗疾病的工具和手段，既要能治好疾病，又要尽量减少患者的创伤和痛苦。新型的治疗设备逐步从大创伤到小创伤，从小创伤向无创伤方向发展，治疗的方法与手段更容易被患者接受。例如，无痛分娩、无痛肠镜检测等治疗检测手段的出现，就很好地说明了这种趋势。

3. 医疗设备的使用操作更为简便、直观和快捷

电脑与自动化的使用，使医疗设备具有人工智能化，能实时测试，实现图文并茂的"菜单"化选择方式，感应触摸式指令输入、数字显示、自动数据处理、储存及打印，使操作更为简便与快捷。例如，生化检测所使用的全自动生化分析仪，还有病理检查使用的全自动显微镜自带激光照相机、打印机及电脑处理软件，可将检测结果进行电脑自动处理后，直接打印。

4. 医疗设备的体积小型化、功能多样化、环境要求简易化

大型医疗设备的体积逐步向小型化、微型化方向发展，功能向多样化、实用化方向发展。遥控式、电话传输式、长时间全方位监控式的设备正在逐步研制，并被投入使用。医生能在患者自然生活状态下实现监控。先进的医疗设备环境条件的要求也在大大降低，对环境的污染也大为减少。

5. 医疗设备将为预防医学与康复医学的发展提供新设备

随着卫生事业的发展，预防医学及康复医学的地位在日益提高，各种多功能、高效率的预防、康复医学专用医疗设备也层出不穷。这对进一步提高卫生保健及人民的生活质量产生了不可低估的作用。

（三）医疗设备的功能分类

1. 诊断设备类

诊断类医疗设备包括 X 线诊断设备、功能检查类设备、超声诊断仪、核医学诊断类设备、内镜、实验室诊断类设备、五官科检查设备、病理诊断设备等。

2. 治疗设备类

治疗类医疗设备包括病房护理设备、手术设备、放射治疗设备、核医学治疗设备、理疗设备、激光设备、低温冷冻治疗设备、透析治疗设备、急救设备及其他治疗设备。

3. 辅助设备类

医疗辅助设备包括高温高压消毒灭菌设备——中心吸引及供氧系统、空气调节设备、制冷系统、血液冷藏储存设备、超声波洗涤装置、制药机械设备、医用数据处理设备、医用摄影录像设备等。

二、医院设备管理基础

现代医学的飞速发展，在某种意义上依赖于先进医疗仪器设备的诞生和使用。先进医疗仪器设备的使用，一方面大大提高了医院诊疗水平；另一方面使医学研究进入了分子时代，医学科研成果得到质的变化和进展，从而又促进诊疗水平的提高。国外有人认为医院已进入"仪器设备时代"，可见医院设备及其管理的重要性。医院的建设和发展既要有高水平的医学人才，又要有先进的医疗仪器设备，只有这样才能不断满足人民群众日益增长的医疗需求。

（一）设备管理的意义和作用

1. 医疗设备是医疗技术的重要支持条件

医院医疗技术主要决定于两方面：一是"硬件"，即物质条件保障系统；二是"软件"，即医疗技术人才，两者缺一不可。医疗设备是"硬件"中的关键。拥有一流医疗技术的现代化医院一定有反映现代化科学技术水平的医疗设备。

2. 医疗设备是开展医疗技术服务的工具和手段

"工欲善其事，必先利其器。"医疗设备是现代科学技术的物化形式，是开展和实施医疗技术服务的工具和手段。医院是以患者为对象、以医疗技术诊治疾病为目的的场所。现代医疗技术的发展，使人们对人体和疾病的认识，已从整体、细胞水平深入到分子、亚分子水平。没有先进的医疗设备，就很难达到正确定位、定性、定量地诊治疾病的目的。事实证明，当今日新月异发展的医疗技术方法，在先进医疗设备的配合下，已打开了人类一个又一个的诊疗"禁区"，大量的疑难杂症得到了准确的诊断和彻底的治疗，这无疑给患者带来了难以置信的福音。

3. 医疗设备是提高医疗技术水平的技术保障

现代科技的发展已经证明，医疗设备对提高医疗技术水平和医学的发展有着十分明显的作用。先进的新型医疗设备的问世，加速了医学科学和医疗技术的发展，并使医疗水平提升到一个新高度。

（二）医院设备管理的原则

1. 动态管理原则

动态管理原则是指医院医疗设备的管理应该因地制宜、因人制宜、因事制宜，即应该根据实际情况，对不同类型、不同科室和不同性能的仪器设备采取不同的管理方法。有时甚至要对不同需要（如临床诊疗需要、研究工作需要或学科建设需要）制定不同的管理办法和政策。医院医疗仪器设备的管理要有一个导向性，要根据医院发展的目标制定配置规划。

2. 系统管理原则

系统管理是指要把对医疗仪器设备的管理作为医院系统下属的子系统来管理，要树立整体观念，克服部门所有的狭隘观念，要从整体功能的发挥和整体效益的大小，而不是局部功能和局部效益来考核仪器设备管理的成效。同时，在决定是否要购置装备某仪器设备时，也必须从整体资源条件、技术条件、管理条件和市场条件来考虑，并进行优势分析，防止仪器设备的不合理配置。

3. 经济管理原则

经济管理原则是指必须按照经济规律办事，按照价值规律办事，做到在医院仪器设备管理中，包括购置、使用、保管、领取、维修、更新过程中，进行经济核算，讲究效率，发挥资源效果。

4. 开放协调原则

开放协调原则是指在仪器设备管理中应坚持开放观念，充分提高资源利用率，重视仪器设备利用的信息交流和反馈，提倡资源共享。在仪器设备管理中，决不可采取"闭关自守"的落后政策和封闭措施，尤其要防止和扭转少数科室或人员把购置装备先进仪器设备作为谋取小集团利益或个人利益的工具。

（三）医院设备管理的组织

随着医院医疗仪器设备在数量和质量上的发展，绝大多数医院已建立了独立的设备管理的职能机构——设备科（处）。设备科（处）在院长的领导下，在副院长的具体分管下开展工作。同时，为保证医疗仪器设备购置的正确性和管理的有效性，医院应成立以专家为主体的医疗仪器设备管理委员会。由于医院医疗仪器设备的结构、工作原理与功能越来越复杂（尤其是大型医疗设备），较多的仪器设备维修已依赖于生产与销售的厂商，因此目前许多医院设备科（处）的维修功能已有所弱化。

医院设备科（处）的主要职能如下。

1. 根据医院发展规划目标和医疗、教学、科研工作需要，制订医院仪器设备的装备规划和分阶段执行计划。

2. 根据各临床、医技科室申购计划和储备情况，编制年度采购计划，呈报院长批准后执行。

3. 制定医院仪器设备管理规章制度和具体管理办法、实施细则。

4. 具体组织实施医院仪器设备的装备规划，切实做好仪器设备管理过程中的采购、订货、验收入库、安装调试、领发使用、维修保养、调拨转让、更新改造、报损报废、计量检查、统计上报等一系列日常业务工作。

5. 组织医院仪器设备管理的有关信息资料的收集、整理、综合、分析、保存、检索等工作，为医院领导提供相关决策依据。

6. 组织和帮助医务人员掌握使用仪器设备的方法和要领，提高医务人员有关医学工程技术的知识。

7. 协同医务人员合作开展有关仪器设备的技术革新和科学研究工作，推动医院技术开发和新设备的研制工作。

8. 严格执行规章制度，遵守医院职业道德建设规范，防止仪器设备购置中的不正之风，努力提高经济效益。

（四）医院设备管理的主要内容

医院设备管理是对仪器设备物质运动形态和价值运动形态全过程的管理，主要包括装备管理、技术管理、经济管理和政策法规管理。

三、医院设备的装备管理

医院设备的装备管理是指设备从落实资金和预算，查明需要，经过综合平衡，编制计划，再选型订货，直至设备到货为止这个全过程的管理。做好装备管理必须充分地进行调查研究，选取最优的装备方案加以实施，才能合理使用资金，为临床医疗工作提供最恰当的技术装备。

（一）装备管理

1. 中长期装备规划

从管理来说，每所医院都应有三年、五年的远景规划，在这个规划中必须考虑医院规模的扩大、人员的增加、科室的发展、业务的增长及医疗装备的更新、改造和更大的投入等问题。实践表明，医疗装备的投入与医疗质量的提高和业务收入的增加有密切的关系。因此，医疗装备的中长期规划是医院决策者不容忽视的重大问题。

2. 年度购置计划

年度购置计划是下一年度医院的装备计划。它是医院领导根据当年度及下一年度医疗、教学、科研的总目标、业务发展计划、各科室的需求及资金情况，从全局出发，综合平衡后确定的计划。年度装备计划有利于既确保重点，又照顾到全局；有利于大型设备的更新、改造和再投入；有利于科室间的平衡；有利于资金的合理安排和利用；有利于领导集中精力抓大事。

3. 平时的临时申购

在年度计划执行过程中，由于形势任务的变化或有新科研课题产生，必然要对年度计划做必要的修正和适当的补充。这就需要通过平时的临时申购工作来解决。具体做法是：由使用科室填报仪器设备申购表，写明用途、配套条件、人员培训、收费标准等事项，再由设备管理部门审核提出意见后报医院领导批准后进行购置。

4. 常规设备材料的计划管理

对使用量大、品种规格比较确定的常规医疗材料，如 X 线胶片、一次性输液器、注射器、敷料、试剂等，可由管理部门的经办人员根据上年度的使用情况并充分估计到医疗业务的发展后，按品种、规格、数量及估计金额等项目制订出月度及年度的购置计划，经设备管理部门审核并报医院领导批准后执行。

对不能确定计划的医疗设备材料，在需要补充或增添时，按临时申购的办法，按审批权限报批后执行。

（二）医疗设备的装备原则

我国有各种类型各种规模的医院，各医院的任务、技术状况和条件不同，仪器设备的装备标准也不完全一致，但一些基本的原则是共同遵守的。

1. 有证的原则

所选购的医疗仪器设备必须具有医疗器械产品注册证。这些产品应该是经医疗器械行政管理部门审核合格准入市场的产品。不能购买无证产品。

2. 经济的原则

所谓经济的原则，即按经济规律办事，讲究投资的经济效益和厉行节约，降低成本，减轻患者经济负担。

（1）确定价位

购买仪器设备时，首先要确定好价位；即出多少钱去完成这项装备工作。在科技发达的今天，同类产品到处可见，国外有，国内也有，大公司有，小公司也有。到底买谁家的产品？首要的一条要考虑你拥有的资金。

（2）首选国内产品

凡国内产品的性能、质量上能满足要求的就不必引进国外产品；凡只须进口关键主机，其配套附属设备可在国内购买。这样做既达到目的又可节约大量资金。

（3）追求高的性能价格比和低的成本消耗

在选购机型时，机器的性能同价格是一对矛盾，高性能必然要高价格。为了评价各厂商之间产品的优劣，性能价格比是一个重要的指标。我们希望在满足临床使用要求的前提下，尽量压低机器的价格，即要追求高性价比。

另外，仪器设备投入使用后还有一个维持成本问题，如水、电、气、人工、材料消耗等。特别要考虑消耗材料的来源与依赖性，引进国外设备，使用国内消耗性材料，是低成本消耗的选购原则。

（4）优惠的付款方式

仪器设备的订购，必然涉及付款方式问题，是分期付款还是一次性付款？是预付定金还是付全额，或是待货到安装、调试、验收合格后付款？各种方式，我们应选择一种付款时间最晚的，使仪器设备投资资金的风险降到最低。

3. 实用原则

（1）技术先进

技术先进是指该产品采用的原理、结构具有科学性、先进性，技术参数在同类产品中比较突出领先。要防止由于信息不灵而引进淘汰产品。

（2）产品成熟

产品成熟是指该产品为非试用品，是经过临床大量实践检验、有广大用户基础的。对厂商首次推出的试产品不要轻易采用，也不要轻信厂商的广告宣传。

（3）质量上乘

质量上乘是指产品的可靠性、安全性及耐用性在同类产品中是领先的。

（4）相信名牌

名牌产品是大家公认的优质产品。名牌产品是名牌厂商通过对其产品的性能、品质、工艺、可靠性的不断开发、改进、提高及对生产各环节的严格管理，经过激烈的市场竞争而获得的结果。所以，买名牌就是相信厂家的内在质量。另外，名牌厂商又比较注重售后服务，因此又可以买得"放心"。当然名牌产品的价格会比普通产品贵一些，这就要根据所定的价位来权衡了。

4. 功能适用的原则

功能适用就是物尽其用，充分利用和发挥仪器设备资源的作用，从临床实际工作出发选择比较实用的功能，过多地选择不常用的功能是不适用的。例如，选购门诊一般检查用的仪器设备就应如此。但是，对用于研究、开发的各类临床实验室的仪器设备，除了选择当前工作需要的功能外，还要考虑到学科发展中所需要增加的功能，也要选择比较齐全的功能。总之，根据临床工作的实际需要，实事求是地选择仪器设备的功能是功能适用的选购原则。

（三）医疗设备的选择和评价

设备选择是医院设备管理的一个重要程序，无论对新医院的基本建设或者老医院的设备更新都很重要。

在选择设备时，必须充分研究下列因素。

1. 需求评价

购置此项设备是否合理？临床上为什么要购买？其需求的迫切性如何？有无其他可供选择的代替办法？譬如，内部有无潜力？能否将原有的设备修复使用？目前，医院正在逐步推广设备购置的可行性论证。

2. 可能性

可能性主要指三方面：第一，资金来源，就是经费是否落实。我国医院购置设备的主要资金来源是医院的业务收入，必要时可采取租赁、分期付款等方式来弥补资金不足；第二，硬件条件，有足够的房屋空间来供设备使用，包括水、电、气等；第三，技术条件，即医院目前是否具备使用的技术力量？有无维护、维修的技术力量？若这些条件不具备，即没有足够的可能性，则不应急于选购。

3. 技术评价

该设备是否国内已生产？其质量如何？如须引进，国外哪些国家有生产？罗列国别、厂商、型号以及各型号的价格、性能、成本效益等，进行权衡，选择价廉物美的设备。

对于精度的选择，要从实际需要出发，不能盲目地追求高、大、精、尖，应讲求实效。对于引进设备，要注意不能引进国外已经或将要淘汰的仪器设备。选型时应注意主机和标准附件的完整性。

4. 维修性

维修性主要指两方面：第一，应选择维修性能好的设备，即指设备结构合理，零部件组合合理，易于拆卸修理，零部件互换性强；第二，应选择售后服务好的厂商或代理商，即当设备出现问题时，那些能及时上门提供高质量维修服务的厂商或代理商应成为首选。

5. 经济性评价

（1）最佳寿命周期费用

最佳寿命周期费用是指设备费用效率（或称费用效果）最高时的寿命周期费用。这时寿命周期费用最经济，其计算公式如下：

$$设备费用效率＝设备综合效率/寿命周期费用$$

寿命周期费用由设备的生产费和使用费组成。生产费是指从设备设计、制造、调试、运输直至安装为止所发生的全部费用，实际工作中称设备购置费；使用费包括维护、能源消耗、环境保护、保险、教育培训、技术资料等所需费用。

设备的综合效率，不单纯是生产效益，而且还包括设备的可靠度、维修度、时间可利用率、能源消耗、安全性、人机因素等综合的系统效率。

（2）投资回收期

投资回收期是医院使用设备获得的收益回收其投资所需的时间。其计算公式如下：

$$设备投资回收期＝设备投资总额/（每年工作日数×每日工作次数×每次收费数）$$

在其他条件相同的情况下，投资回收期越短越好。

（3）费用比较法

费用比较法又可分为现值法、年值法和终值法。

①现值法：将每年使用费折算成设备购置后投入使用的第一年年初的价值——现值，加上设备投资额。据此进行不同设备寿命周期总费用的比较，从中选优。

②年值法：将设备购置时的最初投资换算成相当于使用期间每年支出的费用，再加上每年的平均使用费，得出不同设备每年应分摊的费用，然后比较。

③终值法：将不同设备最初购置费和每年使用费的总和折合成最末一年的价值——终值，然后进行比较。

（四）医疗设备的购置

1. 医疗设备购置途径

（1）集中订货

国产医疗设备可通过全国性医院设备订货展销会来解决，一般大部分医疗设备均可落实。进口设备涉及外汇使用的管理和规定，只能在对口的国际医疗器械展览会上，在外贸公司的协助下集中订货。

（2）市场采购及零星订货

随着市场经济的发展，国产医疗设备的销售走向市场化，由商业部门或生产厂家自行推销。部分进口医疗设备及配件，也将由商业部门以大批量进口零星出售的方式，来满足医院的需要。

（3）协作调剂和转让

对于少量急需的医疗设备及配件，一时采购不到，无法满足医疗上的紧急需要，而有的单位暂时不一定使用或积压在库，可以通过协作调剂的中介机构和网络，以内部调剂或转让的方式及时解决。

2. 医疗设备的购置方式

（1）现货交易

这是市场零星采购中常用的一种方式，以商店标价为依据，用现金或支票等结算，当场验收及时提货的直接交易方式。

（2）合订

大型医疗设备订购及设备批量购置中，为维护双方的利益，常用签订经济合同的方式订购。订购合同应根据《经济合同法》的有关规定，经双方协商，对各项具体条款在取得一致的意见后，按规定的格式签订具有法律约束力的书面协议。合同应条款齐全，权利义务关系明确，一经法人或代理签字，双方都必须严格履行。

（3）招标

招标采购是国际贸易中常用的先进方式。它能引起厂商的激烈竞争，使用户得到较多的优惠条件。招标适用于大型医疗设备或大批设备的一揽子订购。国际财团、组织或银行的资助项目，一般都要通过公开招标才能认定订购项目。所谓招投标，是指用户（招标人）通过有关机构和媒介事先发出通知，说明购置医疗设备的要求和条件，写好招标文本，邀请厂商按一定程序前来购买招标文件，做好投标准备。投标人根据招标文件中规定的时间和提出的要求、条件填好投标文本，提出具有竞争性的优惠条件，以争取中标达成交易。招标人根据回收的标书，通过公正、合法的专家评标，选择条件最优越的一个投标人，作为购置医疗设备的成交伙伴。这种方式虽然手续烦琐，然而是较先进的、科学的一种购置方式。

四、医院设备的使用管理

医院设备的使用管理是指设备从到货起，经过验收入库、出库发放、财产账目、技术档案、使用率调查等一系列程序，直至设备报废为止这一全过程的管理。购置设备的目的是使用，仪器设备只有在使用过程中才能发挥其作用。而且，在设备物质运动的全过程中，使用所占时间最长，所以使用管理是一个重要的环节。这个环节的任务，可以概括为两方面：保证设备的安全，包括数量上的准确性和质量上的完好性，以便完整地保持其使用价值；提高设备的使用率，充分发挥设备的医疗效果，追求更多的社会效益和经济效益。

（一）医院设备的常规管理

1. 建立规范化的固定资产账务及卡片

医院设备属医院固定资产范围，为便于清产核资及管理，常采用账、卡双重制。设备管理部门的设备账务要与财务部门固定资产总账内的设备账务相符（账账相符）。设备管理部门对医疗设备可自立账务系统，设立总账、分类账和分户账三账。为了便于使用科室对设备的清点和核对，每台设备在建账的同时，又设有内容相同的正副设备卡片两张。正卡保存在设备管理部门，副卡随设备的流动而转移，直至设备自然寿命终止而报废，正副卡片与账务同时注销。每次清产核资，必须做到设备账务、卡片与实物三相符（账、卡、物相符）。

目前，医院设备的账务管理开始利用计算机信息系统，逐步实现计算机数据库代账，只要输入的数据正确，操作无误，设备的清产核资、对账、统计、报表和查询等都能做到实时处理，达到事半功倍的效果。

2. 做好医疗设备技术档案的统一管理

医疗设备的技术档案是启动设备发挥功能的钥匙以及维修寻找故障的指南。一旦丢失，设备前期管理的文件将消失，使用会发生困难，维修更是无从着手。技术档案资料应包括申购审批文件、可行性论证报告、谈判计划及记录、购置合同及附件、到货装箱单、技术验收记录、使用说明书及图纸、使用维修记录及其他技术资料等。在设备尚在使用阶段，设备技术档案原则上可由设备管理部门统一管理。设备报废处理后，技术档案按序装订成册，交医院技术档案管理部门收藏管理。

3. 制定和健全设备管理的各项规章制度

制度是管理的依据，是生产效益的保证。只有不断完善和健全医疗设备管理的各项规章制度，才能实现设备科学管理的目的。

根据上级主管部门对设备管理的有关文件精神，对照医院上等级的具体要求，结合医院的实际情况，可制定设备管理的各项制度和规定。设备管理的规章制度应包括：医疗设备申请及审批的程序；采购、谈判、验收、仓储及供应制度；医疗设备技术档案管理规定；医疗设备使用、维修制度；医疗设备计量管理规定；医疗设备报损、报废及赔偿条例；中心诊疗室（实验室）的管理制度；设备对外协作与服务的管理办法及设备使用安全环保制度等。

（二）医院设备的技术管理

医疗设备使用的技术管理是使医疗设备完好运行、发挥效能的保障，是提高设备完好率的有力保证。设备的技术管理贯穿于设备的前、中、后三期的管理之中，从前期的可行性论证和谈判，中期的使用操作、功能开发和维修，以及后期报损、报废的技术鉴定都离不开技术管理。设备使用阶段的技术管理主要包括技术验收、操作技术培训和维修三个方面。

1. 医疗设备的技术验收

医疗设备直接用于临床医疗服务，时刻关系到患者的安危。对于医疗设备的技术验收须认真负责，一丝不苟。一般的技术验收包括数量验收与质量验收两个方面。

（1）数量验收

根据合同（发票）及装箱单上所列品名、数量，逐一对照实物，进行清点验收。清点的同时，须仔细检查设备及附件的外观，漆膜有无撞击性损伤和改变。清点中如发现数量不足或有损坏之处，应一一记录在案，以便日后进行数量索赔。

（2）质量验收

在认真阅读设备技术资料及使用说明书后，弄懂所有技术指标的含义、测试条件、测试仪器和测试方法，按规定要求安装、调试设备，逐个测量技术参数并记录在案，对照设备出厂技术指标及允许误差范围，分析评估设备的质量状况，做出验收鉴定结论。若达不到原定技术指标的医疗设备，可做质量索赔处理。

大型医疗设备往往由厂商派技术人员来医院实地开箱、安装、调试及测定技术参数。医院必须及时提供安装场地，满足设备运行的环境条件，医技人员共同参加安装、调试及技术参数测定，以达到技术标准作为验收认可的依据。

2. 医疗设备操作的技术培训

医疗设备的使用操作、维护保养及管理应定点由专人负责。实行中心化管理的通用性医疗设备，可根据各科室的工作需要，由科室指定的医技人员自行上机操作。然而，不论是专人操作，还是多人操作，所有能上机操作的医技人员，都必须经过上机操作培训和考核，未经上机培训和考核不合格者，一律不准操作。

设备操作的技术培训应包括：了解医疗设备的基本原理、结构及主要功能；使用操作的规程和方法；正常运行状态与非正常运行状态的鉴别和处理以及测试结果的正确分析等内容。考核合格者，可发给自行上机操作许可证。

3. 医疗设备的日常维护保养与修理

医疗设备的正确使用和坚持日常维护保养与修理，是延长设备自然寿命及提高设备完好率的关键。设备的日常维护保养与修理，都必须在设备维修记录本上做详细的记录，以备日后查考分析。

（1）医疗设备的维护保养

设备的维护保养是指在日常运行过程中，必须经常（或定期）对影响设备功能和精度的某些不正常技术状态，如脏、松、漏、卡、堵的情况，进行擦洗、上油、疏通及调整等技术处理，使其恢复功能和精度的日常例行工作。一般性的技术维护保养工作应列入操作规程，由使用操作者自行解决。

（2）医疗设备的维修

医疗设备与其他仪器设备一样，使用中会出现各种各样的故障。因此，必须立即进行修理。修理有以下两种形式。

①康复性修理

即故障发生后，才考虑到要排除故障。这是一种消极的事后性被动式修理方式，它的特点是故障波及范围大，零件损坏多，修复时间长，花的费用也大。

②预防性维护

即在设备损坏之前，除使用操作者的日常维护保养以外，定期由工程技术人员对医疗设备进行不同程度的例行技术检查，及时更换即将损坏的零部件，调整和修复小的故障。预防性修理不仅可及时了解设备运行的技术状态，而且可以避免突然性的大故障发生，是一种科学的超前性修理方式。

4. 医疗设备的更新改造

设备的磨损与设备的寿命是设备更新、改造的重要依据。

设备的磨损有两类：一是有形磨损（也叫物质磨损），其中主要是使用磨损与自然磨损；二是无形磨损。无形磨损一般在两种情况下产生：①仪器设备的技术结构、性能没有变化，但由于设备制造厂劳动生产率的提高，因而使新设备的再生产费用下降了，随着新设备的推广使用，使原有同种设备发生贬值；②由于新的具有更高诊治能力和经济效益的设备出现与推广，使原有设备的经济效能相对降低，同样使原有设备发生贬值。有形磨损造成设备的物质劣化，无形磨损造成设备的经济劣化。

设备存在着三种寿命。一是设备的物质寿命，这是由于物质磨损的原因决定的使用寿命，即设备从开始使用，由于物质磨损使设备老化、坏损直到报废为止所经历的时间。一般来说，设备的物质寿命较长，延长设备物质寿命的措施是修理。二是设备的经济寿命，这是由设备的使用费用决定的设备使用寿命。设备的物质寿命后期，由于设备老化，借助高额的使用费用来维持设备的继续使用在经济上往往是不合理的。三是设备的技术寿命，这是指设备从开始使用直至因技术落后而被淘汰为止所经历的时间。由于科学技术的迅速发展，在设备使用过程中出现了技术上更先进、经济上更合理的新型设备，从而使现有设备在物质寿命尚未结束时被逐步淘汰。

五、设备的经济管理和效益评价

医疗设备使用的经济管理是一个产生效益的重要手段，自始至终都要有经济观点，加强管理，保证设备的使用率和完好率，提高经济性。经济管理包括仪器设备仓库的财产物资管理和仪器设备使用过程中的成本效益核算与分析及设备折旧、报废等有关问题。

（一）购置设备所需资金的估算、筹集和投资回收的预测

1. 资金的估算与筹集

正确地估算须购置设备的金额数，有利于领导决策及财务部门合理安排、计划和调度资金。仪器设备按其规模大小、复杂、精密程度，投资估算的方法是不同的。一般中小型仪器设备配套设施简单，甚至没有，因此，仪器设备投资的数额主要决定于主机的价格。而大型设备，则配套设施多、要求高，资金占有量可观。例如，要装备一台 MRI，则要配套房屋，要建造磁屏蔽室，要具备空气的冷暖及湿度调节，要保证电力的供应及稳压和不间断供电等。因此，对大型设备的总投资估算，除主机外，还应包括配套设施费、运费、安装费、人员上岗培训费等。

资金的来源主要包括：医院大型设备的大修理更新基金、折旧基金及创收利润；政府方面的财政拨款，部分设备的免税指标等；海外侨胞及港澳台地区爱国同胞的捐赠及国内厂家或有关人士的资助。

2. 投资回收时间的预测

可用下列简单的公式来测算：

设备投资回收期（年）＝设备投资总额／（每年工作日数×每日工作次数×每次收费数）

其中，设备投资总额主要是设备购置的费用，同时也应考虑使用中的维持费用，以及由于采用该设备所带来的提高劳动生产率和节约能源、原材料消耗等的年度开支节约额。当设备使用后产生的经济收益累计值达到自购入以来的投入总值时，这段使用时间称为该设备的投资回收期。回收期的长短直接表示了医院购置医疗设备经济效益的高低。达到投资回收期的医疗设备，很可能正值它的"黄金时期"，距设备的更新还有较长的一段时期，这样的医疗设备才是高效益的设备。对中小型设备而言，一般希望的投资回收期以1~2年为宜，对大型设备最好控制在5年之内。

（二）医疗设备的折旧管理

设备在使用过程中不断磨损，价值逐渐减少，这种价值的减少叫作折旧。其损耗必须转移到产品的成本中去，构成产品成本中的一项生产费用，叫折旧费。当产品销售后，折旧费转化为货币资金，作为设备磨损的补偿。因此，设备在生产过程中，其实物形态部分的折余净值不断减少，转化为货币资金的部分不断增加。到设备报废时，其价值全部转化为货币资金。为了保证在设备报废以后有重新购置设备的资金，必须把所转化的货币资金分期保存积累起来，称为设备的基本折旧基金。此外，为了保证设备的正常运行，尚须进行维护保养和大修理。其费用也须计入设备提供的服务成本中，并在服务收费中得到补偿，其分期提存积累的资金称为大修理基金。

折旧费的数值通常用折旧率的形式来计算。正确的折旧率既反映有形磨损，又反映无形磨损，从而有利于设备更新，促进医院发展。正确制定折旧率是正确计算成本的根据，因此要求尽量符合设备实际磨损情况。如规定得过低，则设备严重陈旧时还未把其价值全部转移到服务成本中去，这就意味着把老本当收入，虚假地扩大利润，使设备得不到及时更新，影响医院的发展。如折旧率规定过高，就人为地缩小了利润，影响资金积累，妨碍再生产的进行。因此，正确制定折旧率，对更新政策的正确推行、促进新技术的应用及保证医疗服务的正常提供有着重要的意义。

1. 折旧年限

确定折旧年限的原则是：既要考虑仪器设备使用所引起的有形损耗，又要考虑技术进步而引起的无形损耗。《工业企业财务制度》规定了各类固定资产的使用年限，并提出了折旧年限的弹性区间。但是，卫生系统还没有提出统一的折旧规定和折旧年限，各单位正在摸索试行。一般来说，医院是按仪器设备原值的10%来提取设备折旧费，即折旧年限为10年。

2. 折旧的方法及计算

目前通行的折旧方法有：使用年限法、工作量法、双倍余额递减法及年限总和法四种，其中后两种属于加速折旧法。

（1）使用年限

使用年限法是按照仪器设备的预计使用年限平均计提仪器设备折旧的一种方法。

$$仪器设备年折旧率 = （1-预计净残值率）/折旧年限×100\%$$
$$月折旧率 = 年折旧率/12$$
$$月折旧额 = 仪器设备原值×月折旧率$$

其中：

$$仪器设备预计净残值率 = （预计残值-预计清理费用）/仪器设备原值×100\%$$

这种方法最大的优点是简单明了，计算容易，每年计提的折旧额相等，主要适用于有形损耗大，且这种损耗又是逐年发生的仪器设备，如贵重仪器设备及机械类设备。

（2）工作量法

工作量法是按仪器设备完成的工作时数、工作次数或行驶里程计算折旧的方法。其计算公式为：

$$每次（小时）拆旧额 = 仪器设备原值×（1-预计净残值率）/预计工作总次数$$
$$月折旧额 = 每次（小时）折旧额×当月工作次数（小时数）$$

此法适用于折旧额与工作量的负荷成正比的仪器设备，如纤维内镜、救护车等。

以上两种计算折旧的方法是按照仪器设备的使用年限、使用次数平均求得折旧额，通常称为直线法。它在各个年限和月份上的折旧额都是相等的，基本上反映了仪器设备的平均损耗程度，但没有充分考虑这些设备的技术过时而引起的无形损耗。对于那些技术含量高的高科技仪器设备用直线折旧则有些不妥，应采用加速折旧法，一般采用双倍余额递减法和年数总和法，以实现在使用早期提取折旧费多一些，使用晚期提取折旧费少一些的目的。

（3）双倍余额递减法

双倍余额递减法是以使用年限法计算的折旧率的2倍，乘以逐年递减的仪器设备账面净值来计算折旧的方法。其计算公式为：

$$年折旧率=2÷预计使用年限×100\%$$

$$月折旧率=年折旧率÷12$$

$$月或年折旧额=仪器设备账面净值×月折旧率或年折旧额÷12$$

双倍余额递减法的特点是各年折旧额从大到小呈递减趋势，仪器设备最初投入使用时，折旧额很大，而后年份增大，折旧变小，属于加速折旧法，主要用于无形损耗大的仪器设备，特别适用于高科技的电子医疗设备。

（4）年数总和法

年数总和法是将仪器设备的原值减去预计净残值的净额乘以一个逐年递减的分数，来计算每年的折旧额。这个分数的分子为该项仪器设备尚可使用的年限，分母为全部使用年数的逐年数字之和。例如有某项设备的使用年限为5年，则其分母为1+2+3+4+5＝15，其分子依序为5、4、3、2、1，各年的折旧率即为5/15、4/15、3/15、2/15、1/15。将此折旧率乘以该项设备应折旧的价值，即得各年的应折旧额。

（三）　医疗设备的效益评价

随着改革开放的深入，社会主义市场经济体制的建立，医疗服务的价格也在有利于社会主义事业的前提下，正在摆脱过去长期计划经济体制的影响，逐步改变了以往价格严重背离成本的扭曲局面，逐渐走上按成本收费的轨道。但是，尽管近年来国家对卫生事业的收费标准做了一些调整，仍然存在着收费标准与成本偏离甚大的现象。因此，无论从控制成本上涨角度出发，还是从单位内部效益分析的目的出发，开展成本核算和效益分析的研究工作都是非常重要的。

1. 成本的分类及结构

（1）固定成本

固定成本是指那些不因诊疗例数变化而变化的磨损和消耗，如设备折旧、房屋折旧及其他固定资产折旧。但是，单位固定成本则随着诊疗例数的增加而减小。

（2）变动成本

变动成本是指随着诊疗例数变化而变化的消耗和支出，如材料费、劳务费、水电费、维修费和管理费，还包括某些按工作量法折旧的设备折旧费。单位变动成本则是固定不变的，不随诊疗例数的变化而变化。

（3）直接成本

直接成本是指提供诊疗时直接消耗的部分，是设备直接占用或消耗的成本，如设备

（包括主机、辅助设备、共用设备等）折旧、设备主机用房和辅助用房的房屋折旧、其他固定资产折旧、医用材料费、医务人员的劳务费、水电费、设备维修费等。

（4）间接成本

间接成本是指行政、后勤管理部门的固定资产折旧和消耗分摊在设备上的成本，也就是间接为患者服务的消耗分摊在设备上的成本。间接成本须考虑行政、后勤管理部门的设备、房屋的折旧、劳务费、维持医院运行的公务费等。

（5）设备总成本的结构

$$设备总成本=固定成本+变动成本=直接成本+间接成本$$

2．成本构成的分析

（1）固定成本与变动成本

通过对某些设备固定成本和变动成本比例关系的分析发现，可以把设备划分为两种类型：一类是以材料消耗为主（变动成本比例较高）的设备，其固定成本、主机折旧占总成本的比重较低；另一类是以磨损为主（固定成本比例较高）的设备，其主机的折旧占总成本的首位。

为了降低成本，对前一类设备必须在增加检查例数和节约材料消耗上进行控制。对后一类设备必须加强维护、保养，在延长使用年限上努力。

（2）直接成本与间接成本

价值越高的设备其直接成本占总成本的比重越大，而且直接成本对总成本具有决定性的影响。材料消耗则是影响直接成本的第二个因素。间接成本中的管理费用是影响间接成本的主要因素。

为了降低成本，对于直接成本高的大型设备，要加强管理，提高设备利用率、降低材料消耗；控制间接成本的主要目标是降低管理费用，这些管理费用的主要内容是行政管理、后勤人员的工资、全院离退休人员的费用和维持医院运转的公务费等。

（3）标准成本

标准成本是在现有技术条件下，通过医院有效经营应该达到的平均社会成本，它考虑了正常的损耗和不可避免的损失。

标准成本管理是根据事先确定的标准成本，分析实际成本与标准成本之间的差异，其目的是通过对实际成本偏离标准成本的差异进行深入细致的分析，找出发生差异的原因，明确经济责任，为管理决策提供资料，从而实现对成本的有效控制。

在分析仪器设备的实际成本与标准成本的差异时发现，这个差异实质上转换了实际工作量与标准工作量之间的差异，造成固定成本分摊时的差异。所以，我们的管理工作要抓住工作量这个要点，即提高设备利用率。

（四）设备经济效益的评估方法

1. 小时投资分析法

小时投资分析法是根据设备每运转一个小时所需要的投资额，来作为评价设备的依据。计算公式：

$$设备小时投资额=设备投资金/使用寿命$$

2. 年平均费用法

年平均费用法是当设备的寿命周期费用不同时，通过计算和比较各设备的寿命周期内年平均费用的大小，以评价设备的一种方法。其计算公式为：

$$设备年平均费用=（设备购置费+设备使用期内各年维持费之和）/设备的经济寿命$$

（五）提高设备经济效益的方法探索

1. 大型、通用医疗设备的中心化管理制

医疗设备结构精密、价格昂贵、技术管理复杂，不可能分散布局，特别是大型、通用的医疗设备，只有实行中心化管理制，集中装备，统一管理，实行内外开放性服务，才能产生较大的效益。

2. 专用特需设备的专管共用制

医院通过相关专项经费购置的科研、教学仪器设备，往往利用率不高，经济效益不大，完好率也难以保障。为了提高这些专项经费购买的仪器设备效益，在保证科研、教学特定任务的前提下，应大力提倡开放服务的专管共用制。

3. 特种医疗设备施行有偿占用制

对于一些医疗上迫切需要，使用率较高，肯定有较大经济效益的特种医疗设备，在购置前就应明确是属于医院直属管理的设备。使用科室应与医院签订有偿占用的协议；把设备使用的额定机时、折旧年限和折旧费、收费标准、成本核算、两个效益及奖罚措施等以量化的形式规定下来。充分调动医技人员积极性，挖掘设备使用的潜力，更好地为医疗服务，产生较大的效益。

4. 高效医疗设备可探索社会化租赁合同制

少数能高效率连续使用的医疗设备，只要医院的医疗特色享有一定的声誉和有足够的

诊疗人数，由厂商提供最新医疗设备，以中外合作的形式或签订租赁合同的方法，定期从该设备的服务收益中提取一定比例的分成，作为补偿或租赁的费用。使用一定年限后，设备归属医院所有。这类办法对医院风险较小，无须事先投入就能产生一定效益。

第二节　医疗设备档案管理

一、医疗设备档案概述

（一）目的作用

设备档案资料是设备制造、使用、管理、维修的重要依据，为保证设备维修工作质量，使设备处于良好的技术状态，提高使用、维修水平，充分发挥设备档案资料为日常设备管、修、用服务的职能，特制定本制度。

建立医疗设备档案，并不断补充完善其内容，充分利用档案资料数据是做好医疗设备管理工作的重要条件。目前，各医院虽然普遍建立医疗设备档案，但是仍然存在许多不足，不能充分发挥医疗设备档案的作用。医疗设备档案网络信息化是现代医院医疗设备管理实现档案资料电子化、录入查询信息化、统计数据精准化的重要手段。

随着科学技术的发展，医疗设备在医疗诊断、治疗、科研中发挥着越来越重要的作用。建立医疗设备档案，并不断补充完善其内容，充分利用档案资料数据是做好医疗设备管理工作的重要条件。完整的医疗设备档案可为设备有效使用、保养、维修提供科学依据；为临床科室提供准确、有效的技术支持；为处理医疗纠纷提供有力的证据。

目前，各医院虽然普遍建立医疗设备档案，但是仍然存在许多不足，不能充分发挥医疗设备档案的作用。主要表现在：医院主要领导多数是临床科室出身，缺乏档案管理意识、不重视档案管理软硬件建设；医疗设备档案管理停留在购置阶段，缺少使用维护管理档案，档案利用价值不高；档案管理信息化程度不高，存储、查阅、使用不方便等。

（二）管理职责

医疗设备的档案管理是指医疗设备具体信息的记录与维护，其信息更新周期从临床科室提出需求申请开始，直至设备达到使用年限或因其他原因报废为止。建立完整的医疗设备档案需要设备科、使用科室、经销公司三方的互相配合。

设备档案资料对公司的资产管理起着至关重要的作用，对其管理的主要负责部门是公司设备动力科，主要应做好的工作是：资料来源的组织工作；归集记录工作；资料加工分析工作；归档审定工作以及资料使用过程的管理工作。

设备的档案资料应统一存放于公司档案室。除了设备动力科可保留部分常用设备资料（主要应为复制件），凡是须用资料的部门均应到档案室借用。公司档案室管理员应严格按公司制定的《档案管理条例》，加强对设备档案的管理，包括资料借阅和审批手续等。

1. 企业负责人职责

（1）领导和动员全体员工认真贯彻执行《医疗器械监督管理条例》《医疗器械经营监督管理办法》等国家有关医疗器械法律、法规和规章等，在"合法经营、质量为本"的思想指导下进行经营管理。对公司所经营医疗器械的质量负全面领导责任。

（2）合理设置并领导质量组织机构，保证其独立、客观地行使职权，充分发挥其质量把关职能，支持其合理意见和要求，提供并保证其必要的质量活动经费。

（3）表彰和奖励在质量管理工作中做出成绩的员工，批评和处罚造成质量事故的人员。

（4）正确处理质量与经营的关系。

（5）重视客户意见和投诉处理，主持重大质量事故的处理和重大质量问题的解决和质量改进。

（6）创造必要的物质、技术条件，使之与经营的质量要求相适应。

（7）签发质量管理体系文件。

2. 质量管理人员职责

（1）全面负责企业的质量管理工作，对本企业经营全过程的质量管理工作进行监督、指导、协调，有效实施质量否决权，确保单位贯彻执行国家有关医疗器械质量管理的法律、法规和行政规章。

（2）负责对供货企业进行质量审核。

（3）负责开展对单位职工产品质量管理方面的教育培训工作。

（4）负责指导和监督医疗器械验收、保管、养护中的质量工作。

（5）对不合格医疗器械进行控制性管理，负责不合格医疗器械报损前的审核及报损、销毁医疗器械处理的监督工作，监督做好不合格医疗器械的相关记录。

（6）负责种类质量记录、资料的收集存档工作，保证各项质量记录的完整性、准确性和可追溯性。

（7）负责产品不良反应信息的处理及报告工作。

（8）定期检查配送中心（门店）的环境及人员卫生情况，组织员工定期接受健康检查。

3. 验收员岗位职责

（1）严格按照法定现行质量标准和合同规定的质量条款对企业购入的医疗器械进行逐批验收，验收合格的准许入库销售，不合格的不得入库销售。

（2）验收医疗器械质量应检查以下内容。

①由生产企业质量检验机构签发的加盖企业原印章的医疗器械检验合格证；对于一次性使用无菌医疗器械，应向原生产企业索取按批次的检验报告书，加盖企业红色印章，必要时，也可以抽样送检验部门检验。

②重点验收产品的标识，外观质量和包装质量是否符合相关标准的规定。对验收合格品应当做好验收记录；对于不合格品必须拒收，经审核后，放入不合格区。

（3）对顾客退回的医疗器械产品，进行核实性验收，首先查阅销售记录，核对原销售产品的生产批号、注册证号、数量等是否与进货及记录相符，单独存放在退货区内，经验证合格后，方可放入合格区内。

（4）验收中发现质量变化情况，及时进行系统锁定并上报质管部。

（5）必须购进经过注册（备案）、有合格证明的医疗器械产品，收集并保存所经营产品的注册证、备案表的复印件及相关国家标准、行业标准的有效版本。同时做好购进记录，记录保存至产品有效期满后两年；无有效期的，不得少于 5 年备查。

（6）对购进进口产品，应有中文标识及产品说明书，并经国家食品医疗器械监督管理局批准的合法证明文件（注册证）。购进首次进口的医疗器械，应该向国家食品医疗器械监督管理局提供该产品的说明书、质量标准、检验方法等有关资料和样品以及出口国（地区）批准生产销售及证明文件。

（7）不得从无医疗器械生产许可证或者无医疗器械经营许可证的企业购进医疗器械。

（8）不得购进未经注册或者备案、无合格证明文件、过期、失效、淘汰的医疗器械及国家食品医疗器械监督管理部门禁止使用的医疗器械。

（9）购进医疗器械必须有合法的原始票据、凭证和购进记录，认真填写购进医疗器械记录，做到票、账、物相符。

（10）购进医疗器械各种原始票据、凭证、合同、协议书、记录等必须建立档案，妥善保存五年。

4. 维修养护、售后人员职责

（1）坚持"质量第一"的原则，在质量负责人的指导下，具体负责医疗器械的养护和质量检查工作。

（2）负责对医疗器械定期进行循环质量检查，并做好检查记录。

（3）做好温湿度监测管理工作，每日上、下午定时各一次对温湿度做记录。

（4）根据气候环境变化，对医疗器械产品做出相应的养护措施。

（5）正确使用养护、计量设备，并负责对仪器设备的管理、维护工作，建立仪器设备管理档案，定期检查保养。

（三）主题释意与说明

1. 有关设备资料

有关设备资料是指从设备规划、设计、制造（购置）、安装、使用、维修改造、更新，直至报废等全过程中形成并经整理应当归档保存的图纸、图表、文字说明、计算资料、照片、录像、录音带等科技文件资料。设备管理部门负责将全公司生产设备逐台建立设备资料袋及设备资料的管理工作。

2. 设备档案资料

（1）制造厂的技术检验文件、合格证、技术说明书、装箱单。

（2）设备安装验收移交书。

（3）设备附件及工具清单。

（4）设备大、中修理施工记录，竣工验收单，修理检测记录。

（5）精度校验及检验记录。

（6）设备改装、更新技术。

（7）设备缺陷记录及事故报告单（原因、分析、处理结果）。

（8）设备技术状况鉴定表。

（9）安装基础图及土建图。

（10）设备结构及易损件、主要配件图纸。

（11）设备操作规程（包括岗位职责、主要技术条件、操作程序、维护保养项目等）。

（12）设备检修规程（包括检修周期、工期、项目、质量标准及验收规范等）。

（13）其他资料。

3. 设备档案资料管理的范围

设备档案资料管理的范围包括公司内机械、电气、动力设备及土建设施的有关图纸说明书、技术文件、设备制造图、备件图册、设备档案袋、设备改装图纸、修理工具图册及设备维修、使用原始记录等。

（四） 购销记录档案管理制度

1. 目的

（1）为了规范医疗器械购销过程中台账、记录、票据、凭证的管理。

（2）本制度规定了购销台账与凭证的范围、保管方法、保管地点、保管人员等。

2. 依据

依据《医疗器械监督管理条例》《医疗器械经营监督管理办法》等相关医疗器械流通法律、行政规章。

3. 适用范围

购销岗位记录、票据的管理适用本制度。

4. 责任人

业务部、配送中心、质管部。

5. 有关记录与凭证的范围

（1）购进记录、质量验收记录、养护记录、配送记录、出库复核记录、配送退回记录等。

（2）医疗器械进货和销售票据。

（3）质量管理部门及配送中心仪器的使用、维修保养记录、医疗器械验收单等。

（4）医疗器械的购进合同、用户走访、质量信息的收集与反馈。

（5）供货方开具的医疗器械供应凭证及公司财务与业务开出的入库与销售结算凭证。

6. 有关记录凭证的管理办法

（1）购进医疗器械时的购进记录、质量验收记录、配送记录、出库复核记录等要项目齐全、完整，并随时备查。

（2）医疗器械入库验收单、入库凭证、医疗器械退回记录等要项目齐全、书写规范、字迹清楚。

（3）医疗器械进、销票据要项目齐全，按年月整理装订成册。

（4）不合格医疗器械确认后，报告、报损及销毁证明等要有完善的手续。

（5）各种记录、凭证均由各职能业务部门设专人妥善保管。

7. 电子数据管理

（1）通过计算机系统进行的数据录入、修改和保存，应保证记录的真实、准确、安全和可追溯。

（2）修改计算机系统内的经营数据时，操作人员须先提出申请，经质量管理人员审核批准后方可修改。

（3）计算机系统生成的数据和记录，由信息管理员负责将备份数据的介质存放在安全场所，防止与服务器同时遭遇灾害造成损坏或丢失。

8. 记录保存时间

相关记录应当保存至医疗器械有效期后 2 年（无有效期的，不得少于 5 年）。

二、设备档案管理

（一）设备档案资料的收集

1. 设备管理部门负责图纸资料的收集工作，将设计通用标准、检验标准、设备说明书及各种型号的设备制造图、装配图、重要易损零件图配置完整。

2. 新设备进公司，开箱应通知资料员及有关人员收集随机带来的图纸资料，如果是进口设备须提请主管生产（设备）的领导组织翻译工作。随机说明书上的电器图，在新设备安装前必须复制，以指导安装施工，原图分级妥善保管。

3. 设备检修与维修期间，由设备管理部门组织车间技术人员及有关人员对设备的易损件、传动件等进行测绘，经校对后将测绘图纸汇总成册存档管理。

4. 随机带来的图纸资料及外购图纸和测绘图纸由设备管理部门组织审核校对，发现图纸与实物不符，必须做好记录，并在图纸上修改。设备管理部门组织将全公司设备常用图纸如装配图、传动系统图、电器原理图、润滑系统图等，进行扫描晒制后供生产车间维修使用，原图未经批准一律不外借或带出资料室。

（二）设备档案资料的整理

1. 图纸的分类整理

所有进入资料室保管的蓝图，资料员必须经过整理、清点编号、装订（指蓝图）、登账后上架妥善保管。

图纸入资料室后必须按总图、零件、标准件、外购件目录、部件总图、零件的图号顺序整理成套，并填写图纸目录和清单，详细记明实有张数，图面必须符合国家制图标准，有名称、图号，有设计、校对、审核人签字。

2. 底图的保管

（1）所有底图按设备类别清点、编号、记账以保证描晒、归还准确无误。

（2）底图的修改应由设备管理部门有关负责人员签名（盖章）批准，注明修改日期。

（3）底图作废、销毁，应由资料员提出交设备管理部门组织技术员分别核实，确定无保存价值者，列出清单，经设备管理部门负责人批准后方可销毁。

3. 动力传导设备技术档案资料的保管

（1）动力传导设备技术档案资料是指蒸汽管系、压缩空气管系、乙炔管系、氧气管系、高低压电力电缆、电力架空线路、电话电缆等的平面附设布置图。

（2）动力传导设备档案资料由设备管理部门组织有关技术人员按照各种电缆、管道的实际敷设走向进行测绘，底图交公司资料室做密级资料保管。

（3）档案资料必须保持与实物或实际情况相符，根据公司管线布置变动的情况，档案资料必须做相应的变动，修改后归档。

（三）设备档案资料管理的具体要求

1. 技术文件应力求齐全、完整、准确。

2. 检验（检测）、检修、验收记录等资料由设备动力科分管人员做分类整理后交资料员做集中统一管理。

3. 所有图纸要有统一的编号。

4. 图纸上的各项技术要求标注齐全，图纸清晰。

5. 型号相同的设备，因制造厂和出厂年份不同，零件尺寸可能不同，应与实物核对，并在图纸索引中加以注明。

6. 设备经改装或改造后，图纸应及时修改。

7. 图纸的修改应标示在底图上，并在修改索引上注明。

8. 凡原制造厂的图纸，一律沿用原制造厂的编号。

9. 订制设备、年久设备和无制造厂设备图纸的编号，按下列办法进行：即第一节为设备型号，第二节为部件号，第三节为零件号，每节用短横线连接。每个部件的零件号都从 001 开始，以便书写整齐和查阅清楚。

10. 严禁将图册中的图纸拆下作为加工和外协等用。

（四）图纸资料的借阅管理规定

1. 资料管理员认真按《图纸资料借阅登记表》填写名称、图号、张数、借阅时间、借阅期限等项。

2. 借阅人在《图纸资料借阅登记表》签字栏签字。

3. 绝密文件资料借阅，资料管理员须报请设备管理部门负责人批准后方可借阅。

4. 资料借阅时间规定为 10 天内，借阅期满，资料管理员应催收。须继续借阅者，应办顺延手续，该归还不归还或遗失、损失者，由设备管理部按其损失估价赔偿。

5. 非为本公司服务的外单位人员不得借阅公司的设备档案资料。为本公司服务的人员，经设备部允许，可在资料室查阅有关的档案资料，但不得将档案资料带出资料室。外单位人员如因工作需要须将档案资料带出资料室，应经公司领导批准。

6. 原图原件或无备件的技术档案资料一律不得外借，只能在资料室查阅。

7. 本单位人员调出本公司或办理离、退休手续前，有借阅设备档案资料未归还者，须到资料室办理归还手续。否则，办公室不得办理调动或退休手续。

三、大型医疗器械档案

大型医疗器械档案的建立，以"台件"归档。自立项采购开始，招标、采购、到货、验收，大型医疗器械的说明书、工作图、线路图、监测记录、维修记录等部分目录归档到同一大型医疗器械的档案中。

（一）采购档案

采购档案是大型医疗器械档案的第一项，包括医院的审议项、考察记录、招标书、投标书、购买合同书等各项前期工作中形成的文字资料。购买合同及其附属条款是对购买双方权限、义务的说明。在以后的产品使用过程中以及监测、维修等各方面工作中，涉及许多的方面都要以合同所要求的权限为准则，所以前期合同的归档是至关重要的。

（二）基本情况部分

基本情况部分是档案的重要组成部分。一般包括大型医疗器械的使用说明书、线路图等，医院根据实际情况将大型医疗器械的场地图，场地的水、电、暖等线路图也建立到档案中，对大型医疗器械的监测、维修等过程中需要查阅时，可使用备份的资料，并认真做好查阅记录。这样不仅可以延长原始档案的使用寿命，同时也方便了查阅者使用。

随着社会主义市场经济的发展和社会需求的增加，医疗卫生事业的不断发展，医院档案门类也不断增加，医院档案工作的范围不断扩大。科技档案是知识、信息的载体，是一种潜在的生产力，是一项非常珍贵的科技资源。在医院的医疗质量和服务质量不断提高，医院的科技建设不断发展的情况下，加强医院科技档案管理工作显得更加重要。

我国卫生事业的迅猛发展，大型医疗器械在现代化医院占据着越来越重的分量。大型医疗器械不仅成为衡量一个医院综合水平的标志，同时也为医疗诊断提供大量的参考数据，成为现代医疗诊断中的一项重要依据。大型医疗器械的增加和使用频率的增高，其管理、维护、检修等各方面的问题也随之而来。医院建立了大型医疗器械档案管理制度。在医院档案室设立大型医疗器械档案专柜，并有专业级技术人员进行管理。档案管理按"分类"管理的模式，为每项设备中价值超过 10 万元的大型医疗器械建立"专项档案"，每项一宗，分年度、分目录管理。

（三）监测记录

随着大型医疗器械使用年限的增加，对大型医疗器械进行定期的监测和维护是十分必要的，这也是延长其寿命的一个重要手段。近几年来，我国对大型医疗器械的管理也越来越严格，技术监督部门和卫生主管部门每年都会对大型医疗器械进行定期检查，检查的情况可以如实地反映出大型医疗器械的实际工作状态，以帮助使用者更加清楚地了解器械的性能。将所有的检查记录进行归档化管理，然后进行技术比较，我们可以测算出大型医疗器械的使用寿命和老化程度等各方面的指标；同时，检查还可以督促各科室的器械使用和维修，使仪器设备处于最佳的技术状态，充分发挥仪器设备的功能。

（四）报废记录

主要是针对那些严重损坏而又无法维修做报废处理设备的档案管理。这种仪器设备应有严格的报废申请书，经有关部门鉴定后方能做报废处理。这涉及国家固定资产，可制约流失及其他不正之风。

大型医疗器械档案的后期管理主要是对档案建立以后的完善归档工作的管理和借阅查询管理。医院的大型医疗器械档案由专人进行管理并负责后期的监测和维修档案的整理和归档工作，并由医疗器械（设备）的使用科室、医学工程部等进行积极的协助和协调工作。在借阅方面，医院应制定严格的档案借阅制度，规定借阅档案人的范围、时间、归还制度等多项内容。当所借阅的档案需要带出档案室时，一般只借阅备份的复印件。超过借阅时限后，由档案管理人员进行催要，并可根据实际工作的需要适当延长。

医院建立大型医疗器械档案管理制度，会随着时间发展，不断对其完善和补充。大型医疗器械档案信息资源的开发与利用已成为医院现代化进程中不可缺少的重要环节。相关部门要不断提高对大型医疗器械档案管理意义的认识，健全档案管理制度，建立医院信息一体化管理模式。通过多途径、多渠道地开发档案信息资源，满足了医疗、教学、科研工作的需要，实现了档案信息资源的共享，使档案信息资源在医院现代化发展过程中发挥了很大的作用。

（五）维修记录

由于大型医疗器械使用年限的增加和人为操作的因素等各方面的原因，器械难免出现各种故障。并且随着使用年限的增加，故障的出现频率也越来越高，部分故障随之发展成为"顽疾"。对大型医疗器械的故障进行及时的维修是保障其正常使用的前提。将故障维修的情况详细地记录到档案中，可以方便在日后的工作中进行查询，同时也可以保证零部件的补充，避免造成闲置、积压和浪费。医院将每次的维修记录分为日常维护记录、大型维修记录和报废记录分别进行整理归档。

（六）日常维护记录

日常维护工作一般由医院医学工程部的人员进行，主要是一些价值和科技含量较低的医疗器械或者是一些大型医疗器械的低级故障。应在维修档案中详细记载故障的时间、维修人员姓名、所维修的部件、使用更换的零部件、故障是否排除、验收人员等。

（七）大型维修记录

一些大型医疗器械公司都有其专业的售后服务部门对所售医疗器械进行跟踪服务。在医疗器械出现一些大的故障而医院的技术实力不足以解决时，以求助于他们进行售后维修服务。在此类维修档案中要详细记载故障的时间、原因，售后服务部门所指派维修人员姓名、所维修的部件，使用更换的零部件及其制造商、故障排除时间、验收人员、维修后使用情况等各项内容。这样不仅可以完善医院的档案管理工作，更重要的是可以为以后医院的器械维修工作提供有力的文字参考资料。

四、医疗设备档案信息化管理

由于医疗器械数量的增加和使用频率的增高，其管理、维护、检修及不良事件等各方面的问题也随之而来。医疗器械档案是医院对其进行正常使用、维护和技术性能开发不可缺少的资料，因此如何科学管理医疗器械档案尤其重要。目前大部分医院已经建立了内部局域网络系统，实现了医疗器械档案管理信息化，但是由于医疗器械档案主要是销售公司提供、更新，而局域网主要是医院内部使用，对销售公司的管理还停留在电话通知模式，费时费力、反应速度慢、资质证件更新不及时等问题日益突显。

针对医疗设备和医用耗材档案管理需求的不同，分类管理，综述如下。

（一）医疗器械互联网管理平台

以互联网为依托，建立医疗器械管理系统网站，以医疗器械和销售公司为管理对象，构建一个医疗器械互联网管理平台。系统通过设置用户权限，管理员、相关部门、销售公司可登录网站、上传资质数据、查阅档案信息、传递数据。通过销售公司上传公司、产品资质证件、医院审核的程序。实现医疗器械档案管理电子化；通过使用科室及维修部门上传使用数据，不断完善档案内容；通过系统自动筛选、统计、报警功能，实现档案管理精细化、动态化；通过 web service 与 HRP、HIS 系统对接传送数据，实现资源、信息共享。简化工作程序，避免重复劳动，有效提高工作效率。

（二）医用耗材档案管理

"医用耗材"，顾名思义，是指用于临床实践诊断和治疗的消耗类材料。资质档案管理贯穿于医用耗材管理的全过程，也是保证医用耗材使用过程安全有效的第一关。及时高效地收集、更新、审核医用耗材相关资质是确保采购公开、合法的一项基本工作。主要包括产品资质、生产厂家资质、授权书、销售公司资质、购销合同以及使用过程中形成的质量评价、不良事件记录等。其中大部分档案资料由销售公司提供。

1. 卫生材料低值耗材档案

所谓卫生材料低值耗材是指在医学方面得到广泛应用的卫生材料。

销售公司通过注册、审批后成为医疗器械管理系统用户，开通上传资质档案权限，直接登录医疗器械管理平台上传相关证件，具有有效期的资质证件要录入有效期，系统自动设置提前预警。销售公司可直接在系统上查看、更新证件，当证件过期情况发生时，系统发出指令停止采购相关医用耗材。质量评价、不良事件记录等由设备科管理人员录入系统，形成完整的使用档案。让销售公司成为医疗器械管理平台系统用户，直接参与到医用耗材电子档案管理工作中来，不仅减少了设备科管理人员的工作量，而且实现了资质证件实时更新，弥补了原有内部局域网管理医用耗材档案的不足，真正实现医用耗材档案管理精确化、动态化，有效保证医用耗材使用安全。

2. 高值医用耗材档案

高值医用耗材是指直接作用于人体、对安全性有严格要求、生产使用必须严格控制、价值相对较高的消耗型耗材。医用高值耗材档案管理是对所有医用高值耗材的产品档案、供应商档案、采购档案、出入库记录档案、使用记录档案等的综合档案管理。

经销公司提供的医用高值耗材的资质证件档案管理和卫生材料低值耗材相同，但是根据卫生部及相关部门规定，作为需要严格监控的管理对象，我们在互联网管理平台为高值耗材的使用过程设置单独的管理模块，确保耗材使用追踪溯源。

在管理平台上设置高值耗材预入库模块。经销公司根据使用科室需要备货二级库房，产品预入库，但不作为医院已经购入耗材。病人使用后，护理人员登录系统，提取使用耗材名称、规格型号、生产厂家、经销公司、产品批次等信息，并记录病人姓名、性别、住院号、护士手术、医生等情况，完成《高值医用耗材使用登记表》，完整记录高值耗材使用情况。使用登记确认无误后，预入库系统显示已使用，系统提取已使用耗材信息，汇总传送内网 HRP 系统库房管理模块，急入急出完成入库调拨手续，记入医院成本支出。由于销售公司可以直接登录网站随时查看耗材使用情况，系统可直接提示销售公司补充备货，或者及时更换快过期耗材，有效保证临床使用及减少医院资金占用，进一步提高工作效率。

(三) 历史数据库的建立

将报废医疗设备、停止使用医用耗材信息及电子档案转入历史数据库，为将来采购同类产品提供价格、性能参考。

利用互联网医疗器械管理平台对医疗器械进行管理，让经销公司作为用户参与到医院管理工作中来，变被动为主动，充分发挥他们的主观能动性；一方面有效减轻设备科工作人员压力，另一方面实现医疗器械电子档案精确动态管理。以互联网为依托，结合普遍使用的智能手机功能，我们的工作人员可以随时随地登录网站查阅、录入信息，不仅为工作提供方便，也可最大限度地发挥电子档案的作用。

五、设备档案利用

建立医疗设备档案的目的在于通过利用档案信息加强医疗设备管理。要实现医疗设备动态、精确管理，档案建立必须涵盖申购、立项、论证、考察、选型、采购、安装、使用、报废等每一个环节的事项，做到内容齐全、动态更新，一般由商务档案、技术档案和使用维护档案三个部分组成。

（一）商务档案

商务档案包括医疗设备购置申请、审批文件、可行性论证报告、招标文件、供应商资质、商检证明、订货合同书、海关报关单及发票复印件等。

档案管理员从医疗设备审批通过开始在互联网管理平台建立档案，根据医疗设备分类建立档案编号。档案编号与医疗设备编码一致，为档案查阅打下基础。其中购置申请、审批文件、可行性论证报告由档案管理员扫描上传；招标文件、供应商资质、商检证明、订货合同书、海关报关单及发票复印件由经销公司经授权后登录平台上传，档案管理员审核。订货合同不仅要上传扫描件，而且还要录入设备型号、价值、付款方式、生产厂家、经销公司、保质期限、到货时间、培训要求、附加条件、联系人、联系电话等重要信息，为财务付款和工程人员验收、维修设备提供档案信息。商务档案是建立医疗设备档案的基础，也是出现纠纷时的法律依据，必须资料完整，数据准确。

（二）技术档案

医疗设备技术档案是指设备到货验收的相关资料，主要包括验收时设备配备的操作手册等相关资料、备用零部件及初始测试部件、设备验收报告、设备厂家提供的培训记录、预维护方案等。操作手册、培训记录、预维护方案由经销公司扫描电子版上传管理平台，验收报告由工程人员上传。技术档案建立电子文件为工程人员维修设备及本级保养提供依据，相对查阅纸质档案更加方便快捷。而且档案建立在互联网管理平台，工程人员在维修过程中可通过智能手机直接登录网页查看操作手册、线路图，避免纸质档案借阅造成的破损及丢失，有利于档案存储的完整性。

（三）使用、维护档案

据国外统计，不合格设备中约10%会导致严重伤害，33%会导致伤害，其他会导致轻微或潜在伤害。医疗行业对医疗设备质量安全越来越重视，建立使用维护档案，时刻关注医疗设备运行状况尤其重要。使用维护档案包括日常使用数据、日常维修保养记录、厂方的派工维修工单、计量报告（非强制检定设备除外）。

日常使用情况由设备科档案人员通过 HIS 系统收集汇总导入互联网管理平台，为医疗设备使用效益分析提供数据。日常保养记录指使用科室对环境清洁、温湿度、使用前后电源、水路光线及其他附件运转情况进行记录；定期维护记录指工程人员对设备供电电源是否标准，金属连接部件是否出现生锈或松动，易损部件是否正常，连接线、气路和管路是否老化及更换情况进行记录；日常维修记录指医疗设备故障维修、零配件更换情况的记录、厂家上门维修记录；强制检定设备检测周期及检测状况等分别由使用科室和工程人员直接在互联网管理平台完成，建立医疗设备使用维护档案。使用维护档案的建立实现医疗设备动态管理，工程人员可以通过查阅档案信息了解设备历史情况，从而准确、快速地对故障做出判断，有效提高维修效率，节约成本开支；同时为新入工程人员提供宝贵的学习资料，有利于人才的培养和技术经验的积累，让维修工作变被动为主动，从而保证设备质量安全。

医疗设备档案网络信息化管理是现代医院医疗设备实现精确管理的必备条件，是实现档案资料电子化、录入查寻信息化、统计数据精准化的重要手段，弥补纯纸质档案管理的不足，有效提高工作效率。然而，信息化的同时，纸质原始档案的管理同样不可忽视，纸质档案具有法律效力，是医疗设备管理追踪溯源的源头，有着电子档案不可替代的作用。只有电子档案和纸质档案同步管理才能真正发挥医疗设备档案的价值，从而为医院的长远发展做出有利的贡献。

（四）报废医疗设备档案处置

对于报废设备的档案留存，《医疗器械使用质量监督管理办法》第十五条明确规定："对使用期限长的大型医疗器械，应当逐台建立使用档案，记录其使用、维护等情况。记录保存期限不得少于医疗器械规定使用期限届满后 5 年或者使用终止后 5 年。"医疗设备报废后，工程人员填写报废单，在管理平台录入报废时间、原因、残值处理情况。电子档案转入历史信息库，为同类设备采购、维修提供参考；纸质档案标记报废字样，是医疗纠纷的法律依据，价值不可忽视。

六、设备维护档案

现代医院疾病诊断、治疗过程对医疗设备依赖性越来越强，医疗设备的品种、数量日益增多，但是许多医院依旧停留在临床科室发生设备故障再打电话通知维修人员进行维修的模式，维修反应速度慢、效率低、成本高。为实现医疗设备维修精细化管理，有效提高工作效率，节约设备维护成本，在 HRP 系统下，可利用 SOL Server2008 平台建立医疗设备维修模块，对设备验收、维护保养、处置等过程进行信息化管理。应用基于 Windows 7X/P 系统进行操作，所有参与设备维修及管理的人员均可通过该软件实现维修过程的登记和查看。具体做法如下。

（一）完善制度建设

全面完善的规章制度是规范医疗设备维修管理的基础，信息化管理模块遵从管理制度要求，利用管理系统强大的数据基础实现设备维修管理工作流程化、精确化。

（二）医疗设备验收

医疗设备验收是设备采购后，维修人员介入管理的第一步。医疗设备采购合同签订后，HRP 系统根据国家医疗器械分类编码加流水号生成医疗设备"身份证"，即设备编码，编码内容涵盖设备的基础信息。设备到货后，医院维修人员、使用人员、销售厂家三方共同对设备包装、外观是否完好，零配件是否齐全，设备性能是否完好，操作人员培训等进行全面验收。并将由设备编码转换成的二维码粘贴在机身上，完成验收手续。验收记录输入 HRP 系统，形成电子档案。通过查对编码和扫描条形码均可查阅该台医疗设备的基础信息。医疗设备编码和二维码的使用是实现医疗设备精确管理、数据追踪溯源的基本条件。

（三）零配件库房的建立

一些医院原有零配件实行手工管理，会出现记录与库存不符、去向不明的情况。建立维修模块后，零配件库房参照医疗耗材库房管理，从采购到入库、出库，使用全部系统流程化。出库环节与使用过程关联，方便查看设备更换记录，确保更换物品与医疗设备一一对应，实现精确管理，有效控制维修成本。

（四）医疗设备维护

目前，医疗设备维护主要采用故障维修、预防性维护和购买保修三种方式。

1. 故障维修

医疗设备出现故障后，使用科室登录维修模块，选择要维修的医疗设备。在系统事先录入常见故障类型，科室可以直接选择，不属常见类型的手动输入，系统自动提示维修组。维修人员接收到后可根据提示，查看历史记录，了解同类故障解决办法，带好维修工具及可能用到的零配件，避免来回跑路，减少维修时间。对需要厂家工程师前来维修的医疗设备，及时通知，医院维修人员全程陪同学习，做好记录。维修结束后再将故障原因及维修对策、所更换的零配件录入系统，使用科室确认后形成维修记录电子档案，同时完成零配件调拨手续。维修记录电子档案的形成，一方面是维修数据的汇总，另一方面也是维修人员工作经验的积累，为同类故障和刚加入维修队伍的工作人员提供学习记录，特别是为疑难故障的解决提供宝贵经验。系统根据维修情况自动显示设备状态（正常、故障、维修中、报废），便于使用科室及时了解设备状态，合理安排使用，防止意外事故发生。

2. 预防性维护

预防性维护是根据设备的安全性、重要性而设置设备保养维护周期，侧重于维护保养，避免设备产生故障，分为日常维护和定期维护两种。通过系统在相应医疗设备信息后设置日常维护和定期维护两种电子表格。操作人员填报日常维护记录表，对环境清洁、温湿度、使用前后电源、水路光线及其他附件运转情况进行记录。

根据不同设备类型在系统设置不同预防性维护周期，并自动提示。维修人员填报定期维护记录表，对设备供电电源是否标准，金属连接部件是否出现生锈或松动，易损部件是否正常，连接线、气路和管路是否老化及更换情况进行记录。

电子记录的建立，相对纸质记录来说降低了办公成本，方便查询，有利于对比分析，为变被动维修为主动维护提供数据指导。

3. 购买保修

大中型医疗设备的维修和养护管理需要一批高素质的专业人才来进行，然而目前我国是利用一批有一线工作经验的中等学历人才来进行管理。由于技术垄断的原因，这类人才涉及高精尖的进口医疗设备，自主维修能力几乎为零。国内大型医疗设备维护多数依靠国外厂商提供的服务，即购买保修。为有效监控保修情况，我们一方面将保修合同内容：承保公司、联系人及联系电话、保养周期、保养内容、保养期限等录入系统；另一方面将公司在保养期限内做的定期保养、设备故障、更换零配件情况也录入系统。对保修周期设置预警，及时续保。通过对这两项记录进行成本核算、对比分析，可以为下一次的维保购买提供指导，有效控制医院成本。

4. 数据库运用

利用系统查询、汇总、统计、分析功能，对维修成本、工作量、报废数据进行分析汇总，实时提供统计报表，从而全面、精确掌握各项数据，客观分析各项原因，为领导决策及下一步工作指明方向，科学规划，重点管理，避免不必要的浪费。

设备维修人员在设备出现故障时，能够从既往数据库中快速查找类似故障，并依据故障诊断和维修历史，完成对设备的维修及养护工作，提高工作效率。缩短维修时间，减少盲目维修，减少维修成本。

按时间段自动生成维修报表，维修人员可通过系统分析医疗设备故障发生主要原因及主要分布情况，有针对性地组织操作人员培训，或者主动定期维护，变被动为主动，进一步提高医疗设备的完好率和使用率。

（五）计量管理

计量器具精确与否直接关系医疗质量。我国迄今为止已经发布的118种强制检定的计量器具目录中医用计量器具已达60余种，可见国家对医用计量器具检定工作开展的重视程度。在HRP系统录入不同计量器具的不同检定周期，建立计量器具电子档案，记录检定时间，检定周期自动提醒，和维修记录一起构成计量器具的完整资料。维修人员根据系统提示定期将计量器具送质检计量部门进行年检，从而杜绝检测不及时和漏检现象发生，有效保证医疗质量安全。

（六）医疗设备报废

设置医疗设备报废网络处理程序。使用科室对故障频繁、老化、无维修价值的医疗设备通过网络填报设备报废申请，申请报废处理。维修人员鉴定属实后，报领导审批后收回设备库房，扫描二维码入库，已过折旧年限的直接减去使用科室固定资产，不到折旧年限的要分析原因，一次性扣除折旧，再减去科室固定资产，及时报废。对功能完好的零配件拆卸回收，做零配件入库管理。利用信息系统进行医疗设备报废管理，可以规范报批程序，合理处置，最大限度地利用设备残值，确保固定资产安全完整和保值增值，提高资产使用效益，防止和杜绝资产浪费与流失。

医疗设备维修管理信息化是现代社会办公自动化发展的必然产物，也是医院持续改进不可缺少的工具。

第四章　药事、实验室与放射安全管理

第一节　药事管理

一、药事管理概述

药事原泛指一切与药品有关的事务和活动，包括药品的研发、生产、经营、使用、药事法规及药学教育等。医院药事即医疗机构药事，指在医疗机构中，一切与药品和药学服务有关的事件。药事管理是指以保障公众用药安全、有效、经济、合理为目的，以病人为中心，以临床药学为基础的药事组织的行为。有效的药事管理，不仅可以提高公众的用药安全，保障公众的健康水平，还能不断提高药事组织的经济和社会效益水平。

近年来，随着社会科学以及药学技术的不断进步，人们生活水平不断提高，公众对医疗卫生行业的需求和要求也越来越高。医院药事管理学也逐步发展为一门独立的学科，实现了从"以药品为中心、保障供应"的药事管理模式到"以病人为中心，保证安全、有效、合理、经济用药"的药事管理模式的转变。

（一）概念

医院药事管理以研究药事管理活动的规律和方法以及实践医院药事管理活动为目的，涉及医院药学、管理学、经济学、社会学和法学等相关学科。

（二）医院药事管理的内容

传统的医院药事管理为供应服务模式，主要包括医院药房的组织管理、药学人员的管理及药品调剂管理等方面。新形势下医院药事管理以技术服务为主，强化了临床药学服务的理念，目标是促进临床安全、有效、合理、经济地用药，主要包括以下内容。

1. 组织管理

组织管理是指对医院药学部门组织结构和人员的管理，搞好组织管理就可以提高药学部门系统的整体功能。其内容包括药学部门的组成、人员编配、人才培养、思想政治工作、领导艺术与方法等。

2. 业务部门管理

业务部门管理包括调剂管理、制剂管理、药库管理、药检管理、临床用药管理、临床药学和药学信息管理等。其任务是通过科学的组织、计划与控制，使药品制剂流通过程中的诸因素——药学人员、药学技术、仪器设备、药政法规和药学信息得到合理的结合和有序的实施，以提高工作效率，保证药品制剂质量，达到临床用药安全、有效、合理、经济的目的。随着医院药学的发展和工作模式的转变，为提高医院药学服务的技术含量，为医院药学向临床药学学科转化创造条件，将会有新的业务部门建立，如开在门诊药房发药窗口的药物咨询活动；建立卫星药房，促进临床药师深入临床参与用药；设置静脉混合注射和全胃肠外营养配制业务等，这些新的业务都将需要全新的管理技术。

3. 技术管理

技术管理指医院药学实践中的技术活动以及为提高与发展所进行的计划、组织、调控所开展的管理。其内容包括药品技术标准的管理、医院制剂操作规程的制定与管理、科研活动和成果的管理、业务技术培训与考核的管理、药学信息和技术档案管理等。

4. 物资设备管理

物资设备管理是指对医疗过程中需要的药品、医用材料以及设备的选购、保管、使用等进行的一系列管理工作。

5. 质量管理

质量管理是依据质量形成规律，通过科学方法，保证和提高工作质量所进行的管理。具体说，就是运用标准、科学、规范、规程、监控等管理措施，对医院药学工作质量实施管理。其质量管理内容主要有：药品采购、验收、保管过程的质量管理，制剂生产与工序控制过程的质量管理，药品供应与药学技术服务过程的质量管理，药学信息提供与咨询服务过程的质量管理，药品评价利用的质量管理，药师参与临床用药、改善病人生活质量及保障身体健康过程的管理等。

6. 经济管理

经济管理遵循市场规律，引入市场经营机制，了解药品在医疗市场中的规律性和特殊性及发展趋势，在确保药品质量和服务的前提下，管好用好有限资金，加速资金周转，合理增加收入，减少开支，保证社会效益和经济效益同步增长。积极开展药物经济学的研讨，制订合理的药物治疗方案，取得较好的成本效果（效益），是今后医院药学面临的新课题。

7. 信息管理

信息管理在医院药学部门的整个活动中始终贯穿着两种"流动"：一种是物流（主要是药品、制剂），另一种是伴随着物流产生又引导物流有序运行的信息流。信息流的任何阻塞都会使物流混乱。某些决策失误，指挥失灵，其主要原因就是信息不畅通，反馈信息不及时、不正确或无法反馈，对物流失去了控制。信息管理的任务就是研究药学部门的信息特点、信息收集、处理和反馈方法。

二、药品的遴选、采购、贮存和养护管理

（一）医院药品的遴选和采购

医院药事管理与药物治疗学委员会负责医院药品的遴选和采购工作，药学部药品库房负责药品的日常采购工作。

医院药事管理与药物治疗学委员会负责制定新药的遴选制度，审核申请购入的新药和新制剂，审核并调整药品品种及药品供应企业。

药学部药品库房负责医院的药品采购工作，药品采购的主要目标是依法、适时购进临床需要、质量优良的药品。它不仅涉及药物相关的专业知识，如药化、药效、药理、制剂和药物质量标准及药物稳定性等，同时要求学会药品商品学、药物经济学、市场营销学、现行政策法规和药品招标采购等相关知识。根据医院的用药情况，综合利用这些知识，选购所需要的药品，才能满足医院临床医疗、教学及科研的需要。

1. 药品采购原则

根据医院所用药品品种多、数量大、批次频、周转快等特点，应遵循下列药品采购原则。

（1）药品质量第一

药品是一种特殊的商品，同一药品同一标准下由于生产厂家的技术条件、工艺等不同会造成药品质量差异。因此，采购时须选择符合国家药典或国家标准的药品，购入药品必须具备有效的批准文号、注册商标、生产批号、有效期和生产厂家等，严防假、劣药流入

医院。

（2）计划量入为出、统筹兼顾、保证重点

根据药品消耗量、消耗趋势和库存情况，由医院信息系统自动计算生成需要采购的品种及数量，并处理好各类药品在采购计划中的比例关系，合理调整库存，优化药品结构，满足临床用药需求。药品采购计划经科主任审核批准后执行，保证治病防病过程中常用药品的供应。采购计划根据医院实际情况一般分年度、季度、月计划、周计划及临时计划。

（3）畅通购药渠道

为了保证药品的正常供应和质量，应严格审查供货单位资质，选择信誉好、质量管理规范且具有较强实力的医药供应单位进行采购，并与之签订《质量保证协议》，建立合格供货单位档案，以确保购入的药品货源充足、质量可靠、供货及时。

2. 药品采购的步骤和方法

（1）制订计划并上报科主任审核批准。

（2）电脑打印药品采购单包括药品的品名、剂型、规格、数量等。

（3）采购：与医院签订购销合同的供货单位按医院的采购单送货，必须做到保质保量、按时供货。采购人员持采购单进行采购订货，如一家供货单位不能满足采购单中的药品和数量，应及时转向另一家供货单位进行采购。与供货单位签订合同时，供货单位要保质保量、按时供货。若供货单位因故不能及时供应的应说明原因，如果是临床必需品种，采购人员应及时与其他供货单位联系以保证临床需求。

（4）验收入库：购进的药品首先送入药库待验区，由专职的药品验收人员与仓库保管员依合法票据对供应商、药品通用名称、剂型、规格、单位、数量、生产批号、有效期、国药准字及生产厂家等逐项核对，同时对药品外观质量及包装情况等进行检查，凡过期、失效、变质、霉变、包装破损、有效期不足6个月的药品以及未按照冷链运输的冷藏药品不准入库。特殊管理药品和须冷藏的药品货到即验，双人开箱验收并及时入库。验收合格后由药品验收员在随货发票上签字，做好验收登记后方可入库。入库的药品应及时上账并按月打印对账单交财务办理付款。

（5）药品的临时采购：临床上一些特殊情况如流行病突发、大量人员的中毒等要临时采购的，可由需要使用的科室医生提出申请，注明申请理由和需要的剂量，并经科主任审核签字，上报医院药事管理与药物治疗学委员会审批后方可采购。对流行病突发、大量人员的中毒等紧急情况应及时与供货单位联系购药，可先购买后补办手续。

（6）特殊药品的采购：采购麻醉药品、第一类精神药品要凭"麻醉药品和第一类精神药品购用印鉴卡"向具有麻醉药品及第一类精神药品供应资质的定点批发企业购买，购买付款应采取银行转账方式，不得现金交易。第二类精神药品及其他特殊药品采购应根据临床用药需求制订采购计划，从药品监管部门批准的具有经营资质的企业购买。供应单位采购、运输供应管理要按照国家规定。使用单位每年根据临床用量填报"麻醉药品购用计划表"，采购麻醉药品时须持证到定点商业部门采购，不得超量采购，如要超量采购须经当地药监部门批准。使用单位不得代其他单位采购麻醉药品。

（二）药品的贮存与养护管理

库存药品应按其不同的性质和剂型特点在适当的条件下正确保管。如果保管不当或无法保证贮藏条件，往往会使药品变质失效，甚至会产生有毒物质，危害患者的生命安全。药品的贮存与养护管理要注意以下几点。

1. 库房应根据药品的储存要求设置常温库（0～30℃）、阴凉库（20℃以下）、冷库（2～8℃），湿度保持在45%～75%。在库药品实行分区管理和色标管理：待验及退库药品区（黄色）、合格药品区（绿色）、不合格药品区（红色）。

2. 药库保管员对入库药品的名称、规格、数量、生产厂家、有效期、批号等再次逐项核对，与采购计划单不符、数量短缺、包装破损、标签模糊及不符合药政法规等情况的药品，有权拒收。

3. 药品保管人员应熟悉药品的性能、质量状况和对储存的要求，按药品的不同属性分类、分区、排号等进行科学管理，摆放要整齐有序，所有药品要按标签正放，面向外，搞好卫生。储存保管中应遵守以下各点。

①药品与非药品、成品药与原料药、内服药与外服药等，必须严格分开存放。会影响相互间性能的中药材及易串味的品种应分开存放。对有温度或湿度要求的中、西药品，应设冷藏库或存放条件较好并能控制湿度的库房或房间。

②库房药品应按药理分类和字母顺序分别整齐存放，同时要建立随货卡，便于盘点和发药。

③应按照效期远近依次存放有效期药品，对有效期药用效期牌或计算机进行管理，每半个月查询一次，及时进行协调处理，一般不应有有效期半年以内的药品。中药饮片药特别注意虫蛀、发霉变质，应经常检查，及时晾晒。

④麻醉药品、精神药品、毒性药品的保管，应专库或专柜存放，双人双锁保管，专人严格按国务院、原卫生部有关规定执行。

⑤对危险药品必须按其性质，严格分类存放于有专门设施的危险药品库。

⑥药品出库时，按出库单和先进先出的原则逐一清点发给，对有疑问的药品不应发出。

⑦定期对在库药品进行质量抽查，及时了解库存药品的质量状况，采取相应的防治措施。中药饮片应特别注意虫蛀、发霉、变质等情况，采取防虫、防潮、防污染等措施。对新进品种、易霉变药品、近效期药品、曾发生质量问题的相邻批号的药品以及贮存时间较长的药品应缩短保管周期，重点保管。

⑧药库储备量约为1个月，每2~3个月盘点一次，并与计算机的账目核对，做出盘点盈亏报表，报药学部（科）主任审核签字。对积压药品要及时调拨处理，并报科主任。

⑨保管中发现药品质量问题，应及时与药库负责人联系，立即停止使用。报废待处理药品须放置于不合格药品区，与合格药品分开存放。

（三）新药购进和临时购进药品管理

1. 一般申请进入医院使用的新药产品的程序

（1）申请进入医院使用的新药产品必须是参加药品招、投标且中标的产品。

（2）申请进入医院使用的新药产品必须通过生产厂家或供货单位递交新药资料。按照医院统一要求完成新药登记、新药资料收集工作，并在规定时间内将所有新药资料交医院药学部审核。

（3）药学部对所有申请进入医院使用的新药资料进行形式审查，审查通过的新药资料报院药事管理与药物治疗学委员会进行初评。

（4）通过初评的新药再由药事管理及药物治疗学委员会进行复评，参加初评和复评的委员会专家不同。

（5）通过复评的新药通过药学部采购进入医院使用。

2. 特殊申请进入医院使用的新药产品的程序

特殊情况下，如特殊疾病用药，临床科室可根据患者情况填写临时购药申请单，注明药品名称、剂型、规格、包装、生产厂家、日费用等信息，经临床科主任签署意见，经院医疗办公会讨论通过后，由药学部根据患者需要的用量采购。

三、门诊、住院部药房的调剂管理

（一）门诊和住院部药品调剂工作的内容

门诊调剂工作包括药师根据医师处方为患者提供优质的药品，同时按照医嘱向患者说明每种药品的用法用量、使用中的注意事项、可能出现的常见不良反应及常见不良反应的简单处理。

住院部调剂工作包括配合各临床科室，依照规章制度和操作规程，调配住院患者的处方和临床科室的请领单，保证给患者的药品准确无误、质量优良；深入临床科室了解病区备用药的保管和使用情况，监督并协助病区做好药品的请领保管和合理使用；为医师、护士、患者提供药物咨询服务；搜集患者用药中的不良反应并及时上报；加强住院患者用药教育及出院患者带药的延伸用药指导工作。

（二）处方调配的质量管理

1. 审方

审方是指药师收到患者提交的处方后，对处方进行必要的审查。处方审核是调剂工作中的重要环节，是防止药品差错、事故，保证调剂质量的关键一步。处方审核的主要内容为：处方书写、开具是否规范；规定必须做皮试的药品，处方医师是否注明过敏试验及结果的判定；处方用药与临床诊断的相符性；剂量、用法的正确性；选用剂型与给药途径的合理性；是否有重复给药现象；是否有潜在临床意义的药物相互作用和配伍禁忌；其他用药不适宜情况。处方审核的工作应由药师以上的专业技术人员承担。

（1）审查处方书写（患者姓名、性别、年龄、病历号/病案号、就诊科别/病房床号、开方日期、医师签名盖章）是否合格。

（2）门诊处方限定 7 日内调剂。超过有效期的处方，应由处方医师重新开具或更新日期并签字后，方可调剂。

（3）每张处方限开五种药品。品种数超过规定的，应经处方医师重新开具，符合有关规定后，方可调剂。

（4）规定必须做皮试的药品，处方医师应注明过敏试验及结果的判定。

（5）严格执行药品的剂量规定。对超剂量处方，应拒绝调配。一般门诊、急诊患者每张处方不超过三天用量；一般慢性病不超过一周用药量；癫痫、结核、肝炎、糖尿病、高血压、心脏病、精神病等慢性病或行动不便者不超过一个月用量。对于特殊管理药品要严格按有关规定执行。对于特殊患者、特殊情况用药须经处方医师特别注明并经上级领导同意后方可调配。

（6）处方用药应与临床诊断相符合，选用剂型与给药途径应合理。

（7）不得有重复给药现象，处方药品名称应使用通用名。

（8）处方中如有配伍禁忌、妊娠禁忌、用法用量超过常规的超说明书用药情况，须经处方医师重新签字。

（9）字迹不清的，不可主观猜测，应与处方医师联系，由医师写明、重新签字，核实无误，方可调剂。

（10）调剂药师无权更换处方药品，不得自行修改处方。

2. 调配

调配是指处方经审核合格后，依照处方要求获取、配制药品的过程。调配药品时必须按照调配顺序和操作规程操作。

（1）调配程序：按处方内容调配—自行核对—调配人员在后台配药单上签字、盖章。

（2）须拆外包装的药品不要用手直接接触，并尽可能保存其内包装或使用厂家的原容器包装。对于必须转移到其他容器中再分装的药品，应使用专用器具，小心操作以避免污染。分装容器应保持清洁、无污染。分装后应在外包装材料上注明药品名称、剂型、规格、数量、批号/有效期、用法和用量。

（3）应检查药品有效期，保证所调配的药品在患者服用期内不超过药品标示的有效期。

（4）应检查处方上的药品名称与药品货位和药品外包装上的药品名称是否一一对应，若有不符必须经核实后，确认为同一药品，方可调配。

（5）内服、外用药品应按规定使用相应的药袋分开包装。

（6）已拆外包装但未发出的剩余药品，应与整包装药品分开存放。

（7）应检查药品是否变质（变色、风化、潮解、破碎等）。

（8）应在保证药品外观质量和效期的前提下，先进先出。

（9）同一药品存在不同批号时，在保证药品质量和用药安全的前提下，应尽可能调换为同一批号药品。对于无法调换的应向患者明确说明，征得患者同意后方可调配，并在药品外包装上标示清楚，在发药时再次提醒患者。若患者不同意，重新开具处方或予以退药处理。

3. 核对

核对是指药品调配完毕，对处方和药品的核对，以及为患者实施必要的用药交代。复核是调剂药品的重要环节，是保证患者用药安全和合理用药的重要手段。

（1）应仔细核对患者姓名、药品名称、规格、数量、用法是否与处方一致；核对有无配伍禁忌、妊娠反应和超剂量用药。对特殊管理药品和儿童、老年人、孕妇、哺乳期妇女的用药剂量，应特别仔细地核对。

（2）复核有无多配、错配、漏配。对易发生调剂差错的药品应特别仔细地核对。

（3）复核药品外观质量、批号/效期，特别注意对于某些药品的特殊用法、用量的复核。

（4）复核合格后签字、盖章。无第二人核对时，调配人应自行复核并签字，以示已经过复核。

（5）未经复核的药品和处方上无审核人、调剂人签字的药品不得发出。

（6）核对患者姓名无误后，必要时核对患者就诊卡信息，警惕重名现象。对于处方中注明的药品特殊用法、用量及注意事项必须向患者口头交代清楚。特殊药品应向患者说明保存方法。

（7）应耐心回答患者的询问。发现问题及时责成有关人员纠正。属差错事故要按规定程序报告，妥善处理。

（三）门（急）诊和住院部药房的处方管理

1. 处方的区分

为了区别处方类别，减少差错，保证病人安全用药，麻醉药品处方是淡红色，急诊处方用淡黄色，普通处方用白色，儿科处方用淡绿色。处方笺应由当地卫生行政部门统一格式，各医疗机构自行印制。

2. 处方的权限

处方的权限指必须取得执业医师证书，经注册后并从事临床工作的医师才具有药品处方资格。执业助理医师开具的处方，须经执业医师审查并签名后方为有效。对于麻醉药品，必须具有医师以上专业技术职务，并经考核能正确使用麻醉药品的方可授权于麻醉药品处方权。对不符合规定、不合理处方，药房有权拒绝调配。

药师没有处方修改权，是处方中任何差错和疏漏，都必须请医师修改；如缺药，建议用代用品，也必须通过医师重开处方。药师有权监督临床医师合理用药，对违反规定乱开处方、滥用药品的情况，药师有权拒绝调配。

3. 处方的保管

每日处方按照普通药品处方、精神药品处方、麻醉药品处方分类装订；普通药品处方保存一年，精神药品处方保存两年，麻醉药品处方保存三年。处方保存到期后，由药学部报请院长批准后销毁，药学部领导负责监督，并记录销毁情况备查。

4. 处方的评价标准

处方分为合理处方（医嘱）和不合理处方（医嘱）。

（1）门诊处方

不合理处方包括不规范处方、用药不适宜处方及超常处方。

有下列情况之一的，应当判定为不规范处方：处方的前记、正文、后记内容缺项，书写不规范或者字迹难以辨认的；医师签名、签章不规范或者与签名、签章的留样不一致的；药师未对处方进行适宜性审核的（处方后记的审核、调配、核对、发药栏目无审核调配药师及核对发药药师签名，或者单人值班调剂未执行双签名规定）；新生儿、婴幼儿处方未写明日、月龄的；西药、中成药与中药饮片未分别开具处方的；未使用药品规范名称开具处方的；药品剂量、规格、数量、单位等书写不规范或不清楚的；用法、用量使用"遵医嘱""自用"等含糊不清字句的；处方修改未签名并注明修改日期，或药品超剂量使用未注明原因和再次签名的；开具处方未写临床诊断或临床诊断书写不全的；单张门急诊处方超过五种药品的；无特殊情况下，门诊处方超过 7 日用量，急诊处方超过 3 日用量，慢性病、老年病或特殊情况下需要适当延长处方用量未注明理由的；开具麻醉药品、精神药品、医疗用毒性药品、放射性药品等特殊管理药品处方未执行国家有关规定的；医师未按照抗菌药物临床应用管理规定开具抗菌药物处方；中药饮片处方药物未按照"君、臣、佐、使"的顺序排列，或未按要求标注药物调剂、煎煮等特殊要求的。

有下列情况之一的，应当判定为用药不适宜处方：适应证不适宜的；遴选的药品不适宜的；药品剂型或给药途径不适宜的；无正当理由不首选国家基本药物的；用法用量不适宜的；重复给药的；有配伍禁忌或者不良相互作用的；其他用药不适宜情况的。

有下列情况之一的，应当判定为超常处方：无适应证用药；无正当理由开具高价药的；无正当理由超说明书用药的；无正当理由为同一患者同时开具两种以上药理作用相同药物的。

门诊甲级处方：无不规范处方、用药不适宜处方及超常处方；

门诊乙级处方：规范处方要求中 1~15 条合计有 3~4 项缺陷的处方或者有一项用药不适宜的为乙级处方；

门诊丙级处方：规范处方要求中 1~15 条合计有 5 项及以上缺陷的处方或者有两项以上用药不适宜处方，或者有一项超常处方者为丙级处方。

（2）住院医嘱

住院医嘱的点评：用药无指征；选药不恰当；联合用药不恰当；重复用药；用法用量

不合理；疗程不合理；中西药物联用不合理；病程记录未阐明更换抗菌药物的原因；出现药物不良反应未及时停药；不符合用药经济学原则；与用药相关的检查不完善；预防给药的时间不对。

住院甲级医嘱：无不合理用药的医嘱；

住院乙级医嘱：上述 12 条中合计有 3~4 项缺陷的医嘱为乙级医嘱；

住院丙级医嘱：上述 12 条中合计有 5 项及以上缺陷的处方为丙级医嘱。

（四）相似药品的管理

随着药品种类不断增多，包装相似的药品也越来越多。有研究表明，药名相似或药品包装相似造成的调剂差错占总调剂差错的 1/3 以上，相同药名不同规格造成的差错占总调剂差错的 1/4 以上。因此，近年来，对相似药品的管理尤为重视，如何防范相似药品引起的调剂差错，成为医院药学工作者积极思考的一个问题。

1. 相似药品分类

品名相似药品（听似）、包装相似药品（看似）、成分相同厂家不同的药品、规格不同的同成分药品（一品多规）、剂型不同的同成分药品（一品多剂型）等。

2. 相似药品的管理要点：①根据日常工作中容易错发的药品，归纳总结出相似药品目录。②对不同类型的相似药品设计不同的醒目标识加以警示。③相似药品尽量避免邻近存放；如条件允许，可设置不同货位号以方便药师区分；亦可在医院信息系统上加以警示。④药师必须严格执行操作规程，调剂药品必须做到"四查十对"、细心缜密、严防纰漏疏失、规避医疗风险。

（五）药品的分装管理

二次分装药品是指医院药房药师与临床医师为了满足不同患者疾病的需求，根据共同协商制定的处方用量进行调配时，将药品原包装拆除后重新装于药袋中，交给患者使用的药品，也称为拆零药品。二次分装药品的使用可节约药品资源，也可减轻患者的经济负担。但药品经二次分装后，由于包装材料、贮存条件发生变化，容易出现以下质量问题：包括药品外观性状的改变；药品水分超标，尤其是易潮解的药品；药品药物含量降低，甚至变质等。药品分装是调剂工作的重要环节之一。由于分装时药品直接暴露于空气中，为确保患者用药安全，对人员、环境及过程均有较为严格的要求。

1. 环境和设备

（1）环境：盛放药品的容器应定期消毒，工作人员必须穿戴清洁的工作衣帽和口罩，并保持个人卫生，无污染。

（2）设备：自动或半自动分装设备，要及时维修保养，保持其准确性和洁净卫生；器具用后要及时清洗、沥干。

2. 技术要求

（1）人员：对从事该项工作的人员应进行培训，加强工作责任心，具备必要的专业知识，由药剂师以上专业技术人员担任。

（2）分装容器：包装材料应对人体无害，不影响分装药品的稳定性；纸袋或塑料袋药无毒、清洁卫生，药袋上须注明药品名称、规格、数量、分装日期和药品的有效期等。

3. 分装质量控制

（1）为了保证分装准确无误，必须核对分装原瓶与分装容器的品名、规格、数量，经第二人核对；分装前后药品数量须相符，如出现不明原因的数量差错，不得分装。颜色、大小、形状相同和相似的非同种药品不得同时分装，以防混杂。

（2）易吸湿、风化的药品，应少分装或临时分装，并加套塑料袋以防止吸潮变质。

（3）分装后剩余的药品应密封，并置专柜保管。

（4）出现潮解、变色、分解、过期、霉变等现象的不合格药品不得分装。

（5）分装完毕后应检查核对后方可封口，贴好瓶签，及时登记；分装后的药品应定位存放，柜内保持清洁整齐。

（6）分装另一品种时必须清理现场，以免发生混药。

四、医院制剂管理

医院制剂是医疗机构制剂的俗称，是指医疗机构根据本单位临床需要，经省级食品药品监督管理部门批准而配制的自用的固定处方制剂。医疗机构须取得《医疗机构制剂许可证》后方可配制医院制剂。医院制剂应当是市场无供应的品种，且不得在市场销售。特殊情况下，经省级以上食品药品监督管理部门批准，方可在指定的医疗机构之间调剂使用。

医院制剂是因应临床治疗需求而产生和发展起来的，是医院药学的重要组成部分，不仅有助于弥补市场药品供应不足，为患者开展特色治疗服务，还有利于开展临床医学科研及开发新药，是将临床实践中的医药科研成果转化为生产力的重要纽带。

医院制剂与市售药品一样具备安全性、有效性和质量可控性，有其自身的特点，如配制数量小，仅适用于本医疗机构就诊患者；品种及规格多，提供患者个体化给药；供应及时，无流通环节，可第一时间满足患者需求；价格低廉，无税收，无流通环节加成，定位于临床服务；便于教学和开展临床及药学研究。

为了加强对医疗机构制剂的监督管理，确保其质量和安全有效，21世纪初国家食品药品监督管理总局发布了《医疗机构制剂配制质量管理规范》以规范制剂配制。GPP对房屋设施、机构人员、设备、卫生、物料、配制管理、质量管理、使用管理、供应商审计、自检等提出了严格要求。制剂室（中心）往往为达到和满足这些要求，编制了系列化制度及规范化的标准操作过程（SOP），同济医院现有100余个制剂品规的注册文号，制定的制度和相关标准规程达1600余条，有效地保证了医院制剂的质量。

（一）质量管理系统

质量管理系统主要由质量保证（quality assurance，QA）和质量控制（quality control，QC）两部分组成。QA的主要职责是保证制剂的设计与研发规范，保证生产管理和质量控制严格按照规程进行，明确各岗位管理职责，保证采购和使用的原辅料和包装材料正确规范无误（原料必须符合药品质量要求，辅料必须符合食用级以上要求），保证中间产品质量得到有效控制，保证每批产品经质量授权人批准后方可放行，保证药品贮存和使用各种操作过程中有保证药品质量的适当措施，并对各SOP进行确认和验证，定期检查评估质量保证系统的有效性和适用性。QA在实施质量保证时须有相应管理制度，如配制制剂质量管理责任制度、制剂质量管理实施办法、关于质量监管及改进措施落实操作规程和制剂召回制度，等等。QC的主要职责是建立相应的组织机构、文件系统，确保物料或产品在放行前完成必要的检验，确认其质量符合要求，例如各种物料、中间品、成品质量标准及检验，各种方法及仪器设备使用标准操作规程（SOP）。

（二）配制管理系统

配制管理系统主要是保障制剂正常规范运行，严格按照各种SOP实施操作，防止生产过程中的污染和交叉污染，保证生产出符合要求的合格产品。其管理内容包括人员（培训上岗）、环境设备、清场等，其操作系统主要有制剂配制操作和包装操作。其SOP主要有各种剂型配制规程、岗位操作规程、各种制剂配制规程、清场规程、设备使用规程、厂房和设备的维护保养规程、各操作验证工作规程，等等。

（三）卫生管理系统

卫生管理系统主要是进行相应的厂房环境卫生、洁净区清洁消毒、个人卫生、生产用具及洁净服等的管理，制定相应制度及操作规程。如工作人员卫生制度，工衣、工鞋、工帽管理制度，洁净室管理制度，消毒剂管理制度，工艺卫生制度，人员定期体检制度，健康档案制度，生产区域内环境清洁规程，清洁工具及管理标准操作规程，洗手规程，紫外灯使用标准操作规程，等等。

（四）库房管理系统

库房管理系统主要是对于物料及制剂成品进行验收、入库、储存、发放等过程及设施进行管理，以保证所发放物料及制剂成品是合格品，所发放的程序合规，手续齐全，物料及制剂成品存放环境和位置符合要求，防止不合格物料用于制剂配制，防止不合格制剂应用于临床。其主要制度及操作规程有仓库安全管理制度，危险药品管理制度，物料（原辅料、包装材料）采购管理规定，物料入库分类编号管理规定，物料验收贮存领取和发放标准操作规程，成品验收贮存规定，不合格原辅料、成品处理规程，剩余物料退库标准操作规程，成品库管理制度，成品发放使用标准操作规程，标签或说明书管理办法，库存物料及成品盘存规定，等等。

（五）制剂注册研发系统

制剂注册研发系统是医院制剂不可或缺的制剂技术支撑系统，该系统组成人员主要是具有一定技术开发能力的兼职人员，主要从事医院制剂重新注册、制剂技术服务以及新制剂研制开发注册、新药开发等。由于医院制剂服务于本单位临床特色治疗需要，而作为大型医疗机构，有大量临床科研试验研究，存在大量临床有效且独具特色的协定处方，为使这些处方安全、合法地应用于临床，必须按照相关法规进行安全性、有效性、质量可控性研究。近5年来，制剂部门为了更好地服务于临床医疗、教学和科研工作，共计注册了40余种新制剂，为充分发挥医院制剂的拾遗补缺作用、服务于患者做出了应有的贡献。

第二节　临床实验室管理

一、临床实验室的定义

根据国际标准化组织 ISO/DIS15189.2-2002（医学实验室质量和能力的具体要求）中的定义，凡是以提供预防、诊断、治疗人体疾病或评价人体健康信息为目的，对取自人体的物质进行生物、微生物、免疫、化学、免疫血液、血液、生物物理、细胞、病理或其他类型检验的实验室统称为临床实验室。在法国，此类实验室被称为"生物医学分析实验室"，也有人称之为医学实验室。

上述的检验还包括那些用于判定、测量或描述各种物质或微生物存在与否的操作。而仅仅收集或制备样本的机构，或作为邮寄或分发中心的机构，尽管可以作为大型实验室网络体系的一个部分，却不能称之为实验室。

实验室应对临床的诊断和治疗提供咨询服务，包括对检验结果的解释，以及对下一步应进行的检查的建议。

美国国会 1988 年通过的《临床实验室改进法案修正案》（*Clinical Laboratory Improvement Amendment* 1988，以下简称 CLIA88）对临床实验室的定义与国际标准化组织的定义基本一致。为了便于管理，CLIA88 指出下列实验室不属于临床实验室的范畴，不须遵守CLIA88 的规定，如从事法医检验的实验室、检验结果不用于临床诊治的科研实验室、由国家药物滥用研究所（NIDA）发证的从事尿液药物检验的部分实验室、由保健经费管理局（HC-FA）批准的由某些州自行发证的实验室。

根据以上所提到的临床实验室的定义，如果不考虑行政隶属的关系，就实验技术而言，我国临床实验室目前主要的存在形式为：

1. 医院内的检验科和部分临床科室所属的实验室。
2. 门诊部诊所所属的实验室。
3. 妇幼保健院（所）所属的实验室。
4. 性病、结核病防治院（所）所属的实验室。
5. 采供血机构所属的实验室。
6. 卫生防疫部门从事人体健康检查的实验室。

7. 卫生检疫部门对出入境人员进行健康检查的实验室。

8. 独立的临床检验所。

9. 疗养院等机构所属的实验室。

二、临床实验室提供的服务

实验室应以采用对患者伤害最小的方式，及时、准确地提供临床所需的诊断和治疗信息为服务宗旨。实验室的最终服务对象是患者，直接服务对象是临床医师。近年来实验室的服务范围有逐渐扩大的趋势，在美国等一些发达国家，医院的实验室服务通常包括临床病理和解剖病理两种形式，临床病理等同于我国的检验科工作，解剖病理即指医院病理科的工作。据统计，美国临床病理和解剖病理提供的信息总和约占临床诊疗所需辅助信息量的 80%，其中临床病理，也就是本书所指的临床实验室信息又占到 80% 信息量中的绝大多数。尽管国内外实验室的组织结构有一些不同，但实验室服务还是可以概括为以下几种类型。

（一）临床化学

对人体不同成分浓度的检测。

（二）临床血液学

对血液及其组成成分进行研究，如白血病、贫血和凝血异常的诊断。

（三）临床免疫学

免疫反应相关因素的评价，包括正常免疫反应（如对病毒）、异常免疫反应（如 AIDS）、自身免疫反应（如风湿性关节炎）的评价。

（四）临床微生物学

研究人体内的微生物，如细菌、真菌、病毒、寄生虫等。

（五）临床输血研究

血液收集、匹配性和安全性检测、血液发放等。

（六）结果解释

为临床医师就检验结果的临床意义进行咨询，也可以就下一步的实验选择和治疗方案进行讨论。

实验室的服务不能仅仅局限于提供一个定量或定性的检验报告，其技术含量应重点体现在对检验项目的选择和检验结果的解释上，在这个方面我国的检验医学与发达国家相比还存在较大的差距，应该引起医院管理者足够的重视。

三、临床实验室的作用和功能

实验室的作用体现在利用必要的实验室技术在建立或确认对疾病的诊断、筛查，监测疾病的发展过程和观察病人对治疗的反映等方面提供参谋作用。

（一）诊断方面

医师可以根据检验结果并结合病人的症状、体征和其他物理学检查综合对患者所患疾病进行诊断，如乙肝"两对半"可帮助对乙型肝炎的诊断。另外，检验结果虽不能帮助对病因进行诊断，但可以建立初步诊断以帮助治疗，如对不明原因低血糖症的诊断。

（二）治疗方面

检验结果可用于追踪疾病发展过程，监测治疗效果，指导治疗用药，如乙肝 DNA 的定量检测可帮助对乙肝病人的治疗。同时监测治疗可能引发的并发症，如监测使用利尿剂治疗心衰时可能出现的低钾血症。

（三）筛查方面

首先可对健康人群如献血员、从事餐饮业工作人员及新生儿相关疾病的筛查；也可对处于已知危险人群如表面抗原携带者的亲属进行乙肝项目的筛查、对有心血管病家族史成员进行血脂的检查。

（四）预后方面

检验结果也可提供预后信息，如血清肌酐水平可以提示患者的预后以及何时需要进行透析治疗。

临床实验室的功能为在受控的情况下，以科学的方式收集、处理、分析血液、体液和其他组织标本并将结果提供给申请者，以便其采取进一步的措施，实验室同时应提供对诊断和治疗有益的参考信息。

虽然随着科学技术的进步，检验医学在疾病的预防、诊断和治疗中发挥着越来越重要的作用，但实验室工作人员应切记检验结果在多数情况下只是医师在实施诊断和治疗过程中的一个参考信息，不是决定性因素。但是，在某些特定条件下，检验结果也可能成为决定性信息，如血型检验结果对输入哪种血型的血液就是决定性信息，表面抗原阳性对欲从事餐饮服务业人员即为决定性信息。实验室工作不是将自动化仪器打印出的结果告知临床医师或患者这么简单，检验人员也不能仅仅满足提供准确、及时的检验结果就算完成任务，实验室的技术含量还体现在检验医师分析前对临床医师在检验项目选择上提供咨询意见，对分析后检验结果进行解释，帮助临床医师进一步诊断和治疗。

四、管理及管理特性

（一）管理的定义

管理作为一种普遍的社会活动，其产生已有久远的历史。尽管人类社会已对管理进行了长时间的研究和利用，但至今对于管理的定义尚无完全统一的认识。有专家认为管理是一种特殊的社会实践，它是协调集体活动以达到预定目的的过程。国际标准化组织将管理定义为"指挥和控制组织的协调的活动"。以上定义对于实验室管理人员显然过于简单和抽象，不易理解。管理是对组织的资源进行有效整合以达到组织既定目标与责任的动态创造性活动。计划、组织、领导、控制等行为活动是有效整合资源的部分手段或方式，因而他们本身并不等于管理，管理的核心在于对现实资源的有效整合。实验室有技术人员、检验设备、财力投入和检验信息等，如何将以上资源有效整合利用是实验室管理工作的核心。管理的第一要素是集体活动，只有集体活动才需要协调，集体活动的参与者可以是几个人，也可以成千上万。管理的基本对象是人，尽管管理还涉及财、物、信息等内容，但仅仅针对后者的管理不能称之为真正的管理。管理作为一门学科受到重视出现在工业革命时期，要想使实验室工作获得医院管理者、医护人员和病人的认可，实验室的管理人员接受过专门的管理技能培训就显得尤为重要。

管理是一种特殊类型的社会实践活动。在现实生活和工作中，存在着两种类型的社会实践活动：一类是人们亲自动手，作用于客体，产生直接效果，比如实验室的技术人员利用手工或自动化仪器按照一定的操作程序进行临床检验活动，获得检验结果，此类活动通常称之为"作业"。另一类是通过施作用于作业者，对改造客观世界产生间接效果，通过计划、组织、控制、指导等手段，整合资源达到预期目的。实验室的工作目标是尽最大可能为临床医师和患者提供优质的检验技术服务，实验室的工作人员、设备、设施、资金等均为实验室的资源，如何有效整合利用这些资源对能否实现自己的工作目标及满足临床需求至关重要，因此，实验室的工作完全符合管理工作的一些基本特性。只有医院领导和实验室管理者认识到管理工作对于实验室的重要性，才会促使实验室服务水平得到质的提高。实验室的主任、班组长在一定程度上都扮演着管理者的角色。当然，实验室的管理者有时会同时扮演管理者和作业者的双重角色。

（二）成功的实验室管理必须具备的条件

管理渗透到现代社会生活的各个方面，凡是存在组织的地方就存在管理工作。成功的实验室管理至少必须具备以下五个条件。

1. 实验室希望达到的目的或目标

实验室的工作目标是以经济的和对患者伤害最小的方式，提供有效、及时、准确的检验信息，满足临床医师对患者在疾病预防、诊断、治疗方面的需求。当然，不同实验室的工作目标也可有所不同。如有的实验室可将目标瞄准国际一流，参加国际上统一标准的实验室认可，争取与国际接轨；有的可定位为地区内检测项目和水平领先的实验室，也可以将目标定位于主要满足医院临床医师和患者的需求。目标确定以后，实验室应进一步确定分目标以保证总目标的实现。这些分目标应紧紧围绕总目标而制定，如检验质量水平的分目标、检验周转时间的分目标、盈利水平的分目标、检验覆盖水平的分目标等。总目标是长远计划，分目标为近期计划。

2. 管理者必须具备领导团队达到目标的权力

要达到实验室设定的目标，实验室管理者必须具有相应的权力，如实验室内部组织结构的设定权、人事安排权、财务分配权等。医院领导只有授予实验室管理者这样的权力，才能保证实验室管理者在实验室中的领导地位和权威，有利于实验室工作目标的实现，有利于医院工作总目标的实现。目前多数实验室的管理者在实验室内部没有相应的人事权和财务权，这些因素形成对实验室管理工作深入开展、实现实验室工作目标的最大制约。

3. 必需的人力、设备、资金等资源

资源是实现实验室工作目标的基础，没有资源作为保证，任何形式的组织目标都会成为空中楼阁。如实验室的检验周转时间工作目标非常明确，但如果没有足够的技术人员、没有自动化的仪器，就不可能满足临床尽快返回报告的要求；如果没有既了解实验技术又熟知临床医学的检验医师，就不可能达到对临床提供咨询服务的工作目标。没有相应的仪器设备，就无法开展相关的检测项目。没有人、财、物等资源保证，实验室就失去了实现其工作目标的基础。

4. 个人工作岗位描述和工作目标

实验室管理者应该有效整合实验室工作目标和个人工作目标，每个岗位的工作内容都应该围绕完成实验室的总体工作目标而设定。因此，要对每一个工作岗位包括领导岗位进行详细描述并明确其职责，同时明确专业组之间、工作人员之间的关系。切忌一个工作岗位受多人领导的情况，对每个岗位的工作描述最好能有量化指标，这样便于了解和评价工作人员的具体表现。

5. 评估与改进实验室

应定期（通常为半年或一年）对其工作情况进行评估，这种评估要紧密结合实验室制定的目标是否能够实现，实验室在资源的整合上是否存在缺陷，实验室工作人员是否能够达到该岗位的需求等开展。评估的结果主要为了改正工作中存在的不足，有利于工作目标的顺利实现。

当然，如果目标制定过高，无法达到，也可以对工作目标进行修正。

（三）实验室管理者

管理者是指在一定组织中担负着对整个组织及其成员的工作进行决策筹划、组织和控制等职责的人。管理者在管理活动中起着决定性的作用。管理者的素质如何，管理机构的设置是否科学，管理职能的确定和运用是否合理等，直接影响管理的效果。

实验室管理者要在管理活动中有效地发挥作用必须有一定的权力和能力，实验室管理者的权力通常是通过医院领导任命和授权取得的，但我们不应忽略实验室管理者本人的威信和声望所获得的影响力也是权力的一个重要组成部分。实验室管理者的能力主要是指组织、指挥能力，技术、业务能力，影响、号召能力。作为一个实验室管理者，要尽量满足这三种能力要求，但是在不能求全的情况下，对于管理者而言，最主要的能力应该是组织和指挥能力。因为实验室管理大量的是组织、指挥、协调工作，而不是单纯的技术、业务工作。设计每一个检验项目的工作流程，组织实验所需资金和设备等资源，提供检验结果和服务，努力满足医生、患者和医院院长的需求是实验室管理者必须掌握的技能。目前我国的现状是实验室管理者多是生化、血液、免疫、微生物中某个专业的技术专家，技术和业务能力较强，影响、号召力也有，但唯独缺乏组织和管理能力，缺乏在此方面的系统培训。医院领导和实验室负责人一定要认识到组织管理工作对实验室的重要性，中华医院管理学会临床检验管理专业委员会也应组织相应的培训，帮助实验室管理者尽快提高自己的管理水平。实验室要想取得成功，就必须由具有领导和管理才能的人员承担起实验室的管理工作。

实验室管理者要有清晰的管理思路和工作方式，必须拥有敏锐的洞察力，善于发现检验技术的发展方向，接受过良好的教育并具备相应的管理能力，有良好的身体条件，精力充沛，反应敏捷，思路开阔，勇于开拓，愿意承担责任，有从事检验工作的知识、经验和教训，对经营、财务管理等专业知识有一定的了解。

(四) 实验室管理人员工作方式

现今的医疗环境要求实验室的工作应具有有效性、准确性、时效性、经济性和安全性，而实验室的检验项目、检验技术、分析仪器、实验人员等工作环境总是处在不断的变化之中，这就对实验室管理提出了很高的要求。尽管实验室的工作环境在不断变化，实验室管理的工作模式可以相对稳定。现就实验室管理人员的工作方式建议如下。

1. 在与医院领导、临床科室及医院有关部门商议后，明确实验室能够提供的检验服务和水平。

2. 配备足够的设备和人员等资源满足医师、患者等实验室用户的需求。

3. 实验室工作人员必须接受过专业和管理的双重教育和培训教育并达到国家规定的相应资格要求。

4. 建立实验室质量保证体系，制定实验室管理文件，定期审核和修订以保证质量体系的正常运转和不断改善。

5. 对实验室的收入和支出应实行有效的管理和控制。

6. 积极参加临床实验室认可活动，从管理和技术两方面对实验过程实施从分析前、分析中到分析后的全面质量控制。

7. 建立实验室内部和外部的沟通制度，沟通必须是双向的和开放的。

8. 实验室应有发展规划，要对实验室有明确的定位、未来希望达到的目标，以及在现有的环境下通过采取什么样的措施才能达到这个目标。制定短期应达到的分目标应是整个战略发展规划的一部分。

9. 检验结果必须以准确、完整、易于理解的方式迅速送达医生等用户手中。

10. 实验室有责任就检验报告为临床医生提供科学的解释和参考意见。

五、管理过程

实验室管理是整合和协调实验室资源以达到既定目标的过程。管理过程通常由计划、组织、领导和控制四个阶段组成。计划阶段主要指确立实验室工作目标，实行目标管理；组织阶段则是指对实验室内部的人财物等各种资源进行有效整合和分配；领导阶段是指实验室管理者应建立一系列规章、制度和标准，并依据有关规定领导实验室人员的具体工作；以建立的文件对已做的工作进行对比检查，协调、控制整个检测过程，并修正已建立的目标及相关程序，此为控制阶段。

管理过程中计划、组织、领导和控制并不是完全独立的，实际工作中管理者常常需要同时进行几项工作。管理过程的运行循环往复，可不断改进与完善。

(一) 计划

计划是指通过对相关信息进行分析并评估未来可能的发展，从而决定未来应进行的行动的过程。

我们常常听到有人讲要"计划自己的未来"。这说明计划和未来有密切的联系。从实验室的角度来说，确定实验室未来的方向，从而考虑怎样利用资源达到实验室的目标，便是实验室的计划。管理的首要活动是计划，计划将对未来产生重大影响。如果一个实验室没有计划，其活动必将是杂乱无章的，很难取得良好的结果。实验室管理者的一个重要职责就是制订计划，实验室的远期目标和近期目标是计划的重要内容。计划主要包括建立工作目标评价现实状况、明确时间进度、预测资源需求、完成计划内容、听取反馈意见等内容。管理者应首先确立实验室的长远发展目标，然后围绕长远目标建立近期工作计划，如长远目标是建设与国际接轨的、通过实验室认可的实验室，在确定这个远期目标后，近期计划应该包括何时能够配置满足认可所需的实验室设备、空间和人员，何时完成认可所需的文件准备，怎样建立实验室的质量体系，总之要有计划、有步骤地满足实验室认可管理和技术两方面的全部要求。近期计划要与远期计划有效结合，要围绕着远期计划完成。目标制定以后的具体工作，如书写标准、操作规程和程序文件可以由专业组或技术人员完成。

实验室的内外部环境总是处于不断的变化之中。要注意的是：计划并非是医院领导的专利，实验室和其下属的专业组都要计划怎样达到自己的目标。

（二）组织

组织是有意识地协调两个或两个以上的人的活动或力量的协作系统。

有了计划以后，便要将机构组织起来，以便完成计划的目标。通过计划确立了目标以后，就要将实验室内部的人、财物等资源合理配置，建立组织框架，妥当划分工作范围，高效利用现有资源，努力实现已制定的目标。实验室的组织结构为金字塔形，通常以组织框架图来表示，它明确了实验室中的上下级关系，专业组之间及工作人员之间的关系。实验室管理者应投入一定的精力建立和维持这种层次关系，维护这种层次关系主要应通过制定实验室规章制度、工作流程、程序文件来实现。

在进行组织活动时应注意以下原则。

1. 目标性：每一个工作岗位都有明确的工作目标和任务，这些岗位目标应与实验室的总体目标保持一致。

2. 权威性：必须明确界定每一工作岗位的权限范围和内容。

3. 责任性：每一工作人员都应对其行为负责，责任应与工作权限相对应。

4. 分等原则：每一个工作人员都清楚其在实验室组织结构中所处的位置。

5. 命令唯一性：一个人应只有一个上级，不宜实行多重领导。

6. 协调性：实验室的活动或工作应很好结合，不应发生冲突或失调。

（三）领导

领导是指影响、指导和激励下属，使下属的才能得以发挥，从而促进机构的业务发展的行为。传统的领导者乐于发号施令，要求被领导者绝对服从。这反映了这些人认为大多数人是不愿意工作的，必须有人施加压力，进行监督。现代的管理者认为领导是一种影响力，是对人们施加影响的艺术或过程，从而使人们情愿地、热心地为实现组织或群体的目标而努力。

领导的本质是影响力，领导者依靠自己的个人魅力把组织中的群体吸引到他的周围，取得他们的信任，实验室中的工作人员心甘情愿地追随他为完成实验室的目标而努力工作；领导是一个对人们施加影响的过程，是一门艺术。领导者面临随时可能发生变化的内外环境，面对不同背景和需求的人们，因此做好领导就一定要有影响能力；领导是一项目的性非常强的行为，它的目的在于使人们情愿地、热心地为实现组织的目标而努力。

实验室管理者应该相信大多数工作人员是热爱实验室工作的，应帮助他们找到适合的岗位，这样工作人员才会最大限度地贡献出他们的才华和智慧。

（四）控制

控制就是监督机构内的各项活动，以保证它们按计划进行并纠正各种重要偏差的过程。其目的是要确保每个员工都朝着既定的目标前进和发展，以及尽早把错误改正过来。如果所有上述管理过程进行得十分顺利，则不需要进行控制工作，但事实上这是不可能的。控制活动主要涉及建立控制标准、衡量执行情况和采取纠正措施来完成。

1. 建立控制标准

建立标准是实现有效控制的基础，实验室应尽可能地为各项工作建立标准，以评价工作的执行情况。由于管理者不可能对所有过程进行监督并与标准进行对照，故应挑选出一些关键的控制点，通过对它们的衡量和监督实现对全部活动的控制。如在实验室的质量管理中，建立室内质量控制标准，用2倍标准差或3倍标准差监测检验的重复性是否良好。

2. 衡量执行情况

实验室管理者可以通过个人观察、统计报告、书面报告等形式收集实际工作的数据，了解和掌握工作的实际情况，并与标准进行比较，衡量实际工作与已制定标准是否存在差距。

（1）个人观察

没有任何其他方法能取代管理者直接观察工作状态和与工作人员接触以了解其实际活动，因为这样可获得第一手资料，避免了可能出现的遗漏、忽略和失真。但这种方法也有一定的局限性，首先是费时费力，不可能普遍应用。其次仅靠一般观察往往不能了解到深层的问题，管理者很可能被假象所蒙蔽。为了克服这些问题，进行现场调查和观察时，应准备好调查提纲，选择恰当的时间，采取灵活多样的形式，如召开座谈会、个别访问等效果会更好。

（2）统计报告

将日常实际工作采集到的大量数据以一定的统计方法进行加工处理后可制成多种报告。

特别是引入计算机技术后，这类报告有可能得出一些深层信息和结论，如通过每月室内质控图表不难看出实验室质量存在问题和发展趋势。从室间质评机构发回的室间质评结果不仅可以知道自己实验室的准确度，还可以了解到各类仪器性能的优劣。因此，实验室管理者在进行科学管理时越来越多地依靠报表来衡量实验室的实际工作情况，并由此发现存在的问题。

（3）书面报告

既往管理者往往要求下级对一些工作和情况做出口头报告，随之给予口头指示。这类方式存在一定的随意性，一旦出现分歧和问题，往往无法说清。现代化的实验室目前更多地采用书面报告和批复的方式，既便于存档复查，又便于弄清问题。

在实际工作中还存在一些其他类型的方法，例如抽样检查等，管理者可以灵活地加以应用。

在此阶段最重要的是管理者应设法保证所获取的信息具有准确性、及时性、可靠性和适用性。

3. 纠正行动

控制过程的最后一项工作是采取纠正行动。最常用的是除外控制（control by exception），也就是纠正由标准与实际工作成效的差距产生的偏差。纠正偏差的方法有两种：要么改进工作，要么修改标准。

（1）改进工作

这是最常用的方法。首先应分析问题所在和偏差产生的原因，然后采取相应的行动，如改变检测方法、变动实验室内部结构、改变人力资源分配等。

（2）修订标准

在少数情况下，偏差是由于标准制定不合适引起的。

第三节　放射安全管理

一、放射诊疗的设置与批准

1. 按照开展的放射诊疗工作的类别，分别向相应的卫生行政部门提出建设项目卫生审查、竣工验收和设置放射诊疗项目申请：①开展放射治疗、核医学工作的，向省级卫生行政部门申请办理；②开展介入放射学工作的，向市级卫生行政部门申请办理；③开展 X 射线影像诊断工作的，向县级卫生行政部门申请办理。同时开展不同类别放射诊疗工作的，向具有高级别审批权的卫生行政部门申请办理。

2. 新建、扩建、改建放射诊疗建设项目，医疗机构应当在建设项目施工前向相应的卫生行政部门提交职业病危害放射防护预评价报告，申请进行建设项目卫生审查。立体定向放射治疗、质子治疗、重离子治疗、带回旋加速器的正电子发射断层扫描诊断等放射诊疗建设项目，还应当提交卫生部指定的放射卫生技术机构出具的预评价报告技术审查意见。经审核符合国家相关卫生标准和要求的，方可施工。

3. 医疗机构在放射诊疗建设项目竣工验收前，应当进行职业病危害控制效果评价；并向相应的卫生行政部门提交下列资料，申请进行卫生验收：①建设项目竣工卫生验收申请；②建设项目卫生审查资料；③职业病危害控制效果放射防护评价报告；④放射诊疗建设项目验收报告。

4. 医疗机构在开展放射诊疗工作前，应当提交下列资料，向相应的卫生行政部门提出放射诊疗许可申请：①放射诊疗许可申请表；②《医疗机构执业许可证》或《设置医疗机构批准书》（复印件）；③放射诊疗专业技术人员的任职资格证书（复印件）；④放射诊疗设备清单；⑤放射诊疗建设项目竣工验收合格证明文件。

5. 医疗机构取得《放射诊疗许可证》后，到核发《医疗机构执业许可证》的卫生行政执业登记部门办理相应诊疗科目登记手续。执业登记部门应根据许可情况，将医学影像科核准到二级诊疗科目。未取得《放射诊疗许可证》或未进行诊疗科目登记的，不得开展放射诊疗工作。

6.《放射诊疗许可证》与《医疗机构执业许可证》同时校验，申请校验时应当提交本周期有关放射诊疗设备性能与辐射工作场所的检测报告、放射诊疗工作人员健康监护资料和工作开展情况报告。

二、防护装置用品、警告标志

1. 医疗机构应当按照下列要求配备并使用安全防护装置、辐射检测仪器和个人防护用品：①放射治疗场所应当按照相应标准设置多重安全连锁系统、剂量监测系统、影像监控、对讲装置和固定式剂量监测报警装置；配备放疗剂量仪、剂量扫描装置和个人剂量报警仪。②开展核医学工作的，设有专门的放射性同位素分装、注射、储存场所，放射性废物屏蔽设备和存放场所；配备活度计、放射性表面污染监测仪。③介入放射学与其他 X 射线影像诊断工作场所应当配备工作人员防护用品和受检者个人防护用品。

2. 医疗机构应当对下列设备和场所设置醒目的警示标志：①装有放射性同位素和放射性废物的设备、容器，设有电离辐射标志；②放射性同位素和放射性废物储存场所，设有电离辐射警告标志及必要的文字说明；③放射诊疗工作场所的入口处，设有电离辐射警告标志；④放射诊疗工作场所应当按照有关标准的要求分为控制区、监督区，在控制区进出口及其他适当位置，设有电离辐射警告标志和工作指示灯。

三、安全防护与质量保证

（一）医疗机构应当配备专（兼）职的管理人员，负责放射诊疗工作的质量保证和安全防护

其主要职责是：①组织制定并落实放射诊疗和放射防护管理制度；②定期组织对放射诊疗工作场所、设备和人员进行放射防护检测、监测和检查；③组织本机构放射诊疗工作人员接受专业技术、放射防护知识及有关规定的培训和健康检查；④制订放射事件应急预案并组织演练；⑤记录本机构发生的放射事件并及时报告卫生行政部门。

（二）医疗机构的放射诊疗设备和检测仪表，应当符合下列要求

①新安装、维修或更换重要部件后的设备，应当经省级以上卫生行政部门资质认证的检测机构对其进行检测，合格后方可启用；②定期进行稳定性检测、校正和维护保养，由省级以上卫生行政部门资质认证的检测机构每年至少进行一次状态检测；③按照国家有关规定检验或者校准用于放射防护和质量控制的检测仪表；④放射诊疗设备及其相关设备的技术指标和安全、防护性能，应当符合有关标准与要求。不合格或国家有关部门规定淘汰的放射诊疗设备不得购置、使用、转让和出租。

（三）医疗机构应当定期对放射诊疗工作场所、放射性同位素储存场所和防护设施进行放射防护检测，保证辐射水平符合有关规定或者标准

放射性同位素不得与易燃、易爆、腐蚀性物品同库储存；储存场所应当采取有效的防泄漏等措施，并安装必要的报警装置。放射性同位素储存场所应当有专人负责，有完善的存入、领取、归还登记和检查的制度，做到交接严格，检查及时，账目清楚，账物相符，记录资料完整。

（四）相关要求

1. 放射诊疗工作人员应当按照有关规定佩带个人剂量计。

2. 医疗机构应当按照有关规定和标准，对放射诊疗工作人员进行上岗前、在岗期间和离岗时的健康检查，定期进行专业及防护知识培训，并分别建立个人剂量、职业健康管理和教育培训档案。

（五）原则

1. 放射诊疗工作人员对患者和受检者进行医疗照射时，应当遵守医疗照射正当化和放射防护最优化的原则，有明确的医疗目的，严格控制受照剂量；对邻近照射野的敏感器官和组织进行屏蔽防护；并事先告知患者和受检者辐射对健康的影响。

2. 医疗机构在实施放射诊断检查前应当对不同检查方法进行利弊分析，在保证诊断效果的前提下，优先采用对人体健康影响较小的诊断技术。

四、监督管理

医疗机构应当加强对本机构放射诊疗工作的管理，定期检查放射诊疗管理法律、法规、规章等制度的落实情况，保证放射诊疗的医疗质量和医疗安全。

（一）受检者防护

受检者放射危害告知与防护制度为贯彻放射诊疗实践的正当化和放射防护最优化原则，落实《放射性同位素与射线装置安全与防护条例》《放射诊疗管理规定》《医疗照射放射防护的基本要求》等法规、标准的要求，保证放射诊疗质量和患者（受检者）的健康权益。

1. 警示告知

（1）在放射诊疗工作场所的入口处和各控制区进出口及其他适当位置，设置电离辐射警告标志，在各机房门口设置有效的工作指示灯。

（2）在放射诊疗工作场所等候区域显眼位置设置注明辐射对健康影响的"电离辐射危害告知标牌"。

（3）对孕妇实施 X 射线检查必须受检者本人同意并由本人或直系亲属签字才可进行。

2. 屏蔽防护

（1）放射工作场所应当配备与检查相适应的工作人员防护用品和受检者个人防护用品，防护用品应符合一定的铅当量要求，并符合国家相应的标准。

（2）放射工作人员实施医疗照射时，只要可行，就应对受检者邻近照射野的敏感器官和组织进行屏蔽防护：工作人员在辐射场操作必须穿戴个人防护用品。

3. 放射检查正当化和最优化的判断

（1）医疗照射必须有明确的医疗目的，严格控制受照剂量。严格执行检查资料的登记、保存、提取和借阅制度，不得因资料管理、受检者转诊等原因使受检者接受不必要的重复照射。

（2）不得将核素显像检查和 X 射线胸部检查列入对婴幼儿及少年儿童体检的常规检查项目；对育龄妇女腹部或骨盆进行核素显像检查或 X 射线检查前，应问明是否怀孕或有否近期怀孕计划；非特殊需要，对受孕后八至十五周的育龄妇女，不得进行下腹部放射影像检查。

（3）应当尽量以胸部 X 射线摄影代替胸部荧光透视检查；使用便携式 X 射线机进行群体透视检查，应当报县级卫生行政部门批准。

（4）实施放射性药物给药和 X 射线照射操作时，应当逐例进行并禁止非受检者进入操作现场；因患者病情需要其他人员陪检时，应当对陪检者采取防护措施。

（5）每次检查实施时工作人员必须检查机房门是否关闭，摄影时要特别注意控制照射条件及辐射剂量，严格按所需的投照部位调节隔光器控制照射野的大小，使有用线束限制在临床实际需要的范围内。

4. 监督检查

（1）放射安全领导小组应每季一次对科室的防护操作进行检查，科室负责人每月应进行检查。检查结果与科室及个人年终考核评先挂钩。

（2）对放射工作人员违规操作行为应及时发出整改通知书，督促科室落实整改。

（二）放射工作人员健康防护

1. 从业条件

放射工作人员应当具备下列基本条件：

（1）经职业健康检查，符合放射工作人员的职业健康要求；

（2）放射防护和有关法律知识培训考核合格；

（3）遵守放射防护法规和规章制度，接受职业健康监护和个人剂量监测管理；

（4）持有《放射工作人员证》。

2. 培训

（1）放射工作人员上岗前应当接受放射防护和有关法律知识培训，考核合格方可参加相应的工作。

（2）放射工作单位应当定期组织本单位的放射工作人员接受放射防护和有关法律知识培训。放射工作人员两次培训的时间间隔不超过 2 年。

（3）放射工作单位应当建立并按照规定的期限妥善保存培训档案。培训档案应当包括每次培训的课程名称、培训时间、考试或考核成绩等资料。

（4）放射工作单位应当将每次培训的情况及时记录在《放射工作人员证》中。

3. 个人剂量监测管理

（1）外照射个人剂量监测周期一般为 30 天，最长不应超过 90 天。

（2）正确佩戴个人剂量计；建立并终生保存个人剂量监测档案。

（3）允许放射工作人员查阅、复印本人的个人剂量监测档案。

（4）个人剂量监测档案应当包括：

①常规监测的方法和结果等相关资料；

②应急或者事故中受到照射的剂量和调查报告等相关资料。

（5）放射工作单位应当将个人剂量监测结果及时记录在《放射工作人员证》中。

4. 职业健康管理

（1）放射工作人员上岗前，应当进行上岗前的职业健康检查，符合放射工作人员健康标准的，方可参加相应的放射工作。放射工作单位不得安排未经职业健康检查或者不符合放射工作人员职业健康标准的人员从事放射工作。

（2）放射工作单位应当组织上岗后的放射工作人员定期进行职业健康检查，两次检查的时间间隔不应超过 2 年，必要时可增加临时性检查。

（3）放射工作人员脱离放射工作岗位时，放射工作单位应当对其进行离岗前的职业健康检查。

（4）职业健康检查机构发现有可能因放射性因素导致健康损害的，应当通知放射工作单位，并及时告知放射工作人员本人。

（5）放射工作单位应当为放射工作人员建立并终生保存职业健康监护档案。职业健康监护档案应包括以下内容：

①职业史、既往病史和职业照射接触史；

②历次职业健康检查结果及评价处理意见；

③职业性放射性疾病诊疗、医学随访观察等健康资料。

（6）职业性放射性疾病的诊断鉴定工作按照《职业病诊断与鉴定管理办法》和国家

有关标准执行。

（7）放射工作人员的保健津贴按照国家有关规定执行。

（8）在国家统一规定的休假外，放射工作人员每年可以享受保健休假 2~4 周。享受寒、暑假的放射工作人员不再享受保健休假。从事放射工作满 20 年的在岗放射工作人员，可以由所在单位利用休假时间安排健康疗养。

五、X 射线影像诊断设备的质量控制

1. X 射线影像诊断设备性能应满足 GB1 7589、GBZ130，GBZ186，GBZ187，WS76 等标准的要求。

2. X 射线影像诊断设备的技术指标和安全、防护性能应在订购、安装调试、验收检测、定期检测、常规维护和校正性维修中予以保证。

3. 机房应监测其湿度、温度并控制在允许范围内。

4. 建立 X 射线影像诊断设备的档案，并记录其保养、维修、年检等内容。

5. 新安装、维修或更换重要部件后的设备，委托卫生健康行政部门资质认证的放射卫生技术服务机构进行检测，合格后方可启用。

6. 每年委托经卫生健康行政部门资质认证的放射卫生技术服务机构进行一次状态检测，每季度自行进行一次稳定性检测、校正和维护保养，检测参数不符合要求的应及时请厂家进行维修，合格后方可启用。

7. 不购置使用国家和有关部门规定淘汰的放射诊疗设备。

第五章　医院病案管理

第一节　住院病案管理

一、住院病案的登记

住院病案登记工作是将有关病案的资料根据不同的目的和需要收集到一起，进行有选择的或提纲式的简记，使其成为系统的资料，便于应用和管理。它是住院病案信息管理中的一个必要的组成部分，是住院病案信息的二次开发，是住院病案信息管理的基础。做好住院病案登记工作有以下意义。

1. 住院患者登记是住院患者的明细表，便于了解每个病案号被分派给患者的情况，等于住院病案编号的总目录，掌握住院病案发展的动态。

2. 可明确患者是否已在医院建立有住院病案，避免住院病案号码的重复发放或将相同的号码发给不同的患者。保证住院病案信息管理系统的完整性，是进行系统编号管理的关键。

3. 住院患者的各种登记是统计的原始数据，完成住院患者有关的医疗统计。

4. 对病案信息进行二次加工的各种登记，为住院病案信息的开发利用提供了多途径查找检索的线索。

5. 了解各临床科室的住院情况。

以病案编号为序的住院病案登记是掌握住院病案发展的明细表，患者每次住院都要进行登记，以便掌握住院病案的流动情况。住院病案的多项登记往往能够解决一些其他资料检索时不能解决的问题，弥补其他工作的不足，它可以起到充实病案查找线索的作用。因而登记工作从一开始就要做到登记资料的完整、准确，从登记内容的安排和设计上产生出合理的效应。随着计算机在病案信息管理中的应用，烦琐的手工住院病案登记已逐步退出，取而代之的是通过计算机的简单操作即可完成涵盖病案信息的多种登记。

二、住院病案登记的要点

（一）第一次住院的患者

患者第一次到医院住院，应该作为一个新患者登记，但必须问清楚患者是否住过院，以证实是不是新住院患者，尽管患者认为未曾住过院，住院登记处的工作人员也应与病案科核对，确定是否真的没有建立过住院病案。

现在，住院登记处工作人员利用医院计算机 HIS 系统输入患者就诊卡号，就可直接了解患者是否第一次住院，或历次住院的基本信息。

如果患者没有建立过住院病案，就要收集患者的身份证明资料，记录在新的住院病案首页上，并给予登记号，即病案号。在发出的登记号下登记患者的姓名以免今后重复发放号码。登记应包括以下内容：登记号（病案号）、患者姓名、登记日期、科别。

医院计算机 HIS 系统对住院患者登记已程序化，内容详细、准确，计算机控制新住院病案号发放，解决了以往人工登记多点派发新住院病案号的混乱现象。利用激光打印住院病案首页基本信息取代了以往的人工填写。

（二）有住院病案的患者

如果患者曾经住过院即已有住院病案，使用原病案号，通知病案科将原住院病案送达病室，并根据提供的信息核对住院患者姓名索引卡，记录所有信息变化情况。

计算机化管理住院患者姓名索引，已将以往的纸质资料全部输入微机便于查询、利用，便于随时记录变化情况。

需要说明的是患者就诊卡的使用，实际上患者第一次来院就诊时即有了 ID 号及病案号，患者在办理住院登记时，只须核对就诊卡显示的患者基本信息，根据病案首页的项目做缺项补充，使用就诊卡原有的病案号。

（三）出院患者的病案处理

对于每日出院的病案，应根据要求按病案号的顺序分别记录于各种登记簿中。或计算机录入住院病案的各种登记记录，使资料更准确、更清楚，查找更快，存储更方便。

三、住院病案登记的种类

（一）住院病案登记

患者入院时，就应建立住院病案登记，以病案号为序，登记患者的身份证明资料等。患者出院补充登记有关出院的情况，并作为永久保存的资料。

1. 登记的内容

（1）必要项目

病案号、患者姓名、性别、年龄、身份证号码、入院日期、出院日期、科别、病室。

（2）其他项目

籍贯、职业、出院诊断、入院诊断、手术操作名称、治疗结果及切口愈合情况。

2. 登记的形式及作用

（1）卡片式登记

一般适用于一号制管理的病案。患者建立了门诊病案仅有部分患者需要住院治疗，由于门诊病案的数量发展快，手工登记工作量很大，一般不做病案登记，患者住院则形成了登记号码的间断，实行一号制管理病案采用卡片式登记，可随时按病案号调整卡片的位置，满足住院病案登记依病案号的大小顺序排列的要求。

（2）书本式登记

适用于按病案号次序连贯登记的两号集中制或两号分开制的住院病案。

①由于按患者住院先后编号登记，自然成为按患者住院日期进行登记，这就提供了按患者住院日期查找病案的线索。

②疾病诊断、手术名称、性别、年龄、职业等项目以及再次住院患者的登记，都可作为统计的原始资料，提供各项统计数据。

③由于患者住院登记的项目较全，可以从中查找出某一项需要的资料，而不必调用病案，因而可以省去很多人力，也可以减少病案的磨损。

④住院病案总目录的登记能准确掌握住院病案的全貌，显示病案的发展数字；可以了解住院患者的基本信息，如主要疾病诊断、治疗结果等。患者姓名索引是以患者姓名索取病案号码，进而查询病案资料；通过住院病案总登记，可从病案号了解该病案所属患者的姓名与基本情况。

（3）计算机登记

HIS 系统从患者建卡就诊即录入了患者的基本信息，患者住院的有关信息设计高质量的计算机数据库即可完成各项登记，便于信息的加工和检索，同时可以充分发挥登记的作用和对资料的利用，全面地掌握病案整体情况。

从完善病案信息管理系统来讲，不论是门诊还是住院病案的建立，亦不论是一号制或两号制的病案管理，在建立病案时都应按号登记，以掌握病案号的分配、使用，整体及个体病案的发展情况。因为门诊患者多、病案发展快而对门诊病案号的分派不予登记，是管理上的缺陷。计算机系统化的应用则可完成被分派病案号的患者所有信息，避免上述管理问题。

（二）各科出院患者登记

各科出院患者登记是永久性的记录。这是按患者出院时的科别及出院日期的先后登记的。

1. 主要项目

科别、病案号、患者姓名、性别、年龄、出院日期、入院日期、住院天数、出院诊断、手术名称、切口愈合情况、治疗结果等。

2. 各科出院患者登记的作用

（1）是查找病案的一个途径，可按出院日期或科别来查找所需的病案。

（2）可为病案讨论提供即时病案，或为检查某段时间的医疗情况提供所需的病案。

（3）帮助统计工作提供部分原始数据。

（4）核对检查完成及未完成病案，以掌握住院病案的归档情况。

（三）转科登记

1. 项目

除一般登记的必要项目外还应有入院日期、转出科别、转入科别、转科日期、疾病诊断。

2. 作用

主要作为统计的原始资料，也可作为提供查找病案的原始记录。

（四）诊断符合情况登记

1. 项目

必要的登记项目及入院日期、科别、入院诊断、出院日期、出院诊断、医师姓名等，亦可包括门诊诊断、术后诊断、病理诊断等。只记录经临床证实、检验检查证实误诊、漏诊等不符合的病例。

2. 作用

既是统计的原始资料，又可作为病案管理的永久性资料。

（1）可以通过登记掌握出入院诊断的符合情况，了解医院、诊所及社区医疗单位的整体医疗水平或医师的诊断水平、业务能力。

（2）可帮助查找某一时期有误诊、漏诊情况的病案，以利于开展病例讨论，总结经验教训，提高诊断水平和医疗质量。

（3）可作为考核、晋升医师职称时的参考依据

根据我国目前状况对于各种疾病的诊断符合率，没有提供界定的硬指标，鉴于此种情况作为信息资料的开发利用，对每份出院病案进行此项登记无实际意义。建议只登记经临床、手术或病理证实的误诊、漏诊的病例，更具实际意义。

（五）死亡与尸体病理检查登记

1. 项目

必要项目及死亡日期、科别、死亡诊断、尸检号、病理诊断等。

2. 作用

通过它可以掌握全部死亡和尸检病例的情况，从而：

（1）迅速准确地提供死亡和尸检的病案。

（2）作为统计的原始资料，可统计医院内某一时期的死亡及尸检情况。

（3）从中分析临床诊断与尸检病理诊断的符合率，了解医院的诊断水平。

（4）根据死亡病案，分析死亡原因，检查和分析医疗工作质量。

病案的登记虽然种类繁多，在用手工操作时要根据不同功能、作用重复抄录，如今医院 HIS 系统的建立，病案首页信息的全部录入通过不同的项目组合可达到随意检索的目的，提高了病案信息的利用率，极大地减轻了病案管理人员的工作负担。

四、病案内容排列

(一) 住院病案的形成

病案的形成是在患者首次与医疗部门接触开始，是医务人员对患者所做的咨询、问诊、检查、诊断、治疗和其他服务过程医疗信息的积累，这种积累使每个患者的医疗信息记录都具有一定的连贯性和连续性。

从患者开始办理住院手续到出院的全部过程是医院内所有工作人员为患者服务的过程，是医务人员 (医师、护士、实验室及其他医技科室的人员)、营养师、住院处及结账处、病案科的工作人员相互协作，整个过程产生了大量有价值的医疗信息，这些信息经过病案管理人员的整理、加工形成了住院病案。

1. 建立住院病案并分派病案号

患者在门诊就医经医师确定须住院治疗者，持医师所开具的住院证在住院处办理住院手续，住院处为其建立住院病案并分派一个住院病案号 (适用于两号分开制的病案管理) 后进入病房。如患者系再次住院，住院处须立即通知病案科将患者以前的病案送达病房。

2. 病房医师、护士的诊疗和护理记录

病房医师要连续详细地记载患者的发病、诊断、治疗及最后的结果，整个过程包括病程、诊查所见、治疗和各种检查结果；护士要记录有关护理观察和治疗计划及为患者所做的其他服务的资料。

3. 患者的治疗过程、最后诊断和出院记录

患者出院时，医师要在病程记录的下面记载患者出院时的状况、诊断、治疗及患者是否需要随诊；医师要写出院记录，展示评判治疗、支持诊断的全部资料，并记录最后结果及出院后的注意事项；要在病案首页上记录主要诊断及其他诊断和手术操作名称，转归情况，注意在病案首页上签名以示对病案资料负责。

4. 患者住院期间的所有资料返回病案科

患者在出院处办理好出院手续后，其在住院期间的所有资料都被送到病案科。

5. 病案的整理、装订和归档

病案管理人员将患者的所有资料按一定要求进行整理、装订后即形成了住院病案，并入病案库归档保存。

（二）病案的排列方式

作为病案工作者，必须始终重视患者资料的完整性和准确性，使之可随时用于患者的现在和将来的医疗。医疗记录的组织可以按患者资料来源或患者的问题进行。病案资料排列的原则，要以符合人们按时间发展的阅读习惯，能够迅速找到所需要资料的顺序排列。

1. 一体化病案（integrated medical records，IMR）

一体化病案是指所有的病案资料严格按照日期顺序排列，各种不同来源的资料混合排放在一起。在一体化病案记录中，同一日期内的病史记录、体格检查记录之后可能排放着病程记录、护理记录、X光报告、会诊记录或其他资料。每一次住院的资料在病案中用明显的标志分开。

采用一体化病案形式的优点是向使用者提供了一个按时间发展顺序表示的某一医疗事件的全貌。其缺点是几乎不可能进行同类信息的比较。例如：了解血糖水平的变化，检查记录放在病案中的不同位置，从而使查找和比较都很困难。信息一体化可有不同程度的实施，最常见的是一体化的病程记录，即所有病程记录按时间顺序排列，而其他资料另外排放。

2. 资料来源定向病案（source oriented medical records，SOMR）

资料来源定向病案是根据资料来源排列的病案，将不同来源的资料按同类资料集中在一起，再分别按时间顺序排列。如医师的记录、护士的记录、实验室检查资料等分别收集起来，按时间发展的先后顺序排列。我国的病案内容排列大都采取这种方法。

病案作为信息交流的工具，怎样能更有效地迅速地检索、提供资料，是发挥病案的价值并使其具有保存意义的关键。在许多情况下，病案内的资料不易检索、不能被有效地开发利用，这是因为医疗记录往往是随时性记录，是在入院记录、病史、病程记录、护士记录或X线和其他实验室报告中无组织地、凌乱地、分散地记录，而且通常又没有指明疾病情况或问题的标记，病案常常越来越厚，显得杂乱无章，致使重要资料的检索既困难又无可奈何，也为医务人员内部交流设置了障碍。

国外许多专家认为，解决这个问题的最好办法就是要使病案结构化，又称"结构病案"，也有人称为表格病案。结构病案是指一种计划好的表格，其使用的语言与设计形式是统一的，所有用该表格的人都要遵循同一种形式，这种病案的构成能适用于所有情形。

结构病案很容易实行自动化的管理。随着目前医疗领域计算机的使用不断增加，结构病案有利于实现从人工到自动化系统的转变。但是，完全性结构病案缺乏对个别问题进行描述的空间，因而使医务人员感觉很受格局的限制。

这说明，病案的结构化并非等于完全采用表格记录的方式，例如：病程记录往往需要进行描述，所需的记录空间要大，表格的限制将使记录受到影响而可能造成资料不全。因而，病案的结构化适用于"既定性信息"的记录，如病案首页等医疗表格。

3. 问题定向病案（problem oriented medical records，POMR）

（1）问题定向病案的概念

问题定向病案是根据问题记录排列的病案，是为满足各种标准而建立的一种结构病案的形式。这一概念要求医师在问题的总数和内部关系这方面研究患者所有的问题，分别处理每个问题，并促使医师确定和处理每个问题的路径都很清楚。它可以在获得所有事实的基础上对此进行评价。

要达到医疗效果，有两个必备的基本手段，即开发可能为所有的人提供医疗信息的交流系统；建立对患者问题和病情发展过程明确表述的系统。过去的病历书写有如下欠缺：

①对患者不能充分发挥医务人员集体的综合效应（群体医疗 group medicine 作用）。

②对患者的资料、数据的收集和积累不完全、不恰当。

③缺乏对日常诊疗的检查、核对机制。

④资料难以综合高度分化的各专科的医疗情况。

问题定向病案和过去的诊疗记录有着根本的区别，过去的诊疗记录，是中世纪以来长期习惯使用的流水账式书写方式，是以医护人员为中心而撰写的备忘录，其内容是主观的、冗长的、罗列的、分散的；而问题定向病案是一种科学的综合记录，它对取得的信息进行归纳、分析，列出问题一览表。问题是从患者整体（社会的、心理的、医学的）中找到的，据此可以制订合理的医疗方案，其内容是精练的、简明的、有说服力的，是一目了然的。

（2）问题定向病案的组成部分

①数据库（基础资料，data base）

建立问题定向病案的第一步是建立一个综合的数据库。内容包括患者的主诉、现病史、过去医疗史（既往史）、系统检查及体格检查的结果。

②问题目录（problem list）

数据库一旦收集，应对资料进行评价并建立问题目录。每个问题对应一个编号。问题目录放在病案的前面，就如同一本书中的内容目录，即问题的编号名称像书中的章节、页号及题目一样。而在资料来源定向记录与问题定向病案记录之间概念上最大的不同就是问题目录。

特征：问题定向病案记录是在填表者理解水平的基础上表达问题，问题目录不包括诊断印象，它是治疗计划中的一部分。

"问题"的含义：问题这一术语，是指需要管理或有诊断意义的检查，即指任何影响个体健康生存及生活质量的情况，因而它可以是内科、外科、产科、社会的问题或精神病学问题等。

问题目录的内容：在设计问题目录时，每个问题都要注上日期、编号、标题、活动性问题、非活动性问题、已解决的问题。活动性问题：是指患者目前存在的，影响健康的，需要解决的问题；非活动性问题：是指患者过去的一些重要的病史、手术史和过敏史，以及本次住院期间已解决了的问题；活动性问题的列表标准：患者存在的活动性问题，一些需要继续观察治疗的情况及高度可能复发的疾病均作为活动性问题列表的标准，活动性问题一旦解决，就应列到非活动性问题栏目中。记录活动性问题的方法：当病情不明确时，记录临床表现，一旦明确了诊断，就在其后画个箭头并随之填上诊断。

问题目录的作用：登记了所有的问题；在以患者为整体的治疗过程中保持了资料的有效、全面和可靠；可用于本专业人员、患者及其他医务工作者进行交流；清楚地指明了问题的状况是活动的、非活动的，还是已经解决的；可作为医疗指导。

③最初的计划（initial plan）

根据问题目录中所确定的问题，制订患者问题管理的最初计划，是使用问题定向病案进行计划医疗的第三个步骤。

诊断性计划：是为了收集更多的资料而做的计划，如为辅助诊断需要做的实验检查计划等。

治疗性计划：为患者治疗所做的计划。

患者教育计划：计划告诉患者要为其做些什么。

④病程记录（progress note）

这是问题定向病案记录的第四个步骤。病程记录必须是按问题编制，因为对每一个问题都要分别处理，故每一个问题一定要通过其编号及名称清楚地表示出来。病程记录可以是叙述性的，也可以是流程表式的。

叙述性记录又分为 SOAP 4 个项目，通常记录时先写日期，再以每个问题的编号和标题为引导。

S（subjective data）：由患者直接提供的主观信息。如患者的主诉、症状、感受等。

O（objective data）：由医师或护士获得的客观信息。

A（assessment）：医师或护士的判断、分析和评价。

P（plant）：对患者诊断、治疗的计划。

病程记录的作用：病程记录的这种结构类型提高了医师处理每个问题的能力及决定问题的途径，可显示出医师思维过程的条理性；如果书写正确，可使每个参与医疗和质量评价的人，对每个问题的理解及所进行的管理都很清楚，便于对患者的治疗及对医疗质量的评价。

流程表（flow chart/sheet），适用：处理复杂快速变化的问题，是观察患者病程最适当的方式；用途：既可用于问题定向病案（POMR），也可用于资料来源定向病案（SOIR）；设计流程表的步骤：应首先确定使用流程表的具体临床科室；确定所需要监护患者的状况；确定提供最大关注时所需资料收集的监护频率，这通常都在表格的上端指出。使用流程表的临床状况通常决定监护频率。

流程表是病程记录的一种特殊表格，在得到批准后，方可放到病案中，没有必要一定要将其放入每一份问题定向或来源定向病案中。

⑤出院摘要

完成病案的最后一步是准备出院摘要，在问题定向病案中，这项工作很容易做。医师在做问题定向病案的出院摘要时，可简要地总结已为患者解决的特殊问题的治疗结果，并可着重介绍出院时没有解决的问题及简要地指出将来的诊断、治疗及教育计划。这一切均可从问题表上反映出来。

在结构式问题定向病案中，使用逻辑的显示系统是从数据库收集资料开始的。随后是问题目录，它可以帮助医师确定患者出现的问题，这一资料放在病案的前面，使负责治疗患者的每个医务人员都能知道患者的所有问题。从数据库和问题目录中，产生了治疗的最初计划及诊断性检查，即治疗患者的医师决定去做什么。然后是通过使用 SOAP 的方法记录问题，说明贯彻执行的情况。

（3）问题定向病案的作用

问题定向病案是一种很有用的交流工具，它可以使病案资料明确地显示出来，并促进医师与其他医务人员之间的交流。

正如前面提到的，结构病案在系统中促进了临床科研、教学与计算机的应用，完善了医疗评价的资料检索。它通过把患者看作一个整体，而不是孤立的事件或情节，从而提高了医疗质量。

（4）问题定向病案的应用范围

这种结构式问题定向病案不是广泛使用的，特别是在那些较大且繁忙的医院不大适宜。它主要在一些小医院、诊所或初级卫生保健中心比较广泛地被使用。

（5）问题定向病案书写方式的主要优点

①书写的过程要求医师全面考虑和处理患者的所有问题。

②或多或少地迫使医师按问题的严重程度的顺序，去解释和处理患者的问题。

③使医师或其他人员在使用病案时，能够按照任何一个问题的进程了解患者的情况。

（6）病案人员的责任

不管病案是按问题定向还是来源定向进行组织，病案工作人员均应该帮助医师及其他医务工作人员准备结构合理的表格，以促进资料的收集，并且使他们很容易得到所有不同层次的资料。

（三）出院病案排列次序

我国最常用的住院病案排列是按资料来源排列次序。各部分病案记录的编排应按照日期的先后顺序，但患者在治疗期间与其出院后的病案编排顺序几乎相反，特别是护理记录及医嘱部分是按日期倒排的次序排列。原因是患者治疗期间，医师所要参阅的是患者最近的病情及其医疗措施，故将最近的记录放在最上面。患者出院后病案装订成册是永久性的保存形式，故应按日期先后顺序编排。这里提出的病案内容的排列顺序并非绝对的标准，但它是根据"使用上的要求"这一原则进行编排的，这个"要求"是病案排列的目的，便于资料的参考和使用。

1. 出院病案一般可分为六个部分

（1）病案首页患者的鉴别资料。

（2）患者住院前的门诊记录。

（3）医疗部分：医师对疾病进行诊断、治疗所做的记录。

（4）检验记录各种检查化验的记录和报告单。

（5）护理记录：护理人员对患者的观察、处置、护理所做的各项记录。

（6）各种证明资料：如手术操作知情同意书、各种证明书等。

2. 住院期间病案的一般排列顺序

（1）体温单（按日期先后倒排）。

（2）医嘱记录单（按日期先后倒排）。

（3）入院记录，入院病历。

（4）诊断分析及诊疗计划。

（5）病程记录（按日期先后顺排），包括计划治疗内容。遇有手术时，尚须填写下列记录单：手术前讨论记录单；麻醉访视记录单；麻醉记录单（按病程记录次序顺排）；手术记录单（按病程记录次序顺排）；手术室护理记录单；手术物品清点单；手术后记录（即手术后病程记录，排在该次手术记录后；如再有手术，应按先后顺序接在后面），出院或死亡记录。

（6）特殊病情及特殊治疗记录单（按日期先后顺排）。

（7）会诊记录单（按会诊日期先后顺排）。

（8）X线透视及摄片检查报告单（按检查日期先后顺排）。

（9）病理检查报告单（按检查日期先后顺排）。

（10）特殊检查报告单（如心电图、超声、放射性核素、CT、磁共振等，按检验日期先后顺排）。

（11）检验记录单（按页码次序顺排）。

（12）检验报告单（按报告日期顺排，自上而下，浮贴于专用纸左边）。

（13）中医处方记录单。

（14）特别护理记录单（正在进行特别护理时放在特护夹内）。

（15）病案首页。

（16）住院证。

（17）门诊病案。

（18）上次住院病案或其他医院记录。

3. 出院病案的一般排列顺序

（1）目录页（包括诊断、手术、出入院日期等，一次住院者可以省略，该部分内容由病案科填写）。

（2）住院病案首页。

（3）患者住院前的门诊记录。

（4）入院记录、入院病历包括患者一般情况、主诉、现病史、既往史、个人史、婚育史、月经史、家族史、体格检查、专科情况、辅助检查、初步诊断、拟诊讨论。

（5）病程记录（均按日期先后排列）包括首次病程记录、日常病程记录、上级查房记录、疑难病例讨论记录、交接班记录、转科记录、阶段小结、抢救记录、有创诊疗操作记录、会诊记录、术前记录、术前讨论记录、麻醉术前访视记录、麻醉记录、手术记录、手术安全核查记录、手术清点记录、术后首次病程记录、麻醉术后访视记录、出院记录或死亡记录、死亡讨论记录、其他一切有关病程进展的记录。

(6) 治疗图表。

(7) 治疗计划。

(8) X 线报告。

(9) 各种特殊检查报告（心、脑、肾等）。

(10) 血、尿、便、痰常规检查登记单。

(11) 各种化验回报。

(12) 病理检查回报。

(13) 特别护理记录。

(14) 体温脉搏图表。

(15) 医嘱单。

(16) 新生儿病历。

(17) 入院证、病危通知书、领尸单等。

(18) 手术操作知情同意书、输血治疗知情同意书、特殊检查和治疗知情同意书。

(19) 护士病案（如患者死亡护理记录、液体出入量记录等）。

(20) 随诊或追查记录。

(21) 来往信件（有关患者治疗情况的材料）、证明书。

(22) 尸体病理检查报告。

五、住院病案信息的收集与整理

（一）住院病案信息的基本内容

病案信息管理人员必须了解病案所包含的内容。住院病案保存了医务人员对患者进行医疗的有关信息，它准确地记录了诊疗的事实，起到支持诊断、评判治疗效果的作用。因此，病案信息管理人员在收集与整理住院病案时，首先必须清楚地知道病案的基本内容。

1. 患者鉴别信息（即患者身份证明资料）

病案必须包括足够的信息用于鉴别患者的病案。如病案号、患者姓名、性别、出生年月、年龄、民族、国籍、工作单位、家庭住址、籍贯、身份证号码、就诊卡号等。

2. 患者的病史信息

记录患者的主诉、现病史、既往病史、个人史及婚育史，以及家族的疾病史。

3. 有关的体格检查信息

记录一些与本次病情有关的身体检查及常规的体格检查情况。通常指呼吸系统（肺）、循环系统（心脏、血压）、消化系统（肝、脾）、神经系统的叩、听、触、扣的检查记录等。

4. 病程记录

记录患者病情的发生、发展及转归过程。住院患者的病程信息在时间上往往具有连续性和连贯性。门诊病案则只有在患者再次就诊时才有记录，因此其能否连贯记录取决于患者的就诊情况。

5. 诊断及治疗医嘱

包括医师的会诊记录（会诊指当患者在治疗过程中疑有其他科的病情时，请其他科或其他医院的医师共同对该患者的病情做出诊断和治疗的活动过程）、拟诊讨论记录、治疗计划、所施治疗方法的医嘱（医嘱指医师为患者的检查及治疗给予护士的指示记录，医嘱分为口头医嘱、临时医嘱、长期医嘱）。门诊病案的医嘱记录形式与住院病案不同，它只被简单地记录于当日诊疗记录中，不作为病案整理的内容。

6. 患者知情同意书

通常用于住院患者或急诊留诊观察的患者。它包括患者病重、病危通知书（此通知书是下达给患者家属的，为一式两份，患者家属及院方各执一份）；医疗操作、手术同意书（凡进行具有一定危险性或对患者可能造成一定不良影响的操作时，须征得患者或患者家属或授权人的签字同意方能进行）。患者知情同意书具有一定的法律作用。

7. 临床观察记录

是医师及护士对住院患者或急诊留诊观察的患者病情观察的记录。如患者体温单、护理单、特别护理记录，等等。

8. 操作及实验室检查报告

如临床所做的腰椎穿刺（抽取脑脊液）、骨穿（骨髓穿刺）、活组织检查、内镜检查等的报告单；各种生化检验如血、尿、便常规报告单；影像学检查如 X 线、CT 扫描、磁共振、超声波检查等报告单；心电图、脑电图、肌电图检查报告单等。

9. 医疗结束时的结论

患者住院期间的医疗结束时，通常要有出院记录，其内容包括最后的诊断、治疗后的结果及治疗的主要过程（内容简明扼要）、对患者出院后的建议等。

10. 病案的特殊标志

不论是住院病案还是门诊病案，有些重要的医疗信息需要使用特殊的标志，以便迅速引起使用者的注意。例如：青霉素过敏、装有心脏起搏器或肾透析的患者等，这些信息应在病案首页以特殊的标志显示出来。如果这些内容出现在病案资料的其他地方，应使用色标以表示这是使用者须注意的特殊和重要的资料。病案管理者在整理病案时，有提醒医师对重要问题或事件等信息的遗漏及时补充的义务，并按有关规定做出明显的标志。

（二）出院病案的回收

出院病案能否及时回收，关系到医疗机构各类统计报表的生成、病案数字化储存、临床医师借阅、患者复印资料等工作的顺利进行。国家卫生行政部门要求医疗机构产生的某些信息、数据及时上报。因此，出院病案在规定时限内及时收回是非常重要的一项工作。

病案管理人员应在患者出院后的 24 小时之内将所有出院病案全部收回，因此，这项工作每天都要履行。收集出院病案可依据各病房出院患者日报表进行核收，但由于某种原因医师未能完成病案记录，导致个别病案不能按时收回。因此对未能按时收回的病案，应有记录。在收取出院病案时应注意收取患者住院前送达病房的门（急）诊或住院病案，以及滞后的检验检查报告单（即患者已经出院，这些检验检查报告单才送回到病房或出院处），这样才能保证病案信息资料的完整性。

有些地区和单位将出院病案回收的时间定为患者出院后 3 天或 7 天，有些单位每月底回收一次，甚至未经病案科收回，病案即从病房被取走，这不是好的工作作风，也是长期困扰病案管理人员的难题。国家规定患者出院 24 小时完成出院记录，实际上决定患者出院时医师就应完成出院记录，形成"今日事，今日毕"的良好工作习惯。延迟 3 天或 7 天才去完成应于患者出院当日就应完成的工作，延迟数日追补记录，未能建立一个良好的工作秩序，难免出现误差。将患者出院数天的病案共同滞留于病房容易造成资料的混乱、丢失，不利于病案的安全管理，给病案统计工作带来的是多方面的影响。有关国家统计报表的数据不能及时上报，患者复印病历、医保费用理赔、其他参考查询病案资料均不能及时提供；病案的整理、编码、质量监控、归档都不能按时完成。作为病案管理者要勇于坚持原则，督促医院领导和医务人员按规定于患者出院 24 小时内收回病案。

（三）出院病案的整理

出院病案的整理工作是将各方面的资料收集起来，按照一定的组织系统及要求加以编排整理，在整理过程中进行病案资料质和量的分析，并检查病案内的各个组成部分，以确保资料的完整性、准确性，使病案的组织统一化，内容系统化，便于使用时较快地找到所需要的资料。

出院病案的整理是一项极细致的工作，不只是单纯的排序、装订。病案管理人员要负责对病案的书写质量做出鉴别分析，促使医务人员提供完整的病案记录。每份住院病案的内容都比较复杂，包含各种不同的记录，各种疾病的常规检查亦各不相同，患者签署的知情同意书则是赋予医师行医的职权，这些记录都是医师对患者实施正确诊疗的依据。有些病案则是今后医疗、教学、科研及法律方面的重要资料，病案管理人员在每日整理分析病案时，必须认真检查各项记录是否完整。根据《病历书写基本规范》要求，每册出院病案其所涉及的项目必须填写完整；每种疾病的常规检查和必要的特殊检查一定要齐全；所有手术操作中切除的组织必须有病理学检查报告；每项记录表单必须有患者的姓名、病案号、日期及医师签字。这样才能保证病案信息的准确性、完整性。既为患者的继续医疗提供了有效的医疗资料，也能很好地保护患者、医护人员及医疗机构的法律权益。因此，对出院病案的整理在质和量上都有较高的要求，这就要求病案管理者具备一定的基础医学和临床医学知识，对正确的病案记录有详细的了解，能够根据病案记录分析病案内容的完整性，并按要求整理出合格的病案。

1. 任务

（1）每天上午到各病房收集前一日（24 小时内）出院患者的病案及住院前的老病案，同时送达患者在门诊时的检查检验回报单。

（2）按照整理要求及出院病案内容排列顺序的规定做好整理、编序、装订工作。

（3）负责有关病案的出院及分科登记工作。

（4）负责督促有关医师及时完成病案记录。

（5）负责对出院病案书写质量的检查，发现问题及时反馈有关科室医师或向领导反映，保证病案记录的完整性。

（6）负责住院病案完成后病历页码的标注。

2. 要求

（1）按时收回或签收出院病案，应注意收回老病案，个别未能按时收回的病案应有记录，并提示医师按规定的时限及时送交病案科，或在短时间内再次前往病房收取。

（2）整理出院病案必须逐页检查姓名、病案号；检查病案书写的字迹是否清晰、工整、易认；检查各种必要的检验检查报告是否齐全，并及时追索未回的报告，对已有报告的粘贴不合乎要求的应重新粘贴；每页记录的右上角应书写页码。

（3）检查各项记录是否完整，发现记录不全、有书写差错者，应及时通知有关医师补写或重写，保证病案资料准确与完整。

（4）及时准确地做好出院病案的各种登记，字迹应工整、易认，不准潦草，且必须用钢笔书写。登记出院日期必须将年、月、日注明，不准只写月、日而不记年份。

（5）使用病案全程计算机网络化管理时，应及时录入患者出院的信息，保证各项登记完整，便于查阅和检索。

（6）病案装订时应以左边和底边为准，将所有记录页对齐，如用线绳装订应勒紧，使之平整。

3. 出院病案整理工作流程

（1）在患者出院前一天，病房经治医师将出院病案、门诊病案、出院证明、诊断证明和出院后用药处方等填写并签字后，由总务护士或护士长将病案按规定顺序整理后，放入固定地点，病案应在患者出院后 24 小时内由病案管理人员回收至病案科。每月至少由主治医师主持召开一次出院病案讨论会，总结检查病案书写质量和各种记录是否齐全，补充完善后由主治医师签字、归档，出院病案讨论会是一次很好的临床带教活动，科主任应同时参加。

（2）一切诊治结果报告，如病理检查报告及病理图片、特种治疗的报告单及各种检查检验单等，均应及时归入病案。

（3）病案科对出院病案必须按规定次序排列，对各项记录应再次检查、整理。

（4）将整理好的病案加盖封面、封底或封袋，并在封面显著位置盖印或以墨水正楷书写病案号码、姓名、入院及出院日期，然后装订、标注页码。死亡患者的门诊病案应附于住院病案的后面。

（5）病案科于每月底清点出院病案份数，如有缺少应及时查找归档。

（6）已装订的病案，在住院病案总目录（出入院患者总登记本）上将出院日期、转归情况等逐项进行登记，并进行疾病和手术操作分类编目，死亡患者应进行死亡登记或死亡患者编目。

（7）编目完毕的病案，应及时按病案号顺序排列归档。

（8）收到病区用毕退回的其他医院病案，应及时在病案收发本上登记，然后挂号寄还原医院。

（四）各种检查、检验报告的管理

1. 检查、检验报告管理的意义

医疗事业的不断发展，使现代医疗工作中各种检查、检验手段成为证实疾病诊断、肯定治疗方法不可缺少的辅助医疗工作，其对科研、教学尤有重要意义。现代临床实验室的检查方法日趋完善复杂，其中有许多检查对于寻找病因、病灶的定性、定位、确定诊断及治疗方法具有重大的意义。随着工业和科学的不断发展，医疗仪器设备日益精密复杂，临床医学、科学研究日益广泛地使用各种器械、特殊装置对人体某一系统或器官的机能状态进行检查测定，这对了解病变的部位、范围、性质和程度，疾病的诊断，特别是对一些疾病的早期诊断、预防与治疗都有极大的意义。目前，各种实验检查项目有数千种之多，各种医疗器械检查的功能测定的项目，据不完全统计也有上千项。而这些检查、检验设备并非临床医师一人所能操作，因此每项检查、检验都必须由医师为患者开出申请单，经过实验室为患者检查、检验后，再将结果回报给医师，但大部分结果由于其滞后性而回到病案科后才被归入病案内。各种检验回报和特殊检查记录都是病案资料的重要组成部分，也是病案管理中对病案内容质量检查的一项重点，做好了检查、检验回报的管理才能保证病案资料的完整性。如果病案管理人员未把检验检查结果正确地归入病案内会使医师的诊断失去重要的科学依据，影响对患者疾病的处理，尤其是使病案资料的价值受到了很大损失。因此，对这项工作应进行严密的科学管理。

2. 检查、检验报告管理的任务

（1）负责整理、查找、粘贴各种检查、检验回报单，并将粘贴好报告单的病案归档。

（2）负责错号报告单的查对工作。

（3）保存暂时无法归档的报告单。

3. 检查、检验报告管理的方法

（1）建立签收制度

对一些比较重要的报告单应建立签收制度，加强实验室人员和病案管理人员双方的责任感，减少或杜绝差错。

①指定专人负责签收各种检查、检验报告单。

②确定需要重点签收的检查、检验报告项目。如病理检验报告、核医学检查报告等一

些特殊检查项目。

③做好签收登记；准确清楚地记录签收的检查、检验报告的项目、数量、科别、日期、签收者的姓名。

④若患者正在住院期间应及时将检查、检验报告单送至病房。

（2）进行系统的整理

对各种检查、检验报告单的规格要求如下。

①与病案记录页纸张大小相等，如心电图、脑电图、病理检查等报告单。

②为病案记录页的1/2，如X线透视、超声波检查、骨髓检查等报告单。

③为病案记录页的1/4，是使用最多的一种，如化验室的血、尿、便检查报告单。

④极少数报告单的纸张大小不一、不合规格，如一些医疗仪器自动打印的结果单，不是过小就是大于病案记录页。对大大小小的检查、检验报告单，每天必须加以整理，使之整齐地贴放在病案内。

（3）整理要求

①在查找病案及贴放装订报告单的过程中，必须逐一核对病案号、患者姓名，防止发生差错。

②住院患者的一切检查、检验报告单要按照住院病案整理顺序统一集中贴放、装订。

③所有小张化验单粘贴时要注意保持整齐，采用叠瓦式的粘贴，并使每张化验单的上边露出空白以供填写化验项目及结果、日期等，便于医师查找翻阅。

④对住院患者的化验单，要求主管医师将检查项目、结果、日期填写在报告单的上方空白处，且阴性结果用蓝色墨水填写，阳性结果用红色墨水注明。

⑤各类报告单一律沿表格用纸的左边粘贴，装订一律以病案的左边、底边为齐。若报告单的纸张过大，在不损伤记录的情况下予以剪贴，以便保持整齐。

4. 检查、检验报告管理的要求

（1）对于每日回收的患者的检查、检验报告单，应及时、全部放入病案内并整理粘贴。

（2）粘贴时应按检查日期及病案内容的排列顺序贴放。要求不错贴，不订错排列顺序。

（3）如果未查到病案的检查检验报告单，应在当日查对各登记簿及病案示踪记录，查明病案去向。

（4）在查对错号报告单时，要细致分析其错号的原因，可根据患者姓名索引查对并纠正报告单错误的病案号，核对病案记录中是否有此项检查，准确地将报告单归入病案内。

（5）对未能归档的报告单，必须保持按病案号码顺序排好，以备查找。

（6）对无法查对的差错报告单，应保存起来按时呈送医院领导，并按要求定期统计各种报告单因病案号码或姓名差错而无法归档的错误率，提供领导者参考，便于领导及时掌握情况，便于改进工作。切不可将无法归档的报告单弃之，否则当事人将要承担法律责任。

（7）对于患者的特殊检查、检验报告单要及时归档，防止丢失，稍有疏忽将造成医疗资料的损失，影响患者的继续医疗及医保患者费用的理赔，甚至造成不必要的医疗纠纷，使患者、医院和医务人员的利益受到损害。

（8）病案管理人员应认识此项工作的重要性。要熟悉业务，具有高度的责任心，与各实验室相互配合，本着对患者及医疗信息负责的态度完成任务。

第二节　病案信息管理

一、收集

病案资料的收集是病案信息管理工作的第一步，也是基础工作。在这一过程中一定要掌握收集资料的源头。对于门诊病案，资料源头通常始于建卡中心或挂号室。因此，建卡中心和挂号室应当作为病案科的一部分，这有利于工作流程的顺畅。

建卡中心是近年来出现的部门，它的职责是为每一位就诊患者建立一张就诊卡。就诊卡可分为一般磁卡和 IC 卡。IC 卡又可分为接触式和非接触式。就诊卡一般含有患者的 ID（identity 身份）信息，可以唯一标识患者。就诊卡号一般不是病案号，但应当与病案号建立关联。就诊卡可存放钱也可不存放钱，医院各科室之间的业务可以通过就诊卡建立联系，也就是所谓的一卡通。

挂号室与病案工作有密切关系。患者挂号后，患者挂号的科别、病案号应立即送到病案科，以便迅速将病案送到相应的临床科室。预约挂号的信息要准确地提交给病案科，不应让患者自己去病案科取病案。

门诊病案的第二个收集信息处是新建病案处。对于每一个需要建立医院病案的患者，这是患者基础个人资料的最佳收集处所，基础个人资料包括姓名、性别、年龄、身份证号、地址、工作单位和电话，等等，这些信息是建立患者姓名索引和病案首页的原始资料。门诊病案的其他资料是医师记录及各种检验报告。由于检验报告一般都是后送到病案科室，因此及时、准确地将这些资料归入相应患者的病案中极为关键，他们是医师对患者执行医疗计划的依据。

对于住院病案，工作流程应始于住院登记。住院登记工作在住院登记处，由于住院登记处涉及财务收费，所以一般归属财务处领导。住院登记处是收集患者身份证明等基本信息的最佳处所之一。这些信息将用于建立患者姓名索引，作为病案首页的原始资料，而且其入院诊断等信息也是今后统计比较的资料。住院病案信息的收集要注意资料的完整性，医师一般比较注重医疗过程及医疗结果，而常常会忽略粘贴甚至丢失记录、化验报告等内容。

无论是门诊还是住院资料的收集，都将涉及病案表格。进入病案的所有医疗表格，都应经过病案表格委员会审核，其最重要的常务工作人员就是病案人员。或者说，所有医疗表格的设计、制定，应通过表格委员会的认可，在印刷之前还必须由病案科审核。表格设计和审核是病案科工作内容之一。

病案资料的收集包括一切与患者个人有关的主诉、病程记录、医疗操作记录、护理记录、检查化验报告、签字文件和随诊信件，等等。

二、病理

病案整理是指病案管理人员将收回的纷乱的病案资料进行审核、整理，检查病案资料的完整性，按一定的顺序排列，将小纸张的记录粘贴，形成卷宗。门诊病案的整理主要将记录按日期的先后顺序排放、粘贴。住院病案的整理则分为三种排列方式：其一是一体化病案（integrated medical record，IMR），即将病案记录完全按日期先后顺序排放；第二种是按资料来源排列的病案（source oriented medical record，SOMR）；第三种为按问题排列的病案（problem oriented medical record，POMR）。第一种方法不利于资料的比较，因而现在不再使用；第二种是目前普遍使用的方法；第三种则是应提倡的方法。在发达国家，按问题排列的病案主要用于教学医院中。我国的社区医疗记录中可见这种管理模式。按问题排列的病案有结构化的特征，适用于教学医院，有利于电子病案的记录。

病案整理过程包括资料的装订，一般是书本式装订（左装订），应避免上装订方式。

三、加工

加工是将资料中的重要内容转换为信息，一般是围绕着目标而设计需要收集的信息内容，手工加工的手段一般是采用索引形式，这种方式的信息深度提炼有一定困难。电子加工手段通常是采用数据库形式。对于数据可以进行统计、分析和比较，还可以提示监测信息。如需要对随访病案的信息进行加工，凡是符合条件的疾病就可以通过计算机的提示进行所需信息的摘录。同样，对于向患者、医师反馈的信息，可以提示信息反馈时间，等等。

目前我国病案信息管理的加工主要是对病案首页内容的加工，几乎所有的医院都将病案首页信息全部录入计算机，其中的疾病诊断采用 ICD-10 编码，手术操作采用 ICD-9-CM-3 编码。病案首页内容的加工只是对病案基本信息的提炼，对于随访信息、某些专题研究信息的加工只有个别医疗机构在做，而且加工方法还处于初级阶段。

加工还应包括将病案资料的载体由纸张转化为缩影胶片、光盘甚至录入计算机硬盘。电子病案是未来的发展方向，目前尚未有成功的范例，只是将病案部分地电子化而已。目前，由于计算机的广泛普及，医院越来越多的设备是数码设备，使病案电子化的运行提到了议事日程。而历史病案的电子化则主要采用影像扫描方案。由于单纯缩微方法不利于计算机的检索，以及设备的专用性过强，一般医院都不采用，一些已采用缩微保存病案的医院为了使其在网络上运行，则将其转为电子方式。缩微数码方式因其需要双重维护，一般医院也不采用。

四、保管

保管是指病案入库的管理。对病案库的环境有一定的要求，如病案库的温度、湿度、防尘、防火、防虫害、防鼠和防光等。

病案保管一定要采用科学的管理方法，如科学的病案排列系统、病案编号系统、病案示踪系统。而且还应当有好的管理制度，如病案借阅规定、防火和防盗措施等。

在病案管理方法中，没有最好的病案管理体系，系统、流程的合理及适用就是最好的。要保障病案及时回收入库，要能说清病案的去向，要随时保证病案处于可用、可及的状态。病案的保管应视各医院的条件、环境、病案流通量诸因素，决定管理体系的采用。较为理想的病案保管体系是：

单一编号+尾号排列+颜色编码+条形码

单一编号可以保证病案的唯一性，可以使医师一次性、不会遗漏地获得患者全部资料。尾号排列可以加快纸质病案的检索、归档速度，最大限度减少病案移架情况，而且可以避免工作区域发生人员拥挤。颜色编码可以减少病案归档的错误率，即使发生错误也可在最短的时间内给予纠正。条形码则可以有效地控制病案去向。

五、质量控制

质量控制是病案科的一项重要工作，它通过查找质量缺陷，分析造成缺陷的原因，最终达到弥补缺陷的目的（提高服务效果、降低成本、增加效益等）。

病案质量控制包括病案管理质量与病案内容质量管理两部分。病案管理质量控制是指对病案信息管理工作的各个流程进行质量检查、评估，例如：出院病案的回收率、门诊病案的当日回库率、疾病分类编码的准确率等。通常，对病案记录的缺项检查也包括在管理质量控制的范畴；病案内容质量控制主要是通过病案书写质量检查，从格式和医疗合理性等各方面进行监控。监控包括环节质量监控和终末质量监控，它是医疗质量监控的重要手段之一。病案管理质量监控一般由受过病案信息管理专业培训的人员来完成，病案内容质量监控需要有良好医学背景的人员来完成。

在国外，早期的医疗质量监控是通过对医师的资格认证、对医师某项医疗准入的授权，以及通过同行检查（peer review）方式来实施质量控制。而如今的医疗质量监控是通过对设备及工作方法的标准化来获得保障。因此，现在的医疗质量监控必须采用传统与现代相结合的方法。由于病案在一定程度上反映医疗效果及工作流程、工作效率的情况，因此，病案已成为医疗质量监控的资料来源之一。病案质量控制通常采用如下步骤：制定标准、执行标准、检查执行情况和反馈。目前病案的质量控制主要还是终末质量控制，而目标管理、科学的质量控制体系尚未建立，质量控制方法也亟待提高。

六、服务

病案只有使用，才能体现其价值。使用病案的人员除医师外，其他医务人员、医院管理人员、律师、患者及家属、医疗保险部门等都需要使用。越是近期建立的病案，使用频率越高。越是有价值的病案（特殊疾病、特殊人员），使用频率越高。保管好病案的目的是更好地利用，因此，病案信息管理人员不得以任何理由来限制病案的合理、合法利用。医疗机构也应当为病案的利用提供人力、物力保障，包括适当的空间和设备。

病案信息作用的具体体现是利用而不是看管。因此，服务是病案信息管理的一个重要环节。服务分为两类：一类是被动性服务，是根据用户需求提供信息或病案，如提供门诊、急诊或住院医疗所需要的病案；另一类是主动性服务，如主动向医务人员通报所存储的病种信息、管理信息，协助医务人员及医院管理人员设计研究方案，利用专业数据库查询研究数据以及摘录数据，随诊患者和处理数据等。

近年来，在病案资料的社会性利用方面有了较大的发展，首先是患者流动性大，需要持医疗文件转诊；其次是医保部门审核时，需要患者提供病案复印件。这些使用都获得法律法规允许，病案科应提供服务。

第三节　病案质量管理

一、病案质量管理概述

病案质量管理是指导和控制与病案质量有关的活动。根据质量管理理论，病案质量管理也存在确定病案质量方针与质量目标，提出各类相关人员对病案质量的职责，开展病案质量策划与质量控制，制订质量保证和持续病案质量改进方案等环节。

病案质量方针应当根据不同的医院实际情况，由病案委员会提出，经医院领导认可。病案的质量方针可以是长期的，也可以是阶段性的。当医院认为自身存在病案书写格式问题时，可能会提出"消灭丙级病案"的质量方针。当病案在医疗、科研、教学的支持方面出问题时，可能会强调"注重病案内涵"的质量方针，而当各方面都达到一定水平时，可能会提出"争取国内一流病案质量"的质量方针。不同的质量方针将是病案质量方向或定位，也为医院病案质量目标提供框架，即病案质量目标可以根据这个框架来设立。病案质量方针也将作为病历书写者的行为准则。

病案质量方针和质量目标不仅应与医院对病案质量发展方向相一致，而且应能体现患者及其他病案用户的需求和期望。质量方针的制定可以原则一些，但目标必须具体，即可测量的、可分层的、可实现的。假设某医院提出病案合格率、良好率和优秀率的质量目标时，应根据医院的实际情况，分析存在不合格病案的发生率、发生科室、发生原因，继而引导出质量目标。如手术科室由于工作压力大，医疗风险大，医疗纠纷多，因此质量目标定位上，在某一个阶段可能会低于其他非手术科室。质量目标的制定通常要高于我们日常的水准，这样才会有努力的方向。在制定质量目标时，一定要注意一些不切合实际的情况。例如，不能将病案定位于"法律文书"。如果是法律文书，就需要极为严谨的逻辑描述，滴水不漏。而实际上，病历记录最好是医师思维过程的提炼、简化、真实的反映。不同的医师对疾病的认识不同，因此也可以有不同的诊疗意见。这也是医疗行业的高风险所在，是客观的。

医疗是群体性参与，病案质量也是群体的综合质量反映。对于不同人员应有不同的职责。医院领导、医院病案委员负有制定方针、目标的责任，医师、护士、医技人员负有写好病历的责任。凡参与病历书写的人员都应当遵循《病历书写基本规范》（下简称《规范》）的要求，注意完成记录的时限要求，保证书写的整洁性、可辨识性、真实性及合法性。所谓合法性，是指记录人的合法性及记录内容修改要按《规范》要求。

涉及住院病历书写质量的主要人员职责如下。

1. 正（副）主任医师关注住院医师、实习医师的培养，参加查房，同时也对病案书写质量进行评估、监控。

2. 主治医师负责病房的日常管理工作，组织会诊、查房及住院病历的质量，重点为：

（1）病案的完全性检查：保证每一项记录内容都收集到，包括病案首页、入院记录、病程记录、手术记录、出院记录、各类检查化验报告等。

（2）合法性检查：确保各项记录的医师签字，特别是知情同意书的签字。

（3）内涵性检查：保证病案记录不是流水账，能够反映医师对疾病的观察与诊疗过程，反映临床思维过程，反映各级医师查房的意见。

（4）完成出院病案最后的审查及签名。

3. 住院医师负责病历的日常记录，包括上级医师的查房记录、会诊申请及各项医嘱记录等。同时负责各种化验、检查报告的回收与粘贴。

4. 护士负责危重患者的护理病历记录、日常医嘱执行记录、体温（血压、脉搏、呼吸）记录等。当医师完成所有记录之后，应交由护士管理，最终转交病案人员。

病案质量控制的目标就是确保病案的书写内容质量及格式能够满足医疗、科研、教学、医疗付费、医院管理及法律法规等各方面所提出的质量要求，符合病历书写基本规范，是对其适用性、可靠性、安全性、逻辑性、合法性等内容的监控。质量控制的范围涉及病案形成全过程的各个环节，如医疗表格设计过程、病案内容采集过程、病案书写过程等。

二、病案质量管理的任务

病案质量管理是医院质量管理的重要内容，其主要任务是制定管理目标、建立质量标准、完善各项规章制度、进行全员病案质量教育、建立指标体系和评估系统，并且定期评价工作结果，总结、反馈。病案质量管理任务的实施对于促进医院的医疗水平和服务水平有着重要的意义。

（一）　制定病案质量目标和质量标准

根据病案工作的性质和规律，制定病案质量管理总体目标，结合每个岗位和每个工作环节制定岗位目标。加强质量意识，充分调动各级医务人员的积极性，有的放矢地为预期达到的理想和方向努力。在此基础上，建立健全病案质量管理体系和安全有效的医疗管理机制，以保障质量目标的实现。推进病案工作向规范化、制度化发展，以保证和巩固基础医疗和护理质量，保证医疗服务的安全性和有效性。

（二）　进行全员病案质量教育

为了提高医务人员的质量意识，有组织、有计划、有系统地对参与病案质量的医疗、护理、技术人员进行质量管理相关理论和专业知识的教育和培训。加强医务人员参与质量管理的积极性、主动性和创造性，明确每个工作人员对病案质量所负的责任和义务。注重病案形成全过程的环节质量，自觉地遵守职业道德，各尽其责，使病案整体质量不断提高。

（三）　完善各项规章制度

完善的管理制度，是确保病案质量控制工作持续、规律开展的根本。因此，要根据医疗、科研、教学需要，要以国家卫生法律法规为依据，结合病案工作的实际，制定和完善一系列病案管理制度和各级人员岗位责任制。按病案的流程，把各项工作规范到位；按规章制度，把质量管理落实到位，使各级医务人员责、权、利明确，各项工作更加科学、规范。

（四）　建立指标体系和评估系统

病案质量监控主要是建立指标体系和评估系统，通过评估，检查是否达到设定的标准。可以促进病案质量控制更加科学、不断完善。不仅能够了解各级医务人员履行各自的职责情况，还需要对质量目标、各项标准和制度进行监测和评价，不断发现问题，随时对质量目标、标准和制度进行修改，使质量体系更加完善。

（五）　定期总结、反馈

根据不同时期，对质量实施过程中的成绩和问题进行总结、反馈，定期评价工作结果。通过对比分析，找出差距，嘉奖鼓励先进，对存在的问题进行客观分析，总结提高，有利于不断确立新的目标，促进病案质量管理良性循环，保证病案质量控制的效果。

三、病案质量管理的内容

病历书写质量反映着医院的医疗质量与管理质量，是医院重点管理工作。病历书写质量监控是全过程的即时监控与管理，以便及时纠正在诊疗过程中影响患者安全和医疗质量的因素，促进医疗工作持续改进，为公众提供安全可靠的医疗服务。

（一）病案书写质量管理的目的

1. 医疗安全目的

以患者安全为出发点，对诊疗过程中涉及落实医疗安全核心制度的内容进行重点监控，包括首诊负责制度、三级医师查房制度、分级护理制度、疑难病例讨论制度、会诊制度、危重患者抢救制度、术前讨论制度、死亡病例讨论制度、查对制度、病案书写基本规范与管理制度、交接班制度、技术准入制度等，是医疗质量管理的关键环节，在病历中能够真实体现实施过程。

2. 法律证据目的

以法律法规为原则，依法规范医务人员的诊疗行为。如医师行医资质；新技术准入制度；各种特殊检查、治疗、手术知情同意书签署情况及其他须与患者或家属沟通履行告知义务的文件；输血及血制品使用的指征；植入人工器官的管理；毒、麻、精神等药品使用及管理制度等。可以通过病历记录，对以上法规的执行情况进行监控和管理。

3. 医学伦理学目的

重视在病历书写中贯穿的医学伦理特点，科学、严谨、规范地书写各项记录有利于规范医疗行为，保护患者安全。医疗中的许多判定往往是医疗技术判断和伦理判断的结合。从具体的病历书写中可以体现医师伦理道德。如在病史采集过程中，临床医师全面和真实地收集与疾病相关的资料，了解病史及疾病演变过程并详细记载；从病情分析记录中反映了医师周密的逻辑思维，体现医疗过程的严谨和规范；治疗中坚持整体优化的原则，选择疗效最优、康复最快、痛苦最小、风险最小、副损伤最小、最经济方便的医疗方案；以及知情同意书中对患者的权利尊重，等等。这些都是医学伦理的具体实践，也是医学伦理对临床医师的基本要求，是病历质量监控不可忽视的内容。

4. 医师培养目的

培养医师临床思维方法。病历真实地记录了医师的临床思维过程。通过病历书写对疾病现象进行综合分析、判断推理，由此认识疾病、判断鉴别、做出决策。如在书写现病史的过程中培养了整理归纳能力和综合分析能力；诊断和鉴别诊断的书写过程，能够培养医师逻辑思维方法，以及对疾病规律的认识，将有助于更客观、更科学地临床决策，提高医疗水平。

（二）病历书写质量管理的内容

1. 病历组成

住院病历的重点监控内容包括病案首页、入院记录、病程记录、各项特殊检查及特殊治疗的知情同意书、医嘱单、各种检查报告单和出院（死亡）记录等。

（1）住院病案首页

住院病案首页在患者出院前完成，书写质量要求各项内容填写准确、完整、规范，不得有空项或填写不全。病案首页填写各项与病历内容相符合。重点是出院诊断中主要诊断选择的正确性和其他诊断的完整性。

（2）入院记录

入院记录应当于患者入院后 24 小时内完成，质量监控内容包括：

①主诉

主诉所述症状（或体征）重点突出、简明扼要。具体部位及时间要准确，能反映出疾病的本质。当有多个症状时，要选择与本次疾病联系最密切的主要症状。

②现病史

现病史内容要求全面、完整、系统。要科学、客观、准确地采集病史；能够反映本次疾病发生、演变、诊疗过程；重点突出，思路清晰。考察书写病历的医师对病史的了解程度和对该疾病的诊断、鉴别诊断的临床思路。

③既往史、个人史、月经史、生育史、家族史

既往史、个人史、月经史、生育史、家族史简明记录，不要遗漏与患者发病有关联的重要病史及家族史。

④体格检查

体格检查的准确性，阳性体征及有鉴别意义的阴性体征是否遗漏。

（3）病程记录

病程记录按照《病历书写基本规范》的要求完成各项记录。

①首次病程记录

首次病程记录即患者入院后的第一次病程记录，病例特点应对主诉及主要的症状、体征及辅助检查结果高度概括，突出特点。提出最可能的诊断、鉴别诊断及根据，要写出疾病的具体特点及鉴别要点，为证实诊断和鉴别诊断还应进行哪些检查及理由。诊疗计划要具体，并体现最优化和个体化治疗方案，各项检查、治疗有针对性。

②日常的病程记录

日常的病程记录应简要记录患者病情及诊疗过程，病情变化时应及时记录病情演变的过程，并有分析、判断、处理及结果；重要的治疗应做详细记录，对治疗中改变的药物、治疗方式进行说明。及时记录辅助检查异常（或正常）结果、分析及处理措施。抢救记录应及时记录患者的病情变化情况，抢救时间及措施，参加抢救的医师姓名、上级医师指导意见及患者家属对抢救、治疗的态度及意愿。出院前一天的病程记录，内容包括患者病情变化及上级医师是否同意出院的意见。

③上级医师查房记录

上级医师查房记录中的首次查房记录要求上级医师核实下级医师书写的病史有无补充，体征有无新发现；陈述诊断依据和鉴别诊断，提出下一步诊疗计划和具体医嘱；三级医院的查房内容除要求解决疑难问题外，应有教学意识并体现出当前国内外医学发展的新水平。疑难或危重病例应有科主任或主任（副主任）医师的查房记录，要记录具体发表意见医师的姓名、专业技术职称及意见，不能笼统地记录全体意见。

④会诊记录

会诊记录中申请会诊记录应包括患者病情及诊疗经过，申请会诊理由和目的；会诊记录的意见应具体，针对申请会诊科室要求解决的问题提出诊疗建议，达到会诊目的。

⑤围手术期相关记录

术前小结：重点是术前病情，手术治疗的理由，具体手术指征，拟实施手术名称和方式、拟实施麻醉方式，术中术后可能出现的情况及对策。术前讨论记录；对术前准备情况、手术指征应具体、有针对性，能够体现最佳治疗方案；在场的各级医师充分发表的意见；对术中可能出现的意外有防范措施。新开展的手术及大型手术须由科主任或授权的上级医师签名确认。麻醉记录及麻醉访视记录；麻醉记录重点监控患者生命体征、麻醉前用药、术前诊断、术中诊断、麻醉方式、麻醉期间用药及处理、手术起止时间、麻醉医师签名等记录准确，与手术记录相符合。术前麻醉访视记录重点是麻醉前风险评估、拟实施的麻醉方式、麻醉适应证及麻醉前需要注意的问题、术前麻醉医嘱等。术后麻醉访视记录重点是术后麻醉恢复情况、生命体征及特殊情况如气管插管等记录。手术记录：应在术后 24 小时内完成，除一般项目外，术前诊断、术中诊断、术中发现、手术名称、术者及助手姓名应逐一填写。详细记录手术时体位、皮肤消毒、铺无菌巾的方法，切口部位、名称及长度、手术步骤；重点记录病变部位及大小、术中病情变化和处理、麻醉种类和反应、术后给予的治疗措施及切除标本送检情况等。手术安全核查记录：对重点核查项目监控，有患者身份、手术部位、手术方式、麻醉和手术风险、手术物品的清点、输血品种和输血量的核对记录。手术医师、麻醉医师和巡回护士的核对、确认和签名。

（4）知情同意书

在进行特殊检查、治疗、各类手术（操作）前，应向患者或家属告知该项手术或检查、治疗的风险、替代医疗方案，须签署知情同意书；在患者诊治过程中医师须向患者或家属具体明确地交代病情、诊治情况、使用自费药物等事项，并详细记录，同时记录他们对治疗的意愿。如自动出院、放弃治疗者须有患者或家属签字。各项知情同意书必须有患者或家属及有关医生的签名。

（5）检查报告单

检查报告单应与医嘱、病程相符合。输血前应有乙肝五项、转氨酶、丙肝抗体、梅毒抗体、HIV 各项检查报告单，内容齐全、粘贴整齐、排列规范、标记清楚。

（6）医嘱

医嘱内容应当准确、清楚，每项医嘱应当只包含一个内容，并注明下达时间，应当具体到分钟。打印的医嘱单须有医师签名。

（7）出院记录

出院记录应当在患者出院前完成。对患者住院期间的症状、体征及治疗效果等，对遗有伤口、引流或固定的石膏等详细记录。出院医嘱中，继续服用的药物要写清楚，药名、剂量、用法等。出院后复查时间及注意事项要有明确记录。

（8）死亡记录

住院患者抢救无效而死亡者，应当在患者死亡后 24 小时内完成死亡记录。重点监控内容是住院时情况、诊疗经过、病情转危原因及过程、抢救经过、死亡时间、死亡原因及最后诊断。

（9）死亡讨论记录

于患者死亡后 1 周内完成，由科主任或副主任医师以上职称的医师主持，对死亡原因进行分析和讨论。

2. 门诊病历质量内容

一般项目填写完整，每页门诊病案记录纸必须有就诊日期、患者姓名、科别和病案号。主诉要求准确、重点突出、简明扼要。初诊病史采集准确、完整，与主诉相符，并有鉴别诊断的内容。复诊病史描述治疗后自觉症状的变化、治疗效果。对于不能确诊的病例，应有鉴别诊断的内容。既往史重点记录与本病诊断相关的既往史及药物过敏史。查体记录具体、确切。确诊及时、正确；处理措施及时、得当。检查、治疗有针对性。注意维护患者的权利（知情权、隐私权）。

3. 急诊留观病历质量管理内容

急诊留诊观察病历包括初诊病历记录（门急诊就诊记录）、留诊观察首次病程记录、病程记录、化验结果评估和出科记录等内容。留诊观察首次病程记录内容包括病例特点，诊断和鉴别诊断，一般处理和病情交代。病程记录每 24 小时不得少于两次，急、危、重症随时记录；交接班、转科、转院均应有病程记录。须有患者就诊时间和离开观察室时间，并记录去向。化验结果评估须对检查结果进行分析。出科记录简明记录患者来院时情况、诊疗过程及离开时病情。

（三）临床路径实施中的病案质量管理

临床路径（clinical pathway，CP）是由医生、护士及相关人员组成一组成员，共同对某一特定的诊断或手术做出最适当的有顺序性和时间性的照顾计划，使患者从入院到出院的诊疗按计划进行，从而避免康复的延迟和减少资源的浪费，是一种以循证医学证据和指南为指导来促进治疗组织和疾病管理的方法。临床路径的实施，可以有效地规范医疗行为，保证医疗资源合理及有效使用。在临床路径具体执行中，病历质量监控是不可忽视的，通过病历记录可以监控临床路径的执行内容和流程，分析变异因素，有效论证临床路径实施方案的科学性、规范性和可操作性，使临床路径的方案不断完善。根据临床路径制订方案（医师版表单）所设立的内容，遵循疾病诊疗指南对住院病历质量进行重点监控。

1. 进入路径标准

病种的选择是以疾病的诊断、分型和治疗方案为依据进入相应的路径。是否符合入径标准，可以通过入院记录中现病史对主要症状体征的描述，体格检查中所记录的体征、辅助检查的结果是否支持该病种的诊断，上级医师查房对病情的评估等几个方面进行评价。

2. 治疗方案及治疗时间

根据病程记录，以日为单位的各种医疗活动多学科记录，观察治疗方法、手术术式、疾病的治疗进度、完成各项检查及治疗项目的时间、流程。治疗措施的及时性、抗生素的使用是否规范。

3. 出院标准及治疗效果

检查患者出院前的病程记录和出院记录，根据患者出院前症状、体征及各项检查、化验结果对照诊疗指南制定的评价指标和疗效及临床路径表单（医师版）制定的出院标准。

4. 变异因素

对于出现变异而退出路径的病历，应进行重点分析。确定是不是变异，引起变异的原因，同一变异的发生率是多少，等等。

5. 患者安全

在执行临床路径中，患者安全也是病历质量监控的主要目的。治疗过程中其治疗方式对患者的安全是否受到危害，路径的选择对患者是不是最优化的治疗，避免盲目追求入径指标而侵害了患者的利益。

(四) 病历质量四级管理

1. 一级管理

由科主任、病案委员、主治医师组成一级病案质量监控小组。对住院医师的病案质量实行监控，指导、督促住院医师按标准完成每一份住院病案，是病区主治医师重要的、必须履行的日常工作之一。要做到经常性的自查、自控本科或本病房的病案质量，不断提高各级医师病案质量意识和责任心。科主任或病区主任医师（副主任医师）应检查、审核主治医师对住院医师病案质量控制的结果。"一级质量监控小组"是源头和环节管理最根本、最重要的组织。如果工作人员素质不高，质量意识差，是写不出合格的或优质病案的。所以，最根本的是科室一级病案质量监控。

2. 二级管理

医务部是医疗行政管理主要部门，由他们组成一级病案质量监控小组，每月应定期和不定期，定量或不定量地抽检各病区和门诊各科病案。还应参加各病房教学查房，观察主任查房，参加病房重大抢救，疑难病例讨论，新开展的风险手术术前讨论，特殊的检查操作，有医疗缺陷、纠纷、事故及死亡的病案讨论。结合病历书写，严格要求和督促各级医师重视医疗质量，认真写好病案，管理好病案，真正发挥医务部门二级病案质量的监控作用。

3. 三级管理

医院病案终末质量监控小组每天检查已出院病历。病案质量监控医师应对每份出院病案进行认真严格的质量检查，定期将检查结果向有关领导及医疗行政管理部门汇报，并向相关科室和个人反馈检查结果。病案科质量监控医师所承担的是日常质量监控工作，是全面的病案质量监控工作。由于每个人都有自己的专业限定，因此在质量监控工作中要经常与临床医师沟通，并经常参加业务学习和培训，坚持临床工作，提高业务水平和知识更新。

4. 四级管理

病案质量管理委员会是病案质量管理的最高权威组织，主任委员和副主任委员应定期或不定期，定量或不定量，普查与抽查全院各科病案，审查和评估各科的病案质量，特别是内涵质量。检查可以侧重重大抢救、疑难病案、死亡病案、手术后 10 天之内死亡病案或有缺陷、纠纷、差错、事故的病案。从中吸取教训，总结经验，提高内涵质量。可采取各种方法，最少每个季度应活动一次，每年举办一次病案展览。如有不合格病案或反复书写病案不合格医师，应采取措施，进行病案书写的基本功训练。发挥病案质量管理委员会指导作用，不断提高病案的内涵质量和管理质量。

四、电子病历质量管理

（一）电子病历书写要求

基本要求：电子病历的书写应当客观、真实、规范、完整，电子病历的书写应当符合国家病历书写基本规范对纸张与格式的要求：医疗机构应建立统一的书写格式，包括纸张规格和页面设置，完成时限与卫生部《病历书写基本规范》要求保持一致。可以使用经过职能部门审核的病历书写模板，理想的模板应该是结构化或半结构化的，避免出现错误信息；同一患者的一般信息可自动生成或复制，复制内容必须校对；不同患者之间的资料不可复制。电子病历的纸质版本内各种资料（包括各种检验、检查报告单）须有医师或技师签名。

（二）电子病历修改

1. 修改基本要求

（1）医务人员应按照卫生行政部门赋予的权限修改电子病历。

（2）修改时必须保持原病历版式和内容。

（3）病历文本中显示标记元素和所修改的内容。

（4）电子病历修改时必须标记准确的时间。

2. 修改签字

（1）电子病历修改后须经修改者签字后方可生效（电子签名正式实施前系统自动生成签名并不可修改）。

（2）对电子病历当事人提供的客观病历资料进行修改时，必须经电子病历当事人认可，并经签字后生效。签字应采用法律认可的形式。

病历文本中显示标记元素和所修改的内容。

（三）电子病历质量控制

1. 质量监控方式

电子病历质量控制包括对网上病历信息和打印的纸质病历实施的质量控制。病历质量检查工作应采取终末质量监控和环节质量监控相结合的方式，实现实时控制质量，做到问题早发现、早纠正。

2. 质量监控重点

（1）应将环节质量监控作为主要手段，尽可能应用病历质量监控软件来实施。

（2）应将危重死亡病历、复杂疑难病历、纠纷病历、节假日病历、新上岗医师病历等作为质量控制重点，实施专题抽查，重点突出。

（3）应将病历书写的客观性、完整性、及时性、准确性、一致性及内涵质量作为监测内容，防止电子病历实施后出现新的病历质量问题。

3. 质量监控标准

（1）电子病历质量控制依据《电子病历基本规范》及有关病历书写的要求进行，网上电子病历和打印纸质病历等同标准，且同一患者的纸质与电子病历内容必须一致。

（2）电子病历质量监控环节发现问题后及时纠正，终末电子病历质量监控须评定病历质量等级。

（3）医疗机构应对电子病历质量控制结果实施严格奖惩。

第六章 医院采购、招标及其他管理

第一节 医院采购招标及合同精细化管理

一、医院采购、招标及合同管理体系设计

（一）医院采购管理的作用

采购是指医院根据医院运营活动的需要，通过信息搜集、整理和评价，寻找、选择合适的供应商，并就价格和服务等相关条款进行谈判，达成协议，以确保需求得到满足的活动过程。采购管理就是指为保障医院药品、卫生材料、设备、服务等的供应而对医院采购进货活动进行的管理活动，是对整个医院采购活动的计划、组织、指挥、协调和控制活动。

采购是一种经济活动，是构成医院竞争力的重要部分，对医院的医疗、教学、科研工作的正常运行、医院质量安全及运营绩效都有重大影响。采购的作用表现在以下几方面：

1. 采购是保证医院正常运行的重要保证；

2. 采购是保证医疗质量的重要环节；

3. 采购是控制成本的重要手段之一；

4. 采购是科学管理的开端；

5. 采购是医院和资源市场的关系接口；

6. 采购可以促使医院合理使用与配置卫生资源。

（二）医院招标采购管理机构设置

招标采购是在完全市场化竞争的条件下，将为医院提供各类物资的供方，通过合理的

组织和引导，促使其进行有序的竞争，让医院最终获得优质、优价的物资。

招标采购具有公开性，招标采购面向社会，把采购的信息、宗旨、要求公之于众，使所有的人和单位都有机会参加这一活动，极大地扩大了物资的来源，使挖掘市场潜力的概率达到最大化。

医院应建立适当形式的招标采购组织结构，良好的组织体系是实现医院招标采购目标、提高管理工作效率的基本保障。

1. 招标委员会全面负责医院招标工作，医院招标委员会由院领导、财务部门、招标采购办公室、纪检、审计处及各业务科室人员组成，根据招标业务内容的不同，分为招标监督工作组、基建工程招标、后勤物资采购招标、维修工程招标、医疗仪器设备招标、卫生耗材招标、药品试剂招标、信息设备招标、广告宣传招标、服务劳务招标等工作小组，分别履行相应招标职能。

2. 招标采购办公室是招标工作的具体管理机构，在招标委员会的领导和监督下，由招标采购办公室负责全院招标工作的组织、管理和实施。

3. 招标监督工作组是医院招标活动的监督机构，对招标采购整个环节进行监督，保证招标采购活动的顺利进行。

4. 各招标工作组是负责相关项目招标的具体实施机构，各招标工作组实行组长负责制，工作组组长为第一责任人。

医院招标采购的主要目的是在保证标的物资质量的前提下，有效降低采购成本，同时注意防范采购风险。因此，建立规范的招标采购机构，有效地实施物资招标，对于医院来说，可以最大限度地降低各种设备、药品、材料的采购成本，减少医院的成本压力；有利于公平、公开、公正，避免医院采购腐败现象的发生；有助于降低患者的经济负担，合理使用卫生资源，提高医疗卫生资源的使用效益。

(三) 医院采购、招标及合同管理体系

医院的药品、卫生材料、设备、服务等的供应是一项综合性的工程，涉及采购计划、采购预算、供应商管理、采购招标、采购合同、采购验收、采购结算等环节，医院的采购、招标要构建科学、合理的管理体系，以确保医院所需物品及服务等的正常供应，实现医院的可持续发展。

1. 采购计划体系

采购计划是指医院在对医疗市场需求、物资及服务等使用及供给规律充分了解的情况

下，对计划期内物资及服务采购管理活动所做出的预见性的安排和部署。

2. 采购预算体系

采购预算是指采购部门在一定计划期间编制的物资及服务采购的用款计划，它是一种用数量表示的计划，将医院未来一定时期内运营目标，通过有关数据系统地反映出来，是医院经营决策具体化、数量化的表现。

3. 供应商管理体系

供应商是指那些向医院提供卫生材料、药品、设备、服务等的厂商或公司。供应商的管理是指对供应商的了解、选择、开发、评价和控制等综合性的管理工作。

4. 采购招标体系

采购招标体系包括建立招标委员会、编制招标文件、发布招标公告、招标资格审查、接受招标文件、开标、定标、发布招标公告、招标争议处理等内容。

5. 采购合同管理

采购合同是医院与供应商经过谈判协商获得一致意见签订的法律性文件，合同双方都应该遵守和履行。采购合同的管理包括采购合同编制、采购合同评审、签订采购合同、采购合同履行、采购合同变更、采购合同争议处理等环节。

6. 采购验收体系

采购验收是核对资证和凭证，对药品、卫生材料、设备等进行数量和质量检验的技术活动的总称。做好采购的验收工作，是提高医院医疗质量、保证医院正常运营的重要过程。

7. 采购结算体系

采购结算是指对物品交易、服务供应等经济往来引起的货币收付关系进行清偿的过程。

(四) 医院采购、招标及合同精细化管理设计维度及要素

医院物资的采购、招标及合同的精细化管理是实现医院科学、规范管理，有效降低医疗成本，减轻患者经济负担，促进医院发展的重要途径。采购、招标及合同管理受到市场发展、管理理念与技术等诸多因素的影响，因此，建立完备的采购、招标与合同管理对医院来说十分重要。医院物资的采购、招标及合同的精细化管理要实现精、准、细、严四个特征。通过精细化管理，以建立完整、规范的采购、招标及合同管理体系，使采购、招标及合同的管理科学化、标准化、程序化。医院采购、招标及合同管理体系可从岗位职责、

管理制度、业务流程、管理工具、业务表单和管理方案六个维度进行设计。

二、医院采购、招标及合同管理流程设计

（一）设备采购需求确定流程关键节点说明

1. 科室根据学科发展、医疗市场的状况，提出设备需求。

2. 对所提出的设备做可行性分析，提出可行性分析报告，报设备管理部门。

3. 设备处汇总科室的医疗设备采购需求。

4. 对医院设备的使用情况进行分析。

5. 对科室提出的设备申请进行经济及技术的评估。

6. 召开设备管理委员会会议，对所需购买的设备进行分析与评价。

7. 按照医院总体财务预算的要求，对设备的采购规模、数量、类型等进行总体的平衡。

8. 编制设备预算，报财务部门。

9. 设备的预算须有可行性分析报告。

10. 财务部门平衡全院的财务预算。

11. 提出设备采购的规模，并同设备管理部门沟通。

12. 财务部门将设备预算提交预算管理委员会及院长审批。

13. 医院将设备预算方案上报财政部门批复。

14. 财政部门批复预算指标。

15. 财务部门按照财政批复指标调整预算方案。

16. 采购部门按照批复的预算，确定采购方式。

17. 采购的方式须经招标管理、财务部门审核后，报医院领导审批。

18. 按照确定的采购方式采购。

19. 将采购的有关档案资料存档。

（二）设备采购管理流程关键节点说明

相关部门根据实际情况提出设备采购需求，并对设备情况进行评估与论证。

设备处对所需采购设备进行评估后，依据实际情况撰写设备采购可行性报告，提交医院及审核部门。

1. 采购部门统计所需设备的型号、规格、数量等，确认设备采购信息。

2. 采购部门将设备采购申请表由财务部门进行预算资金审核。

3. 财务部门审核后报请院长审批，若是在院长权限外的还应报请主管部门审批。

4. 采购部门向供应商进行询价，供应商按照采购设备的具体情况进行报价。

5. 采购部门整理分析供应商报价。

6. 采购部门根据汇总供应商信息综合评价各供应商的情况，选定一个最适合的供应商。

7. 在选定供应商后，采购部门根据采购物资要求、供应商情况、医院本身管理要求、采购制度及方针等要求拟定申请单，提交主管部门及院长审批。

8. 院长或指定替代签署人与供应商签订正式设备采购合同。

9. 执行采购合同。

10. 设备处收到设备后，组织设备处技术人员对设备进行质量检测。

11. 质量检测结束后，由相关部门出具设备质量检测报告，对设备的质量和安全性能进行评估。

12. 设备处对采购设备进行安装和调试，检测设备的性能。

（三）招标工作流程关键节点说明

1. 按照相关部门提出的要求，开始招标工作。

2. 招标文件内容包括项目简介、投标规定、投标人要求、标底、评标标准与中标原则、采购合同等。

3. 招标主管部门对投标者的品质、投标者的组织机构、中标经验、供货能力、财务状况、业绩等进行审查。

4. 对招标工作中的有关问题进行答疑。

5. 选择委托招标代理公司。

6. 采用公开开标形式的，开标前须检查投标书的密封情况。

7. 开标时须公开供应商名称、投标报价、有无折扣、质量保证等相关内容。

8. 应允许投标人澄清相关信息。

9. 评标专家小组应当从价格、技术、质量、服务、业绩等方面对投标文件进行鉴定、分析、比价议价，推举合适的供应商。

10. 编制评标报告，并进行公示。

11. 接受投标人的有关投标、评标、决标的投诉。

12. 公示期结束，发中标通知。

13. 相关资料存档。

（四）政府采购招标工作流程关键节点说明

1. 采购单位根据政府采购中心下发的采购项目、采购限额标准编制部门采购计划，报政府采购中心审核。

2. 政府采购中心根据各采购单位上报的采购计划和采购预算制订统一的采购计划，报财政部门审批。

3. 编制招标文件，包括项目简介、标底等内容。

4. 上报主管部门及财政部门审批。

5. 采购中心根据采购计划和各部门采购要求，按照《中华人民共和国政府采购法》及政府相关法规的规定，确定具体的采购方式。

6. 政府采购中心根据确定的采购方式，编制政府采购方案，提交财政部门审核。

7. 招标文件财政部门批复后，采购单位配合编制招标文件。

8. 经上级部门批准后发布招标公告。

9. 政府采购中心根据财政部门通过的采购方案，按照规定的程序进行供应商选择。

10. 政府采购中心通过相应程序，最终确定合格的采购供应商。

11. 通过资格审查的供应商在提交投标书之前，须缴纳一定数额的投标保证金。

12. 投标书的内容构成有投标函和投标标价书，证明投标人合格且具有能力履行合同的资格说明书，证明投标人所提供的货物是合格货物，且符合招标文件规定的证明文件。

13. 政府采购中心负责组织开标的具体事宜。

14. 开标应当严格按照法定程序进行，包括按规定的时间公布开标开始，核对出席投标人的身份和出席人数，安排投标人或其代理人检查投标文件的密封情况等。

15. 政府采购中心开标后，由政府聘请的专家评审委员会负责评标。

16. 评标应该从价格、品质、技术、服务、业绩等方面综合评定其合理性和可靠性。

17. 专家评审委员会在对所有的标书进行审查和评审后，由政府采购中心确定并公示中标单位。

18. 在政府采购办公室的监督下，采购单位与供应商按照中标文件的约定签订采购合同。

19. 政府采购办公室及采购中心对采购合同的履行情况进行实时监控。

（五）采购合同管理流程关键节点说明

1. 为做好采购工作，医院成立采购谈判小组。

2. 采购谈判小组全权负责与供应商的谈判工作。

3. 采购部门经过价格调查、成本分析和财务部门审批通过采购资金预算后，据此指定采购谈判的目标。

4. 采购谈判小组负责谈判的部门应根据采购项目的特点设计谈判方案。

5. 采购谈判方案应报请财务部门审核，并根据其意见进行改进。

6. 谈判小组应依据成本分析所定的底价与供应商进行谈判，在保证供应商一定利润的情况下，尽量追求成交价格低廉。

7. 谈判过程应严格保密，无关人员未经允许不得进入谈判会场，参与谈判部门和工作部门不得泄露与谈判有关的内容，谈判未经最后审定不得宣布结果。

8. 谈判达成一致后，应及时根据谈判达成条件制定采购谈判协议。

9. 谈判协议中应将采购各项事项交代清楚，便于执行。

10. 采购部门必须在进行供应商调查和询价、比价、采购谈判的基础上拟订采购合同草案。

11. 根据对方的资信情况，起草符合本制度规定的采购合同。

12. 采购合同中应包括交货地点、时间、方式、包装要求、规格、特性指标、验收注意事项、付款方式、不合格品处理方法等。

13. 医院院长根据相关部门所提意见、办理程序的规范性，以及其他认为需要审查的内容对合同进行审阅并签署意见。

14. 采购部门根据审批后意见对合同进行修改，并据此编制出正式的采购合同。

15. 医院院长或受院长委托的合同签署代理人正式签署合同。

16. 采购部门按照合同约定向订货商下订单。

17. 供应商根据订单要求及时备货。

18. 采购部门在供应商备货过程中进行监督，确保按时交货。

19. 采购部门应对供应商交付的物资或服务进行检验，并评价其交付质量。

20. 采购合同执行过程中，应及时对相关文件进行归档，采购合同须妥善保管。

（六）项目采购管理流程关键节点说明

1. 项目采购主管应首先明确项目采购的工作目标，要求在此基础上编制计划文件。

2. 项目采购主管应要求计划制订部门也明确采购目标。

3. 在采购计划制订之前，项目采购部门应明确制订采购计划须考虑的问题。

4. 一般情况下，制订采购计划时应当明确采购的设备、物资或服务的数量、技术规格、参数和要求，物资运输与保管。项目实施阶段，对采购工作的协调管理方法，明确物资在途时间，并据此制定采购提前期。

5. 制订采购计划时，项目采购计划部门须熟悉计划的执行依据，从中提取所需信息，做好采购计划编制准备。

6. 项目采购计划过程应熟悉的依据包括项目需求说明书、项目范围说明书、产品说明书、工作分解结构、项目管理计划书、资源的市场情况、项目风险预测等。

7. 项目采购部门根据项目情况，选择合适的工具制订采购计划，一般情况下，使用工具包括自制/外购分析工具、专家判断法和合同选择工具。

8. 项目过程中，需要专家提供技术性判断，评估采购过程中各类文件的标准性与规范性。

9. 项目采购部门应根据项目周期、范围、成本价格分析等因素确定采购合同类型。

10. 采购部门首先确定采购需求、工作范围、内容及管理要求。

11. 采购部门须明确采购资源信息，包括物资或服务的数量、技术标准和质量要求。

12. 采购部门应预测采购风险，并确定应对措施。

13. 采购部门须选择采购方式与合同类型。

14. 采购部门必须明确计划文件所须采用的标准格式。

15. 项目采购部门应先编制采购计划，清楚阐述采购过程如何进行管理。

16. 项目采购计划应包括采购合同的类型安排、项目采购工作的责任人、总体安排、管理潜在供应商的办法、采购过程各项活动的协调办法、标准的采购单证、采购文件来源及形式等内容。

17. 项目采购部门应根据计划及各类资源需求信息，通过各种方法和工具，制订出具体的作业计划。

18. 项目采购作业计划中规定采购实施过程中各项作业的日程、方法、所购资源、责任和应急措施等内容。

19. 项目采购部门应制定项目采购工作说明书，描述采购的细节，包括需要考虑的技术问题、注意事项等，以便供应商确认自己是否能够提供本项目所需资源。

20. 项目采购工作说明书由采购说明书、项目工作分解结构和字典三部分组成，在采购过程中还须不断进行修订。

21. 项目采购部门还应编制工作过程中所使用的一系列工作文件，保证项目采购顺利开展、采购信息能够及时传递；这些采购文件包括采购询价单、招标文件、项目谈判邀请书、初步意向书等。

22. 采购计划中各项文件编制完成后，应经财务部门审核，主管部门和院长审批，对采购计划的各项文件提出合理修改建议。

23. 按照建议修改后的采购计划应报请审核后，方可作为项目实施的依据。

24. 各项文件均审核无误后，采购部门应汇总各项文件，并进行整理和下发。

三、医院采购、招标及合同管理工具设计

（一）采购管理风险控制

1. 采购管理常见风险

风险是指在一定的环境和期限内，有可能导致损失发生的不确定性因素。风险控制是医院从内部和外部预防和控制风险的过程。防范风险是医院开展财务控制的目的之一，常见的采购风险如：

①采购行为违反国家法律法规和医院制度规定；

②采购计划不合理，与医院医疗活动不协调；

③缺乏采购申请制度，请购未经审批或越权；

④供应商选择不当，可能导致采购物资质次价高；

⑤采购管理不善，出现差错、舞弊、欺诈、贪污；

⑥采购定价机制不合理，缺乏监督，造成医院资金损失；

⑦签订协议、采购合同不当，导致医院权益受到侵害；

⑧缺乏合同履行管理，运输不当，导致物资损失；

⑨采购验收不规范，造成账实不符，采购物资损失；

⑩付款审核不严格，付款方式不恰当，资金受到损失。

2. 采购管理风险控制关键环节

风险控制涉及医院经营的方方面面，既包括国家经济政策、外部经济环境、医院管理体制、管理模式、重大经营决策等宏观方面，也包括医院运营的微观方面，如医院内控机制的建立与完善等。一所医院的内控工作是否做得好，主要看其关键控制点是否设置到位；控制采购风险应从完善制度、优化流程、加强监督等关键环节入手，建立完善的医院内部控制制度。对医院采购内部风险控制，应从以下关键点入手。

树立风险控制理念：医院应高度重视、狠抓落实，将内部控制规范转化为医院的领导理念和管理思想，营造良好的风险控制环境。

建立风险识别机制：医院采购应建立系统、科学的风险识别系统，建立风险评估、风险预警、风险应对和风险监控的管理体系。

制定采购内控制度：建立内部控制管理架构，完善内控制度，制定内部监督控制制度和风险防范行为规范。

建立岗位分离控制机制：采购权限分配应实行分级管理，各岗位明确职责，各负其责，并且要相互监督、相互牵制。

采购行为合规合法：医院的请购事项应当明确，请购依据应当充分；采购行为应当合法合规，采购验收应当明确规范。采购的过程要遵守国家法律法规。

（二）采购计划编制

采购计划是指医院在结合医院医疗活动特点和药品、卫生材料、设备等使用规律的基础上根据市场的供需特点，对医院某一时期医疗活动所需的物资进行计划性和预见性的部署。采购计划的制订是采购活动的第一步，采购计划的编制是一项复杂而细致的工作，编制采购计划需要领导的层层指示以及各部门通力配合才能完成。做好采购计划管理有助于医院规范采购工作部署，提高采购管理水平，确保医院医、教、研各项活动的顺利进行。

（三）采购需求计划

1. 采购计划人员应收集采购历史数据、医院医疗工作情况等数据资料。

2. 采购计划应结合医院年度经营目标制订年度需求计划，包括需求量、金额、时间等内容。

（四）编制年度采购预算

1. 根据采购需求和预算编制年度采购计划。

2. 确定采购种类、数量、时间、方式等。

（五）分解采购计划

1. 采购计划制订完成后，须按月、季度对采购计划进行分解，形成月度、季度采购计划。

2. 对采购计划按部门、种类进行分解，形成部门、种类采购计划。

（六）制订采购作业计划

1. 采购计划制订好后，应结合医院的运营情况，前期采购计划分解，制订具体的采购作业计划。

2. 具体的采购作业计划应报经批准。

（七）采购计划监督执行

1. 医院应按采购计划执行采购工作，并对采购过程进行监督。

2. 如果执行过程中出现问题，须对计划进行及时调整。

（八）采购成本控制

采购成本是指因采购活动而引起的成本，它包括维持成本、订购成本及缺货成本。采购成本的管理是否到位，是否恰当，直接关系到医院的经济效益的好坏。因此，加强对采购成本的分析与控制，对于医院的发展具有重要意义。

1. 从供应链的角度讲，影响医院采购成本的因素主要有医院的内部因素、供应的外部因素和其他因素

（1）内部因素：部门之间的协作与沟通；采购数量、批量、批次；交货期、交货地点、付款方式；采购价格成本及谈判能力；采购时机与季节性。

（2）供应因素：市场供需情况；与供货商的合作关系；供货商的销售策略；供货商的产品技术水平及质量水平。

（3）其他因素：自然灾害、疾病流行、战争等；国家经济政策、卫生政策、财政金融政策、国家物价收费政策等。

2. 医院采购成本控制

采购成本的降低对于提高医院的经济效益具有重要意义，如何恰当地掌控成本的降低

过程，以及合理而科学地应对采购成本降低过程中所产生的问题，这些都是医院在控制采购成本时须关注的问题。采购部门、财务部门以及医疗、设备、后勤等部门在控制采购成本中起着重要的作用，需要各部门通力合作，协调管理，建立有效的采购成本控制机制。

（九）采购成本控制关键点

1. 健全采购定价机制

（1）采取协议采购、招标采购、竞争性采购等多种方式，科学合理地确定采购价格。

（2）认真研究物资的成本构成及市场价格变动趋势，确定重要物资的采购执行价格或参考价格。

（3）建立采购价格数据库，定期开展物资的供求及价格行情分析。

（4）建立严格的询价议价体系，确保采购谈判过程中制定合理价格。

2. 制订物资需求计划

（1）建立科学的物资需求管理系统。

（2）准确地预测所需物资的需求数量以及需求时间等。

（3）制订合理的物资需求计划和采购计划。

（4）正确预测采购日期，确保采购物资按时供应。

3. 加强采购会计系统控制

（1）建立完善的会计核算制度及采购成本核算制度。

（2）准确核算各类物资的采购成本、费用。

（3）选择合理的采购成本核算方法。

4. 做好采购成本控制工作

（1）加强对供应商渠道的控制与管理。

（2）认真做好采购计划和控制工作。

（3）改善采购流程和策略。

（4）建立对采购人员的绩效评价体系。

（十）供应商管理

医院采购的物资来自供应商，供应商是医院的重要利益相关者，对供应商的管理是采购管理中一项非常重要的工作。选择优质、稳定的供应商对于确保医疗活动正常运行，提高医疗质量，降低医疗成本，减轻患者的经济负担具有重要作用。如果供应商选择不当、管理不善，轻则会影响医院的医疗活动，重则可能使医院陷于困境。

1. 供应商管理的风险点

医院供应商管理过程中，可能出现的风险表现在三方面：一是供应商选择不当，二是与供应商合作出现问题，三是缺乏对供应商的考察评价。

供应商选择不当是供应商管理过程中的主要风险，该风险主要表现在选择供应商之前，没有对供应商进行充分的调查和评价；选择供应商的过程中过度侧重于价格，忽略了质量、服务等因素；供应商选择过程中存在商业贿赂、回扣等舞弊行为。医院与供应商应进行长期、稳定的合作，可以保证医院的采购工作顺利进行，降低采购成本及供应风险，如果与供应商合作出现问题，则容易造成医院与供应商之间不能相互信任、共担风险、共享信息；供需双方未能有效履行合同，不能有效协调存在问题，造成医院与供应商合作出现风险。医院在供应商的管理过程中，如果没有建立完善的供应商考察评价体系，就难以准确掌握供应商的绩效；如果缺乏对供应商的评价工作，就会导致现有供应商缺乏竞争意识、服务水平低下，低水平的供应商不能及时淘汰，其他优秀的供应商不能及时入选等问题。

医院对于供应商的管理可以从以下几方面来做，建立完善的供应商选择体系，建立与供应商的合作伙伴关系，建立完善的供应商考核体系。

（1）建立完善的供应商选择制度并落实。

（2）确定科学的评审标准，确保选到最合适的供应商。

（3）在供应商评审和名单确立过程中做好内控工作，防止在供应商选择过程中出现舞弊等违规行为。

（4）开展对供应商的质量认证工作，确保合格供应商具备长期履约能力。

（5）采购部门要在调研的基础上，对供应商进行分析、分类，确定伙伴型供应商对象。

（6）根据供应商伙伴关系的要求，制订达成目标的行动计划。

（7）采购部门要通过供应商会议、供应商访问等形式对供应商实施组织和进度跟进，对质量、交货、服务、产品类型、新技术开发等方面的改进进行跟踪考核。

（8）采购部门须定期检查，及时调整行动，早日提升与供应商的合作关系。

（9）对于供应过程中出现的问题，及时向供应商反馈并提出改进要求。

（10）关注供应商的利益诉求，力求达到共赢。

（11）建立供应商考核指标。

（12）确定考核与评价标准。

（13）确定优秀供应商的奖励措施。

（14）建立不合格供应商的淘汰机制。

（15）确定合理的考核期限，并明确考核工作的分工。

（十一）采购价格管理

采购环节是医院保证医疗、教学、科研正常运营的基础和前提，又是影响医院成本和效益的重要因素。现在，人们越发认识到采购领域蕴藏着巨大的经济潜力。因此，医院在进行采购时，如果科学合理地确定采购价格，就能够大大降低医院成本，成本的降低就是医院提高竞争力、实现可持续发展的良好开端，而科学地确定合理的采购价格则是获取良好开端的前提。

采购价格的高低受到各种因素的影响，采购价格的确定受到市场的供需关系及许多因素的影响，包括规格、服务、交货期、运输等都对价格有很大的影响。从我国国内市场来看，了解采购价格的影响因素，在采购价格谈判中做到"知己知彼"，这样才能"百战百胜"，最终以合理的价格采购到最满意的物资。

1. 采购物品的供需关系

供需关系决定市场价格，决定采购价格，如果医院处于主动地位，可以获得优惠的价格折让。如果供应商处于主动地位，商家就会趁机抬高物品价格，以谋求更高利润。作为采购方，如果对采购的药品、卫生材料、设备的规格、品质、工艺等要求越复杂，则价格就越高。医院在追求费用、成本最低的同时，应确保采购物品的质量、规格能满足医疗需求，不能一味地追求价格低廉而忽视物品的质量。

2. 医院的采购数量

采购数量多时，供应商为了回报采购方或是向采购方示好，会在采购价格的议定上或多或少地给予数量折扣或降低价格。因此，大批量、大额度、集中采购、联合采购是一种降低采购价格的有效途径。

3. 供应商的成本

供应商的货物成本是影响采购价格最根本、最直接的因素。因此，医院采购的货物一般是在供货商的成本之上，两者之间的差额就是供应商的利润额度，可见，供应商的成本就是采购价格的底线。讨价还价及谈判就是为了压缩供应商的利润空间。

4. 付款条件

在付款条件上，供应商一般多会提供折让等优惠条件，用以刺激采购方提前付款或现金付款。因此，在这种付款优惠条件下，医院若能遵守，那么采购价格就会降低。

5. 交货条件

交货条件也是影响采购价格非常重要的因素之一，交货条件主要包括运输方式、交货地点、交货条件、交货期的缓急等。

6. 供应商的合作意愿

供应商为了获得长期与医院合作的机会，或想成为医院重要的供应商，采购货品时供应商往往会比其他商家的报价低，医院应充分把握供应商的报价策略和供应商的心理。

（十二）采购价格管理

1. 确定采购价格的方式

常用的采购价格确定方式主要有询价采购方式、招标采购方式、谈判采购方式、公开市场采购、订价采购等方式。医院应根据有关政策、规定的要求，根据采购的特点选择合适的采购方式。

2. 做好采购询价工作

在采购作业流程中，询价是采购人员必须经过的一个重要阶段。正常情况下，采购人员在预算编制、计划时，就应该开展询价工作。采购人员应将询价的结果制成书面报告，报经有关部门和领导进行审核。

3. 审核供应商的报价

报价是指供应商在有效期内对医院采购货物的口头询价或书面询价做出的价格反馈。供应商报价的基础有成本加价法、市价法、投资报酬率法、竞争导向定价法。作为采购人员，要想获得满意的采购价格，应做好供应商的成本分析，摸清供应商定价策略及心理是必要的前提。

4. 做好市场价格分析工作

采购部门应组建价格采购分析小组，通过对各种采购价格的资料分析，确定影响采购价格的因素，价格分析人员根据物资数量、特性，并结合供应商的详细情况，进行价格分析，编制价格分析报告。

5. 确定采购最低价格

采购人员在全面收集市场的价格信息，并对信息进行整理、分析的基础上，对采购物资成本进行分析，确定采购物资成本的合理性和适当性。根据采购的方式、采购物资价格等因素拟定采购底价计算公式，计算最低的采购底价，并报经有关部门和领导。

6. 议价的策略

在议价活动中，采购方和供应商各自抱着目的和期望，议价的具体内容多是一些采购方同供应方的分歧点和存在的问题，如采购货品的规格、品质、服务、价格等要求的协商，其他方面也包括交货期、运费负担、付款方式等问题。议价活动应该本着以达成合作为目的的，兼顾彼此的利益，解决分歧、协商一致，最终实现双赢的局面。

7. 采购方式

采购是从资源市场获取资源的过程，采购管理是否得当、到位，直接影响采购成本和效率，因此，确定科学、合理的采购方式是决定医院采购成本与效率的关键。不管是何种采购方式，都有其利弊。医院要根据自身需求和上级有关规定选择合适的采购方式。

第二节 医院卫生耗材的精细化管理

一、医院卫生耗材管理体系设计

（一）医院卫生耗材管理的作用

卫生耗材是指医院向患者提供医疗服务过程中耗费或者植入人体的各种医疗用材料。卫生耗材是医院开展医疗服务活动的物资保障和重要手段。随着社会发展和医学科学技术的进步，临床使用的卫生耗材逐渐增多，在医院的医疗服务活动过程中所耗费的卫生耗材占医院各种消耗的比重逐渐增大，对卫生耗材的采购、入库、使用全过程的管理是医院经济管理的重点，加强对卫生耗材的管理对医院具有重要作用。

医疗行业是高风险性的行业，卫生耗材同医疗工作的质量和安全密切相关，保障所需卫生耗材的及时供应及质量是医院卫生耗材管理的重要环节；加强对卫生耗材的管理有助于降低患者的医疗费用，减轻患者的经济负担，有效控制卫生费用；对卫生耗材科学的管理也是医院增收节支，开展绩效评价，提高经济效益的重要保证。因此，加强对卫生耗材的管理，已显得至关重要。医院应探讨卫生耗材精细化管理，健全卫生耗材管理机制，加强从采购到入库等环节中的制度建设与控制，保证卫生耗材的及时供应，规范卫生耗材的使用，促使医院整个管理系统的有效运作，以保证医院医疗、教学、科研等各项工作的顺利开展。

（二）医院卫生耗材的分类

医院的卫生耗材按照是否收费可分为可收费卫生耗材和不可收费卫生耗材。按规定允许单独计价收费的卫生耗材一般价值相对较高，如心脏瓣膜、支架等；不可收费卫生耗材一般价值较低，属于在医疗服务项目实施过程中耗费的材料，如纱布、绷带、酒精、棉球等。医院对于可单独计价收费的卫生耗材的使用和管理应严格执行国家有关的价格政策以及基本医疗保险制度的规定。卫生耗材的采购应当严格执行政府的有关规定。

医院的卫生耗材按照价格标准可分为普通医用耗材和高值医用耗材。普通医用耗材是指消耗很频繁，价值相对较低（单价≤500元），如一次性使用无菌医用材料，一次性使用护理材料等消耗型医用材料。包括一次性注射器、医用棉球、医用胶布、纱布块、手术刀片、采血针、缝合线、医用棉签、心电图纸、砂轮等。高值医用耗材是指对安全性有严格要求、直接作用于人体、严格控制生产使用的消耗型医用材料和价值相对较高（单价>500元）的消耗型医用材料。包括植入、介入类材料，内镜下一次性材料，骨科材料，人工器官等。对高值医用耗材应建立相关明细账实行计算机管理，规范核算领、销、存情况；并建立高值耗材购入、领用、资金回收跟踪记录。

医院的卫生耗材按照使用期限可分为一次性的医用耗材和医用低值易耗品。一次性的耗材指在医疗过程中只能使用一次，按照规定不得反复使用的耗材，例如：一次性注射器、介入导管、中心静脉插管等，医用低值易耗品是指医疗服务过程中经多次使用不改变其实物形态，而其单位价值又低于固定资产起价标准，或者其单位价值虽然达到了固定资产的标准，但使用期限较短或易于损坏的物品。例如手术器械、被服等。医院的低值易耗品种类繁多，对低值易耗品的采购、使用的管理也是医院经济管理的重点。医院低值易耗品应当于内部领用时一次性摊销，个别价值较高或领用报废相对集中的，可采用五五摊销法。低值易耗品以旧换新，处置收入应及时上交。卫生耗材还包括诊断试剂耗材和其他特殊用途耗材。

（三）医院卫生耗材的分级管理

由于卫生耗材的种类繁多，库存及使用管理复杂，因此，医院对卫生耗材需要实施分级管理，即设一级库、二级库实行动态管理。一级库的功能主要是各种耗材的入、存、出管理，即购买的卫生耗材必须办理验收、入库手续，统一存放于此。在日常工作中，仅有一级库的管理不能满足需要，因为一级库的出库数据只能反映出各临床科室的总消耗，几乎不能对其领用、消耗进行全程跟踪，不能将卫生材料的消耗与每个患者相对应，导致卫生耗材的管理出现真空地带，难免出现卫生耗材的易流失、难对账、难管理的情况。领用到科室的卫生耗材，科室没有明确的管理规范，也没有定期盘点制度，甚至在医院进行清产核资时，也因为其无账可查而较少为管理层所关注。这些物资的管理与控制更多的是凭所在科室人员的自觉性。因此，医院为加强对卫生耗材的动态管理，需要建立二级库进行管理。

（四）医院卫生耗材管理体系

新《医院财务制度》规定，购入的物资按实际购入价计价，自制的物资按制造过程中的时间支出计价，盘盈的物资按同类品种价格计价。卫生耗材要按照"计划采购、定额定量供应"的办法进行全面管理。合理确定储备定额，定期进行盘点，年终必须进行全面盘点清查，保证账实相符。对于盘盈、盘亏、变质、毁损等情况，应当及时查明原因，根据管理权限报经批准后及时进行处理。因此，医院要建立健全的卫生耗材管理体系。

医院应编制卫生耗材采购预算，采购中心按照年度采购预算、采购计划实施采购相关手续；审核采购发票、入库单及采购合同内容的合法性、一致性，规范购买、验收、入库等管理环节；按照会计制度规定，设置库存物资数量、规格、金额明细账，准确核实库房各种物资的增减变动及结存情况；建立日常管理和盘库制度，完善盘盈、盘亏、报损、审批等流程、手续。

（五）医院卫生耗材精细化管理设计维度及要素

医院现代化水平的不断提高，医用耗材的数量、种类不断庞大和精细化，耗材管理的科学性、严谨性，对维持医院高效、正常地运转起到了决定性的作用。加强卫生耗材管理应用，对规范卫生耗材管理，提高资金使用效率，进而促进医院加强经营管理和廉政建设，提高整体经济效益具有十分重要的现实意义。医院卫生耗材精细化管理要实现精、准、细、严四个特征，精是目标精确，准是信息准确，细是执行细化，严是监控严格。通过精细化管理，以建立完整、规范的卫生耗材管理体系，使耗材管理科学化、标准化、程序化。医院卫生耗材精细化管理体系可从岗位职责、管理制度、业务流程、管理工具、业务表单和管理方案六个维度进行设计。

二、医院卫生耗材岗位职责设计

负责做好全院卫生耗材的验收、保管、发放工作；到货时依据合同以及发票、送货单，进行及时验收和入账，验收合格以后方可入库。若发现账物不符、质量问题等，有权拒收并及时报告。不符合要求或质量有问题的应及时退货或换货索赔；入库后实行卡片管理，即入库时必须将货物的名称、规格、数量等有关信息登记到卡片上，入库、发放时及时做好记录；仓库中卫生耗材要每月进行盘点，做到账卡相符、卡物相符。物资应按性能、规格分类保管，物品摆放整齐、合理，定期检查，防止物品积压浪费、霉烂、损坏、过期、变质。做好防潮、防火、防爆、防盗工作；库房内严禁吸烟，严禁外人出入，杜绝不安全隐患，确保库房安全；根据临床需求做好供需计划。对于临床科室领用的各种卫生耗材，要做到及时发放，严格管理，准确统计；严格执行卫生耗材发放制度，随时宣传节约开支，一次发放数量要合理，杜绝各种不必要的浪费；未经允许，严禁非本部门人员进入库房；完成领导交办的其他工作。

参与年度物资预算的编制，对物资采购预算的执行情况及物资采购计划进行监控；严格区分固定资产和库存物资类别，分开核算，不得混淆；审核物资采购方式是否合规，区分政府采购与自行采购的流程；购入物资时，审核购货发票和入库单据是否符合规定，审核无误后提请付款；库存物资应当按照成本进行计量，物资计价方法一经确定，年度内不得随意改变；设置库存物资明细账，严格按照会计期间进行月结，按月向财务部门报送各种报表和有关数据资料；设置高值耗材的领、销、存明细账，建立资金回收跟踪记录，杜绝漏费；月末参与库存物资盘点工作。发生盘盈、盘亏时，经批准后及时进行账务处理；定期编写物资变动情况及分析报告；每月与财务部门核对账目，保证账账、账实相符；妥善保管各种凭证、明细账、盘点表，并及时整理、装订成册、归档；完成领导交办的其他工作。

三、医院卫生耗材管理流程设计

(一) 医院卫生耗材采购请购流程

审核→制订采购计划与采购预算→组织执行→提出采购申请→审核→进行采购→结束。

（二）医院卫生耗材采购请购关键节点说明

科室根据需求按相关规定、实际需求提出采购申请。

请购人员应根据库存量基准、用料预算及库存情况填写"采购申请单"，需要说明请购物资的名称、数量、需求日期、质量要求及预算金额等内容。

如果采购事项在申请范围之外的，应由采购部门、财务部门、总会计师/分管院领导逐级审核；如果采购事项在申请范围之内但实际采购金额超出预算的，经采购部门负责人审核后，财务部门和总会计师/分管院领导根据审批权限进行采购审批。

在采购预算之内的，采购部门按照预算执行进度办理请购手续。

采购专员按照审批后的"采购申请单"进行采购。

（三）医院卫生耗材采购关键节点说明

采购部门核查采购物资的库存情况，检查该项请购是否在执行后又重复提出，以及是否存在不合理的请购品种和数量。

如果采购专员通过计算机管理系统重新预测材料需要量以及重新计算安全存货水平和经济采购批量，认为采购申请合理，则根据所掌握的市场价格，在"采购申请单"上填写采购金额后呈交相关领导审批。

采购专员通过询价、比价，选择供应商，提交采购部负责人审核后再由财务部门、总会计师/分管院领导审批。

采购部门负责人在总会计师/分管院领导授权下，与供应商签订采购合同。

四、医院卫生耗材管理工具设计

（一）卫生耗材发出计价方法

卫生耗材在发出时，应当根据实际情况采用个别计价法、先进先出法或者加权平均法确定发出物资的实际成本。计价方法一经确定，不得随意变更。

1. 个别计价法

个别计价法，亦称个别认定法、具体辨认法，其特征是注重所发出卫生耗材具体项目的实物流转与成本流转之间的联系，逐一辨认各批发出卫生耗材和期末卫生耗材所属的购进批别或生产批别，分别按其购入或生产时所确定的单位成本计算各批发出卫生耗材和期末卫生耗材的成本。即把每一种卫生耗材的实际成本作为计算发出卫生耗材成本和期末卫生耗材成本的基础。

发出卫生耗材的实际成本=各批（次）卫生耗材发出数量×该批次卫生耗材实际进货单价

个别计价法的优点是计算发出卫生耗材的成本和期末卫生耗材的成本比较合理、准确。个别计价法的缺点是实务操作的工作量繁重，困难较大，适用于容易识别、卫生耗材品种数量不多、单位成本较高的卫生耗材计价。

2. 先进先出法

先进先出法是以先购入的卫生耗材先发出（出售或耗用）这样一种卫生耗材实物流转假设为前提，对发出卫生耗材进行计价。采用这种方法，先购入的卫生耗材成本在后购入卫生耗材成本之前转出，据此确定发出卫生耗材和期末卫生耗材的成本。

其优点是使医院不能随意挑选卫生耗材计价以调整当期利润，缺点是工作量比较大，特别对于卫生耗材进出量频繁的医院更是如此。而且当物价上涨时，会高估医院当期利润和库存卫生耗材价值；反之，会低估医院卫生耗材价值和当期利润。在通货膨胀情况下，先进先出法会虚增利润，不利于医院资本保全。而且，先进先出法对发出的卫生耗材要逐笔进行计价并登记明细账的发出与结存，核算手续比较烦琐。

3. 加权平均法

加权平均法是指以当月全部进货数量加上月初卫生耗材数量作为权数，去除当月全部进货成本加上月初卫生耗材成本，计算出卫生耗材的加权平均单位成本，以此为基础计算当月发出卫生耗材的成本和期末卫生耗材的成本。计算卫生耗材的平均单位成本的公式如下：

卫生耗材的加权平均单位成本=（月初结存卫生耗材成本+本月购入卫生耗材成本）/（月初结存卫生耗材数量+本月购入卫生耗材数量）

月末库存卫生耗材成本=月末库存卫生耗材数量×卫生耗材加权平均单位成本

本期发出卫生耗材的成本=本期发出卫生耗材的数量×卫生耗材加权平均单位成本=期初卫生耗材成本+本期收入卫生耗材成本−期末卫生耗材成本

加权平均法适用于前后进价相差幅度不大且月末定期计算和结转销售成本的卫生耗材。该方法的优点是只在月末一次计算加权平均单价，比较简单，而且在市场价格上涨或下跌时所计算出来的单位成本平均化，对卫生耗材成本的分摊较为折中。该方法的缺点是不利于核算的及时性，在耗材价格变动幅度较大的情况下，按加权平均单价计算的期末卫生耗材价值与现行成本有较大的差异。

（二）低值易耗品摊销方法

低值易耗品应当于内部领用时一次性摊销，个别价值较高或领用报废相对集中的，可采用五五摊销法。

五五摊销法就是在卫生耗材领用时摊销其一半价值，在报废时再摊销其另一半价值的方法。一次摊销法指在领用低值易耗品时，将其实际成本一次计入有关费用科目的一种方法。

（三）ABC 库存分类管理方法

医院的存货品种数量繁多，特别是医院在提供医疗服务的过程中所需用的存货成千上万种。所以在实际工作中，对这些存货实行全面管理与控制，确有一定的困难。对这个问题可参照西方国家企业采取的 ABC 库存分类管理法。这样既可以保证重点，又能照顾一般，对不同类型的存货采用不同的管理对策，以实现经济、有效及科学的管理。

1. ABC 库存分类管理法的原理

ABC 库存分类管理是指对医院的药品、卫生耗材、低值易耗品、其他材料等按重要性进行分类，分别对其进行控制和管理的方法。把医院的药品、卫生耗材、低值易耗品、其他材料等按该种物资占库存物资总数量的百分比和该种物资金额占库存材料总金额的百分比的大小为标准，划分为 A、B、C 三类：把品种及数量少，而占用资金多的物资及剧毒、麻、精神药品划分为 A 类；把品种数量较多，占用资金较多的药品材料划分为 B 类；把一些零碎的、种类繁多，但占用资金少的物资划分为 C 类。然后，对耗用总额高的药品、材料等 A 类物资，应作为重点加强管理与控制；B 类药品材料的品种、需要量、耗用总额、对医疗服务的重要性均处于一般状态，可按照常规办法进行管理与控制；C 类物资品种数量繁多，但金额不大，可采用简单的方法加以管理与控制。

2. ABC 库存分类管理法的步骤

（1）把各种药品材料年平均耗用总量分别乘以它的单价，计算出药品材料耗用总量及总金额。

（2）按药品材料耗费的金额的大小顺序排列，并分别计算药品材料所占耗用总数量和总金额的比重。

（3）把耗费金额进行适当分段，计算各段中药品、材料领用数占总领用数的百分比，分段累计药品、材料耗费金额占总金额的百分比，按一定标准将它们划分为 A、B、C 三类。

3. ABC 分类控制方法

上述 ABC 三类存货中，由于药品、卫生耗材、低值易耗品、其他材料的重要程度不同，可采用下列控制方法：

对 A 类药品、材料要进行重点控制，要计算每种药品、材料的经济订货量和订货点，尽可能增加订货次数，减少库存量。同时为 A 类存货分别设置永续盘存卡片，以加强日常的控制。

对 B 类药品、材料的控制，也要事先为每类药品、材料计算经济订货量和订货点。同时，也需要分项设置永续盘存卡来反映库存动态，但不如 A 类药品、材料要求严格，按定期进行概括性的检查即可。

对 C 类药品、材料的控制，由于它们品种众多，而且单位价格又很低，存货占用资金也很低。因此，可适当增加订货数量，减少年订货次数，对 C 类物资日常的控制方法，一般可以采用一些较为简单的方法进行管理和控制，可半年清查盘点一次，也可对其实行总额控制。

五、医院卫生耗材管理方案设计

（一）目的

有利于有效进行材料成本控制，加强医院卫生耗材管理，提高医院医疗卫生资源的有效利用，保证收支平衡，防范财务危机。确保医院临床供应，降低患者的经济负担，提高医院的经济效益。

（二）职责界定

设立专门库管员、库房会计、物资会计，保证耗材的采购、验收、使用管理等各环节各岗位职责分明、分工明晰。

（三）工作思路

规范医用耗材的采购标准和细则，加强高值耗材的实时和追溯管理，降低医用耗材占医院支出的比例，增加医用耗材对医院收入的贡献率，为临床提供绩效数据和指导建议。

（四）耗材管理方案内容

1. 医院耗材的分类管理

根据临床医用耗材使用情况，在实际工作中医院根据自身管理情况又常常把医用耗材分为四类，分别是瓶颈耗材、关键耗材、常规耗材和杠杆耗材。关键耗材主要有神经介入、外周介入、人工关节及骨科耗材、心胸外科手术耗材和神经外科手术耗材。杠杆耗材主要有医用高分子及注射穿刺类材料和医用卫生耗材及敷料。瓶颈耗材有：手术室常用医用耗材、医用 X 射线附属耗材和检验试剂。常规耗材主要有：整形外科手术耗材、透析器及透析管路和消化系统内窥镜诊断治疗部分耗材。针对四类耗材主要采用以下采购办法：关键耗材实行分散采购；杠杆耗材实行集中采购；瓶颈耗材实行一对一采购；常规耗材采用综合化采购。同时，根据不同的耗材种类，采用不同的方式协调和厂商的关系。关键耗材采用合作型关系。杠杆耗材实行交易型关系。瓶颈耗材实行合作型关系，以保障耗材的供应安全为前提条件，维持采供双方的亲密合作，以协商和说服为主要采购和管理方式，透明运作，以降低运作成本来达到降价或为医院争取优惠的目的。常规耗材实行交易型关系，主要是以控制支付成本为前提条件，以竞争和施压为主要采购和管理方式，同时与供应商保持适当的距离，根据分类实现供求关系分类法及采购管理风险分析。

2. 依据权重关系指导谈判采购和建立供应商评估数据库

医用耗材采购过程中，利用权重性分析法对医用耗材进行评估；从产品的质量和性能、产品的价格和条件、产品品牌和市场占有率、公司对临床支持和优惠、公司或代理的售后保障等方面，根据其权重关系依次进行考核。同时设立严格的医用耗材采购和管理目标，根据其重要性依次排序：确保产品质量，保护患者权益；保证临床供应，避免断货；提高经济效益，增加盈利；提高治疗和诊断水平；降低采购和使用成本；做好采购计划，缩短供应期；管好库存，减少消耗。

3. 医用耗材的实时管理和动态追踪

医用耗材分析主要参照各临床科室业务月/季度/年增减量、医用耗材在各科室收支比重等数值，通过医用耗材管理信息软件构造函数评估比对临床科室的医用耗材使用情况。对医用耗材使用数据进行月追踪和季度分析，并找出变化原因。不可计价低值易耗材根据季度分析医用耗材使用量与业务量关系，对变化量较大数据找出原因并采取相关措施。

4. 设立二级库实时实地监控耗材使用

二级库管根据临床科室计划、业务量及库存实际情况，编制二级库需求计划，实时通过医院物流系统向设备部仓库提交。医用耗材送达二级库，库管根据发票或随货同行点货验收，签字确认后妥善保管医用耗材。设备仓库根据二级库管签字确认的票据，办理耗材入库、移库手续，将医用耗材自备仓库移入相对应的二级库。

二级库管根据临床科室提交的物流申请，发放医用耗材，办理出库手续。医用耗材二级库主要职责：对医用高值耗材的产品来源、营销资质、品牌种类、规格型号、价格数量、交接时间、处置方法、最终去向等条目做直接管理和详细记录，杜绝厂商直供和模糊操作。医院可开通的二级库科室有手术室、麻醉科、介入中心、神经外科、骨科、胸心外科等，尤其是使用高值耗材的临床科室。通过全面地建立二级库，实现无缝隙对接，更加有效地监控医用耗材的流向和管理，避免临床科室和厂商的盲目操作。

5. 对于医用高值耗材，要全程动态追踪

高值医用耗材目前是管理重点，医用耗材的采购记录、溯源、存储、档案及销毁都要有明确记录。做好医用耗材的注册登记证有效期，要保证都在有效期内。高值耗材的产品详细信息和使用患者信息都要填写详细并存档，进行实时管理和动态追踪。

（五）高值医用耗材的采购

1. 高值医用耗材的采购须通过政府建立的非营利性集中采购工作平台采购，集中采购入围目录内的高值医用耗材。

2. 按照《合同法》的规定与医用耗材生产企业或被授权的经营企业签订购销合同，明确品种、规格、数量、价格、回款时间、履约方式、违约责任等。

3. 医院原则上不得购买集中采购入围品种外的高值医用耗材，有特殊需要的，须经集中采购管理机构审批同意。

（六）医院高值医用耗材的管理

1. 严格执行价格主管部门规定的价格政策，按照有关规定对主要的高值医用耗材的购买价、销售价、生产厂商和经销商等信息进行公示。

2. 加强内部管理，对高值医用耗材的采购、储存和使用全过程进行规范管理。

3. 使用植入性耗材的患者，科室要建立真实、完整的使用记录。

4. 科室使用高值医用耗材应建立详细的使用记录。医生须向患者介绍使用材料的作用、产地、价格等详细资料，由主管医生填写一次性医用材料领用申请单，一式三联，经患者签字确认，科主任同意后交卫生材料管理办公室，按相关程序购入。科室要建立登记本，记录患者姓名、产品名称、规格、型号、使用数量、灭菌批号、产品标识等必要的产品跟踪信息，使产品具有可追溯性。

5. 质量跟踪记录应归入患者病历档案进行管理。

6. 制定不良事件监测和报告制度，定期进行考核评价，发现问题及时整改。

第七章 医院财务管理

第一节 医院会计核算

一、医疗收入的核算

医疗收入是医院开展医疗服务活动依法取得的收入，是医院收入的主要来源。根据制度规定，医疗收入的确认以权责发生制为基础，按照门诊收入和住院收入的核算流程做相应的稽核与账务处理。门诊收入包括挂号收入、诊察收入、检查收入、治疗收入、手术收入、卫生材料收入、药品收入、药事服务费收入、其他门诊收入。住院收入包括床位收入、诊察收入、检查收入、治疗收入、手术收入、卫生材料收入、药品收入、护理收入、药事服务费收入、其他住院收入。

（一）岗位职责

主要涉及门急诊收费岗位、住院结账岗位、会计核算岗位。

1. 门急诊收费主要岗位职责

①遵守并贯彻执行《会计法》及相关法律、法规、规章制度，认真贯彻执行医疗机构的财务管理制度和物价政策，严禁多收、少收、漏收、错收。

②确保备用金、印鉴、票据等的安全性。

③医院通过 HIS 系统为患者提供就诊建卡、挂号、收费服务，并按规定的收费标准收取医疗费用。在 HIS 系统无故障情况下，不得开具手工票据。

④熟悉医保政策及价格政策，严格执行医院退费管理制度，按照退费权限及手续办理退费。

⑤当日须根据门（急）诊收入日报表核对现金、支票、POS 机、微信及支付宝等收费情况。收取的现金、支票原则上当日解缴银行，不得挪作他用。

⑥实行日清日结制度，每天须进行现金盘点，做到表款、账款相符，发现问题及时上报班组长。

⑦熟练掌握微信、支付宝等第三方支付工具的使用、核对。

⑧认真保管和使用收费票据，由专人对作废的票据按规定缴销，已用完的收据存根应按序号及时销号。

2. 出院结账主要岗位职责

①遵守并贯彻执行《会计法》及相关法律、法规、规章制度，认真贯彻执行医疗机构的财务管理制度和物价政策，严禁多收、少收、漏收、错收。

②确保备用金、印鉴、票据等的安全性。

③医院通过 HIS 系统办理住院病人的预交金收退及出院结账工作。不得重复收费、错收、漏收。

④熟悉医保政策及价格政策，严格执行医院退费管理制度，按照退费权限及手续办理退费。

⑤审核出院病人结账清单及出院病史，对清单与病史中出现收费项目不一致的情况向班组长汇报，并及时与病区护士核实。

⑥当日须根据预交款日报表和住院收入日报表核对收取的现金、支票、POS 机签购单、微信和支付宝等。收入的现金、支票原则上当日解缴银行。现金及支票不得挪作他用。

⑦实行日清日结制度，每天须进行现金盘点，做到表款、账款相符，发现问题及时上报班组长。

⑧及时清理在院病人医疗欠费，建立医疗欠费催缴机制，查纠原因。定期处理和协调相关问题。

⑨及时核对医保申报与清算情况，对发现的问题及时查纠原因。

⑩熟练掌握微信、支付宝等第三方支付工具的使用、核对。

⑪认真保管和使用收费票据，由专人对作废的票据按规定缴销，已用完的收据存根应按序号及时销号。

3. 会计核算主要岗位职责

①遵守并贯彻执行《会计法》及相关法律、法规、规章制度，严格遵守财经纪律和各

项财务规章制度。

②按日、按月核对门急诊和住院收入日报表及明细报表，对发生的异常情况须及时汇报和处理。并根据医院门急诊及住院发生的医疗收入日报表及医保费用的结算报表编制记账凭证。

③定期与出院结账室、综合接待办核对和清理在院病人和出院病人的结欠费用。

④定期核对应收和应退病人医疗款项，并及时清理。

（二）管理制度

为加强医院各项收入的管理，健全收入内部控制制度，规范收入结算行为，确保收入的安全及完整，根据《医院财务制度》《医院会计制度》等规章制度，结合实际情况，特制定本制度。

1. 总则

①医院收入是医院开展医疗服务和其他活动依法取得的非偿还性资金，以及从财政部门或其他部门取得的经费。包括医疗收入、财政补助收入、科教项目收入及其他收入。

②医院的全部收入均应纳入医院财务部门统一核算和管理，任何个人、科室不得私收、截留、转出或私分，其他部门和个人都不得私自收取任何费用。严禁私设"小金库"和账外账。

③医院取得收入时必须开具相应票据，取得收入后按财务制度及时入账。

2. 医疗收入

①医院的医疗收入要执行国家物价政策。新增医疗项目、调整收费标准要按程度申报，经批准后执行。

②财务部门负责医院医疗收入的核算，下设门急诊收费组和出入院结账室分别负责门诊医疗收入和住院医疗收入的收费工作。

③财务部门在门急诊收费组和出入院结账室分别设立收费员岗位，并相应建立岗位责任制。

④医疗收入实行三级稽核制度，即收费员、复核员和财务部门核算人员三级稽核。

⑤各班组应严格遵守院内现金管理规定，做到日清日结，当日解缴银行。财务部门定期或不定期进行备用金检查，并做好相应检查记录。

3. 退费管理

（1）门急诊退费的管理

①病人挂号以后未就诊须退费的，由病人在收据上签字后收费员凭此退费，同时将原始票据收回。如病人已就诊须退费，须经诊断医生同意并在缴费票据上签章后，方可退费。

②病人只需要退部分手术、治疗项目费用，由诊断医生在票据上写明退费项目并签章后，收费员凭此退费并将原始票据收回，重新打印新的结算收据。

③病人只需要退检查化验项目的费用，除由诊断医生在收据上写明退费项目并签章外还须由医技科室盖章确认，而后收费员退费并将原始票据收回，重新打印新的票据。

④病人需要退药品费，由诊断医生在票据上面写明退费项目并签章，然后由临床药学部盖章确认收回药品后，收费员退费并将原收据收回，重新打印新收据。

⑤办理各类退费，均需病人在退费凭证上签字，确认其收到该笔款项。门急诊收费组组长须对每日各收费员的退费票据进行复核并签字确认，然后将汇总的退费票据上交财务处作为当天门诊收入凭证附件。

（2）出入院退费管理

①病人对住院期间的费用有异议，经确认须退病人住院费、护理费、诊疗费、治疗费等，应由主治医生、科护士长签字确认后方可做迅速处理并重新结账，办理过签字手续的原始票据和明细清单作为退款附件与当日报表一起交财务部核算与稽核。

②病人对住院期间的费用有异议，经确认须退病人手术费、手术材料费、麻醉费等，应由科主任、主治医生、麻醉科医生、科护士长或手术室护士长签字确认，出入院结账室收回办理过签字手续的原始票据和明细清单留存，并做退票处理，再由手术室护士在系统中进行退费后，出入院处予以重新结账。

③病人对住院期间的费用有异议，经确认须退病人药费，由科主任、主治医生签字，出入院结账室处收回办理过签字手续的原票据和明细清单留存，并做退票处理，由住院药房确认收回药品后，出入院结账室予以重新结账。

④病人对住院期间的费用有异议，经确认须退病人检查化验项目，其中：有纸持申请单的检查化验项目，根据科主任、主治医生的签字，出入院结账室收回办理过签字手续的原票据、明细清单及申请单留存，同时做退票处理，由对应医技科室退检查化验项目后，出入院结账室予以重新结账；电子申请单的检查化验项目，除科主任、主治医生签字以外，还须由所在医技科室确认应退的检查项目以后，出入院结账室收回办理过签字手续的

原票据和明细清单留存，并做退票处理，再由对应医技科室退检查项目后，出入院结账室予以重新结账。

二、财政补助收入管理

财政补助收入是医院按部门预算隶属关系从同级财政部门取得的各类财政收入，包括基本支出补助收入和项目支出补助收入。

基本支出补助收入是指由财政部门拨入的符合国家规定的离退休人员经费、政策性亏损补贴等经常性补助收入。

项目支出补助收入是指由财政部门（包括发展改革部门安排的基建投资）拨入的主要用于基本建设和设备购置、重点学科发展、承担政府指定公共卫生任务等的专项补助收入。

（一）财政补助收入预算管理

医院财政补助收入根据主管部门的预算编制要求及医院的事业发展计划申请，报主管部门审核并经财政部门核定后形成财政补助收入预算。

财政基本支出补助收入预算是根据财政部门核定的人员数量、范围和经费标准编制，包括人员经费及公用经费。

项目支出补助预算包括基本建设、开办费、设备购置、大型修缮、信息化建设、学科建设及人才培养等方面，医院填报时需要充分考虑事业发展计划、学科建设方向、主管部门的政策导向等因素，并在单位论证的基础上，由主管部门组织召开市级医院项目论证，提高项目资金使用的合理性和科学性。

（二）财政补助收入的管理

目前医院的财政补助支付方式除设备购置和大型修缮外基本以财政授权支付为主，由医院按照财政部门的授权，自行向代理银行签发支付指令，代理银行根据支付指令，在财政部门批准的用款额度内进行资金划转。

设备购置及大型修缮的财政补助支付实行财政直接支付，由医院根据年初财政补助预算指标及采购进度申请预算额度，待主管部门和财政部门逐级审批通过后，由财政部门将资金划拨至主管部门，医院根据主管部门要求申请财政资金。

三、医院支出管理

医院支出是医院开展医疗服务及其他业务活动过程中发生的各类支出。医院实行统一领导、归口管理、逐级审批，以规章制度为原则，预算管理为手段，成本控制为目标，提高医院资金使用效率。费用支出的内容包括经常性经费支出、捐赠支出和临床验证经费支出。

（一）医院经常性经费支出

1. 医院经常性经费支出范围

医院经常性经费支出主要是医院开展业务活动中发生的人员经费和公用经费，包括工资、津补贴、离退休人员经费、办公费、差旅费、维护费、培训费等支出。为了确保医院经费控制目标的实现，对经常性经费支出的各个工作岗位采用一系列具有控制职能的方法、措施和程序，明确行政领导和职能部门有关人员在处理日常经费业务活动过程中的职责分工，从而对日常经费业务活动进行有效组织、制约、考核和调节，形成一个严密控制的管理体系。

（1）人员经费

人员经费包括工资福利支出和对个人及家庭补助支出。

工资福利支出反映医院支付给在职职工、劳务派遣人员及其他从业人员的各类劳动报酬以及缴纳的社会保险费等。主要包括：

①基本工资，反映医院按照规定支付给在职职工的工资，包括岗位工资、薪级工资及绩效工资。

②津贴补贴，反映医院按照规定支付给在职职工的津贴和补贴。包括岗位津贴、物价补贴、生活补贴等。

③奖金，反映医院支付给在职职工的各类奖金。包括绩效奖金和一次性奖金等。

④社会保障缴费，反映医院按照规定支付的基本养老、医疗、失业、工伤、生育等社会保险费，残疾人就业保障金及职业年金等。

⑤伙食补助费，反映医院发给职工的伙食补助费。

⑥其他工资福利支出，反映医院支付给其他从业人员的劳务报酬和上述项目未包括的人员支出，如加班费、通信补贴等。

对个人和家庭补助支出主要包括：

①离休费，反映医院按照规定支付给离休人员的离休补贴、护理费等。

②退休费，反映医院按照规定为退休人员支付的补充养老金和其他补贴。

③退职（役）费，反映医院支付给退职人员的生活补贴及一次性退职补贴。

④住房公积金，反映医院按照规定缴纳的职工住房公积金。

⑤其他对个人和家庭补助支出，反映医院支付未包括在上述项目中的补助支出，如职工子女托费、职工探亲补贴、征地养老人员补贴等。

（2）公用经费

公用经费主要包括：

①办公费，反映医院日常办公用品、书报杂志及日常印刷费等费用。

②印刷费，反映医院各类病历卡、检查单、治疗单等单据印刷支出。

③水电费，反映医院支付的水费、电费等费用。

④邮电费，反映医院开支的信函、包裹等物品的邮寄及电话费、网络通信费等。

⑤公用车运行维护费，反映公务用车租用费、燃料费、维修费、过路过桥费、保险费等。

⑥差旅费，医院工作人员出差的交通费、住宿费、伙食补助费、因工作需要开支的杂费等。

⑦培训费，各类培训支出。

⑧公务接待费，医院按规定开支的各类公务接待（含外宾接待）费用。

⑨劳务费，医院支付给其他单位和个人的劳务费用，如临时聘用人员工资、会诊费、评审费、授课费等。

⑩物业管理费，医院开支购买物业服务而支付的费用，包括综合治理、绿化、卫生等方面的费用。

⑪维修（护）费，医院用于日常开支的固定资产的大型修理和维护费用及网络信息系统运行与维护费用。如大型医疗设备、科研仪器和试验设备的维修费、房屋建筑物及其附属设备维修费等。

⑫其他费用，反映上述项目未包括的日常经费支出。

2. 岗位职责

经常性经费支出涉及支出审批人员岗位、会计核算人员岗位。

（1）支出审批人员岗位职责

①审核支出是否符合支出标准；

②审核支出是否在预算范围内；

③审核支出内容是否符合财务管理规定；

④审核支出报销原始凭证是否齐全合规；

⑤审核支出审批流程是否符合医院规定。

（2）会计核算人员岗位职责

①复核原始凭证的真实性和金额的正确性；

②复核经费报销流程是否符合医院规定；

③编制记账凭证，进行账务处理。

3. 管理制度

为了规范财务开支标准，明确职能科室管理范围，理顺审批程序，进一步加强经济管理和财务管理，根据有关规定，特制定本办法。

（1）工资、津补贴等支出管理

主管职能部门：人力资源处。

审批程序：人力资源处按有关规定核定人员标准，并将核定资料送财务处发放。

（2）加班费支出管理

主管职能部门：人力资源处

审批程序：科室按规定据实申报，科室负责人签批，报人力资源处审核，在规定日期前送财务处发放。

（3）夜班费支出管理

主管职能部门：人力资源处

审批程序：值班岗位设置及值班人员的资格，临床医技部门由医疗事业处审核，护理部门由护理部审核，行政总值班及职能部门由院办审核，后勤部门由后勤保障处审核；在规定日期前报人力资源处签批后送财务处发放。

（4）一次性奖励、劳务性等支出管理

主管职能部门：人力资源处、科研处、医疗事业处等。

审批程序：预算内标准由人力资源处按照规定进行人员标准审核后，核定资料送财务处发放；超出预算标准发放的部分须经医院党政联席会议审批后方可办理发放手续。科研及医疗奖励由科研处和医疗事业处按照规定的奖励标准核定履行规定审批程序后送财务处审核发放。

（5）奖金支出

主管职能部门：人力资源处

审批程序：每月由绩效处核算送人力资源处审核，报医院分管院长签名再呈院长签批后送财务处核对发放。

4. 公用支出管理

（1）电话费、邮寄费支出管理

主管职能部门：院长办公室、后勤保障处

审批程序：院办及后勤保障处有关人员对各自负责的电话费及邮寄费进行核对，经主任、处长签名确认报分管院领导签批送财务处审核后支付款项。

（2）报刊订阅支出管理

主管职能部门：院长办公室

审批程序：院长办公室应制定年度预算，征订时由院办有关人员核对、主任签名确认，经分管领导签字报书记、院长签批后送财务处审核支付款项。

（3）业务招待费支出管理

主管职能部门：院长办公室

审批程序：对口接待科室事前将接待计划报院长办公室，经院长批准，事后经科室领导和院办主任审签后送财务处审核报销。所有的业务招待费原则上均由院长审批；医院重大活动所需大批量物品，由承办科室将计划、预算报医院党政联席会议审批后置办。

（4）车辆路桥费、汽车驾驶员补贴、车辆燃油支出管理

主管职能部门：院长办公室

审批程序：由驾驶员每月按规定如实填报车辆路桥费及驾驶员补贴项目，车队长初核，院办主任审签，财务处审核后支付；车辆燃油费经司机、车队长、院办主任签名后由财务处审核支付。

（5）职工外出办事、交流差旅费、交通费支出管理

主管职能部门：院长办公室

审批程序：出差人员按规定标准报销差旅费并附经分管领导、院长批准的会议通知由主管职能部门审签报分管院领导、院长签批后到财务处审核报账，超过标准部分自理。

不符合乘坐飞机标准的出差人员确实需要乘坐飞机者，须事先提出申请经院长批准后方可乘坐；市内外公务原则上不使用出租车，确须使用出租车的，应事先征得院办主任的同意并登记，并由院办主任签批后方可报销。医院聘请会诊专家使用出租车由医疗事业处

审核、院办审签，医院聘请专家来院行政公务使用出租车由院办负责审签，夜间聘请会诊专家，须由总值班、医疗事业处共同审核、院办主任签批后办理报销。

（6）印刷费支出管理（宣传印刷除外）

主管职能部门：后勤保障处

审批程序：印刷费由后勤保障处有关人员核对、处室负责人签名确认，按规定的审批权限经分管领导及院长签批后送财务处审核，财务处根据资金情况安排支付。

（7）水电费及业务用燃料费、保洁费、绿化等物业管理费支出管理

主管职能部门：后勤保障处

审批程序：水电费及业务用燃料费由后勤保障处有关人员核对、处长签名确认后财务处支付款项；保洁费、绿化等物业管理费按合同办理结算手续，提供相关合同复印件，按审批权限执行相关的审核程序后报财务处审核，财务处根据资金情况安排付款。

（8）洗涤费、废物处理、排污费支出管理

主管职能部门：后勤保障处

审批程序：按有关规定（或合同）支付洗涤服务费、废物处理及排污费，由后勤保障处有关人员核对洗涤数量、单价及废物处理排污费，处长签字确认发票金额报分管领导签批后报财务处审核支付。

（9）材料、低值易耗品支出管理

主管职能部门：后勤保障处、医学装备处、医疗事业处。

审批程序：后勤保障处、医学装备处根据各科室需求，按照物资管理规定及经批准的年度计划采购、验收。其中：医用材料及试剂的采购由医学装备处负责，血费由医疗事业处负责，氧气费及其他材料由后勤保障处负责。各主管职能科室要完善购买、验收、进出库、保管、领用制度，要定期盘点，明确责任，严格管理。及时核对供货发票并附验收入库单（或直发单），由采购员、验收员及处长签字确认，每月在规定时间内按供货单位汇总报财务处审核入账，财务处根据资金状况合理安排支付货款。原则上发票应及时传递到财务部门，不应滞留在采购部门，以便财务部门及时、全面地掌握医院资金状况。

有合同的，按合同办理结算手续，提供相关合同复印件并填写《合同支付审批表》，按审批权限执行相关的审核程序后报财务处审核并根据资金情况安排付款。

新增一次性医用材料的采购，按医院有关规定，由使用部门向医疗事业处提出申请，经有关科室会签后报分管领导审批，必要时报院长审批。

计划外、临时性的采购，按医院有关规定，应由相关科室提出申请，经主管职能部门

确认，报分管领导审批，必要时报院长签批。

（10）中、西药支出管理

主管职能部门：药剂科

审批程序：药剂科应对经药事管理委员会论证允许进入医院的药品制定年度采购预算，每月根据医院业务的需要和预算的要求编制药品采购计划，报分管领导审批后执行，送财务处备案。主管职能部门要完善购买、验收、进出库、保管、领用制度，要定期盘点，明确责任，严格管理，保证药品安全，按规定处置药品的盘损（盈），尽可能降低药品的库存，提高资金使用效益。及时核对供货发票，由验收员、药库负责人及处长签字确认，每月在规定时间内按供货单位汇总报财务处审核入账并根据资金状况合理安排支付货款。原则上发票应及时传递到财务部门，不应滞留在采购部门，以便财务部门及时全面地掌握医院资金状况。

新药的申购和使用，按医院有关规定，由临床科室提出申购理由和申请书，报药剂科，由药剂科提请医院药事管理委员会审定，经分管院长签名批准后采购。

（11）设备维修、保养支出管理

主管职能部门：后勤保障处、医学装备处

审批程序：后勤保障处、医学装备处根据各科室设备使用情况，制定年度维修及保养预算，有合同的按合同执行并办理结算手续，提供相关合同复印件并填报《合同支付审批表》，按审批权限执行相关的审核程序，分期付款的须经财务处审核人员核实已付款情况。

突发性、临时性、无合同的设备维修，经设备使用科室、主管科室经办人和主管科室处长审核签名，一定金额以上的按审批权限签批后送财务处审核。

财务处将根据资金情况安排付款。原则上发票应及时传递到财务部门，不应滞留在采购部门，以便财务部门及时全面地掌握医院资金状况。

（12）房屋维修、保养支出管理

主管职能部门：后勤保障处、基建办

审批程序：后勤保障处根据医院房屋使用情况，制定年度维修及保养预算，有合同按合同执行，办理大型修缮工程预付款或进度款时，须按规定由工程主管科室填报《合同付款审批表》并按审批权限完成规定的审批程序后，办理付款手续。付款须提供合同复印件、工程款发票（预付款除外）等附件，分期付款的须经财务处审核人员核实付款情况；办理工程结算尾款时，须提交施工方工程款发票、工程合同及修缮工程结算、验收报告、施工方结算书、审价报告及其他结算资料。

紧急维修工程或紧急维修采购须先口头报分管领导同意后采取先施工或采购后补办书面说明和相关审批手续的方式。

5. 管理工具

医院经常性经费支出管理控制是对经费报销、付款的整个活动过程的控制，各项控制措施贯穿于整个医院经济业务活动全过程中。医院经常性经费支出包括预算、发生、支付、核算、分析与考核等基本环节。

（1）经常性经费支出控制方式

①不相容职务分离控制。保证经办人员与审批人员、经办人员与付款人员、经办人员与审核人员、经费报销审核与办理结算业务职务相分离。

②授权审批控制。建立规范的支出审批流程、明确支出审批人员角色，规定了审批权限，加强经费报销审核控制。

③预算控制。医院经费支出统一纳入预算管理，通过信息化方式严格控制经费支出。

④经费分析控制。建立定期费用分析制度，分析、评价经费执行情况、预算执行情况、费用支出结构，及时掌握费用变动原因，寻求降低费用途径。

（2）经常性经费支出控制形式

目前，医院通过关联协同平台、预算管理、费用控制、资产管理、成本管理等系统，将经常性经费支出的预算申报、支付申请、支付审核等关键环节联系起来，形成符合医院管理方式的财务一体化管理系统，将经常性经费支出从事后控制变为事前和事中控制。

四、医院财务分析

医院财务分析是定期对医院财务状况和运营成果、财务风险及未来发展趋势的分析和评价。

财务分析的作用主要包括：评估医院的经济实力、确定医院的资金营运情况、评价医院的运营业绩、评价医院的管理效率、评估医院的运营风险、预测医院未来发展趋势。

（一）岗位职责

财务分析的岗位职责主要包括编制和分析职责。

熟练掌握会计核算方法、核算内容、开支标准及范围。

编制前，审核本期所有收支是否已全部入账；审核应提的各项风险金及准备是否已按规定计提。

1. 审核会计报表中各项目之间、本期报表与上期报表间的勾稽关系。

2. 定期对医院整体财务运行情况进行分析，做出书面报告。

3. 定期对医院资产、负债、净资产情况进行分析，发现问题与异常，提出合理化建议。

4. 定期对预算执行情况、医疗收入、成本费用及收支结余进行分析，对重大事项应予说明，提出改进建议。

（二）管理制度

为加强对医院日常运营的管理和监控，准确评价医院的运营业绩，及时反馈预算执行差异情况，促进医院财务状况进一步优化，特制定本制度。

1. 总则

（1）医院财务分析是定期对医院财务状况和运营成果、财务风险及未来发展趋势的分析和评价

医院财务分析是以医院发展方向和财务会计核算资料、统计数据为依据，采用一定的分析方法，对医院的财务活动过程及其结果进行比较、剖析和研究的管理活动。

（2）医院的财务分析分为定期和不定期分析

根据分析期间分为月度、季度、半年度和年度财务分析。不定期分析是财务部门根据实际需要进行的专项分析。

（3）财务分析的基本要求

①财务分析必须以准确、充分的财务分析、统计数据和其他资料为基础和依据。

②财务分析应建立在翔实的数据和必要的分析方法上，对医院运营过程中发现的问题提出建设性建议。

③分析内容应简明扼要，突出重点，并按照上报流程逐级上报院领导。

2. 医院财务分析主要包括

（1）预算执行情况分析，包括主管部门设定的医疗收入、药品收入、卫生材料收入、医疗成本、工资总额指标分析。纵向对比：将各项预算指标的执行率与近三年平均执行率进行比较；横向对比：将医院实际同比增幅与主管部门核定指标增幅进行比较。

（2）资产分析，对变动比率超过 5% 的资产项目进行说明；对重大固定资产投资进行说明；其他重大事项予以说明。

（3）负债分析，对变动比率超过 5% 的负债项目进行说明；对重大筹资项目进行说

明；其他重大事项予以说明。

（4）净资产分析，对变动比率超过5%的净资产项目进行说明；对重大财政及科研项目投入进行说明；其他重大事项予以说明。

（5）收入分析，包括财政补助收入、医疗收入和其他收入分析等。主要是对医疗收入进行分析，包括：①门急诊和住院收入增减变动及变动原因；②医疗收入的结构分析，重点关注药占比、材占比、手术收入占比变化情况；③涉及收费项目调价的，需要分析调价前后对医疗收入产生的影响；④分析主要病种的工作量、均次费等情况，同时对比病种成本，实现病种损益分析。

（6）成本和费用分析，包括医疗成本及其他支出分析等，着重分析医疗成本中的工资总额、卫生材料费（可收费材料和不可收费材料成本）、药品费、固定资产折旧费、物业管理费、能源成本、维修费以及其他变动幅度超过5%的支出项目。

（7）收支结余分析，包括收支结余情况以及各种因素对收支结余的影响。

（8）现金流量分析，包括医院业务活动、投资活动和筹资活动产生的现金流入、流出及结构分析。

（9）财务指标分析，包括反映医院偿债能力指标（流动比率、速动比率、资产负债率、现金比率等）、运营能力指标（总资产周转率、固定资产周转率、流动资产周转率等）、盈利能力指标（资产报酬率、净资产报酬率、医疗收支结余率等）及其他相关指标（收入收益率、成本收益率、药品毛利率、万元固定资产的医疗收入、人均医疗收入、万元业务收入能耗支出、万元医疗收入卫生材料支出等）。

（三）财务分析的主要方法

根据医院财务会计报表及账簿资料，采用以下方法进行财务分析。

1. 比较分析法，是通过实际数与基数的对比来提示之间的差异，借以了解经济活动的业绩和问题的一种分析方法。基数主要包括历史数据、预算数据以及行业数据等。

2. 比率分析法，是以同一期财务报表上若干重要项目的相关数据相互比较，求出比率，用以分析和评价单位的经营活动以及目前和历史状况的一种方法，是财务分析最基本的工具。

3. 因素分析法，是在分析某一因素变化时，假定其他因素不变，分别测定各个因素变化对分析指标的影响程度的计算方法。

4. 趋势分析法，是通过对财务报表中各类相关资料，将两期或多期连续的相同指标或比率进行定基对比和环比对比，得出它们的增减变动方向、数额和幅度，以揭示医院财务状况、运营情况和现金流量变化趋势的一种分析方法。

5. 结构分析法，是指对经济系统中各组成部分及其对比关系变动规律的分析。结构分析主要是一种静态分析，即对一定时间内经济系统中各组成部分变动规律的分析。如果对不同时期内经济结构变动进行分析，则属动态分析。

（四）财务分析报告

1. 医院财务分析报告按分析内容分类分为综合分析报告、简要分析报告和专题分析报告。月度和季度财务分析采用简要分析报告，半年度和年度分析采用综合分析报告。

2. 医院财务分析报告的格式要求：

（1）标题。一般由医院名称、报告时间、内容和文种四项组成。

（2）基本情况。主要包括医院在报告年度的运营、业绩等方面的综合评述。

（3）分析部分。分析部分是财务分析报告的正文，是对医院财务运行情况的研究。

（4）问题及建议。对医院运营现状提出问题及改善建议，建议应具体化，不应过于抽象。

第二节　医院预算管理

医院全面预算管理是实现医院战略规划与运营目标，合理配置资源，实现医院运营管理科学化、精细化的有效管理措施。

一、全面预算管理概念

全面预算管理是医院以战略规划和运营目标为导向，对预算期内的运营活动、投资活动和筹资活动，通过预算的方式进行合理规划、充分预计、科学预测，并对其执行过程与结果进行控制、调整、分析及考评等一系列管理活动的总称。

二、全面预算管理内容

医院预算是根据事业发展计划和任务编制的年度财务收支计划，是对预算年度内医院财务收支规模、结构和资金来源所做的预计，是预算年度内医院各项事业发展计划和工作任务在财务收支上的具体反映，是医院财务活动的基本依据。主要包括业务预算、项目预算及财务预算。

（一）业务预算

反映预算期内与医院日常运营业务直接相关的基本医疗服务活动的预算。一般包括医疗收支预算、财政基本补助收入预算、其他收支预算。

（二）项目预算

反映预算期内与医院资本性支出有关的、不经常发生的、一次性业务活动的预算。一般包括财政项目补助收支预算、设备购置预算、基本建设项目预算、大型修缮项目预算、信息化项目预算及科教项目收支预算。

（三）财务预算

反映预算期内与医院财务状况、运营情况及资金收支有关的预算。一般包括资产负债预算、收支结余预算、自有资金能力测算。

三、医院全面预算管理体系

（一）岗位职责

医院的全面预算管理实行统一领导，归口管理。由预算管理委员会、归口职能部门及业务科室三个层面组成，负责预算编制、核算、分析等预算管理活动。

1. 预算管理委员会

医院预算管理委员会是医院全面预算管理的决策机构，在预算管理的组织体系中处于主导地位。预算管理委员会由院长担任主任委员，由各归口职能部门负责人担任委员。

主要职责：

①审议通过预算管理的相关政策、规定及制度；

②结合医院事业发展计划，拟定医院预算目标；

③审核归口部门编制的预算并提出意见；

④审核科室、归口部门预算调整申请；

⑤监督各部门预算执行情况，提出整改意见；

⑥协调、解决预算编制及执行过程中的问题。

2. 归口职能部门

医院归口部门是医院预算编制、执行的主要部门，也是衔接医院战略目标与执行的关键部门。由医院根据自身组织架构、业务情况及管理目标，责成医务、设备、总务（含基建）、科研、教学、人事等归口管理部门负责预算的编制、执行、监管、分析等工作，并配合医院预算管理委员会做好预算管理工作。医院设置的归口职能部门主要包括：医务部门、科教部门、人事部门、设备管理部门、后勤保障部门、院长办公室等。

（1）医务部门：根据医院战略目标，制定预算年度的业务量指标及均次费用目标，并分解至业务部门作为部门年度目标。

（2）科教部门：根据医院战略目标，制定学科建设和人才培养的科研、教学经费的投入预算。

（3）人事部门：根据医院战略目标，协调、制定部门人员招聘、调动及离退休计划，编制人员成本预算。

（4）设备部门：根据医院战略目标及学科发展计划，负责制订医院设备采购计划，编制专项采购预算及医疗设备的维修、卫生材料消耗等预算。

（5）后勤保障部门：负责编制医院预算期内基本设施建设和维修、能源消耗、家具设备和交通设施购置、外包服务、各类消耗品等相关预算。

（6）院长办公室：负责医院预算期内行政办公费、交通费、出国费、差旅费、业务招待费等预算编制。

3. 财务部门

财务部门是医院预算管理的常设机构，负责组织、协调医院预算管理的日常事务，同时履行本部门预算管理的监管职责，包括资金监控及会计核算等。主要职责为：

①汇总归口职能部门收入预算及支出预算，编制医院总收入预算、业务支出预算、收支结余预算及专项支出预算；

②建立医院归口职能部门的预算执行情况事前、事中及事后的监管与控制体系，实时反馈预算执行进度；

③强化医院资金运营全过程监管，保障预算资金使用的规范和效率；

④加强对预算外支出的监管。

（二）管理制度

为加强医院预算管理，规范各部门、科室的预算行为，强化医院内部控制管理，根据

《医院会计制度》和《医院财务制度》的要求，结合医院实际情况，特制定本办法。

1. 预算管理的内容

（1）医院预算是根据事业发展计划和任务编制的年度财务收支计划，是对预算年度内医院财务收支规模、结构和资金来源所做的预计，是预算年度内医院各项事业发展计划和工作任务在财务收支上的具体反映，是医院财务活动的基本依据。

（2）预算管理是对预算编制、执行、调整、分析、考核等的管理方式的总称。

（3）预算一般按年度编制，业务预算等分季度、月份落实。

2. 预算管理的组织分工

（1）医院法定代表人对医院预算的管理工作负总责，应设立预算管理委员会或指定医院财务部门负责预算管理事宜，并对医院法定代表人负责。

（2）预算管理委员会主要拟订财务预算的目标、政策，制定预算管理的具体措施和办法，审议、平衡财务预算方案，组织下达预算，协调解决预算编制和执行中的问题，考核预算执行情况，督促完成预算目标。

（3）预算编制在医院预算管理委员会领导下进行，医院财务部门具体负责组织编制、审查、汇总、上报、下达；负责预算执行和日常流程控制；负责预算执行情况的反馈；负责预算执行情况考核等。

（4）医院内部医疗、物资、人力资源、科研教育、基本建设等职能部门具体负责本部门业务涉及的预算的编制、执行、分析、控制等工作，并配合预算管理委员会做好医院总预算的综合平衡、协调、分析、控制、考核等工作。其主要负责人参与医院预算委员会的工作，并对本部门预算执行结果承担责任。

3. 预算编制

（1）预算编制是实现全面预算管理的关键环节，编制质量的高低直接影响预算执行结果。预算编制要在医院预算管理委员会制定的编制方针指引下进行。

（2）医院编制预算要按照内部经济活动的责任权限进行，并遵循以下基本原则和要求：

①坚持绩效管理原则，实行总量平衡，进行全面预算管理。

②坚持积极稳健原则，确保以收定支，加强财务风险控制。

③坚持权责对等原则，确保切实可行，围绕医院战略实施。

（3）医院编制预算要按照先业务预算、项目预算，后财务预算的流程进行，并按照各预算执行单位所承担经济业务的类型及其责任权限，编制不同内容的财务预算。

（4）业务预算是反映预算期内医院可能形成现金收付的医疗活动的预算，一般包括医疗收支预算、人员经费预算、物资采购预算、其他成本费用预算等。

（5）项目预算是医院在预算期内进行资本性投资活动的预算，主要包括固定资产投资预算。

（6）财务预算主要以预计资产负债表和预计业务收支表等形式反映。医院应当按照上级部门制定的财务预算编制基础表格和财务预算指标计算口径进行编制。

（7）医院预算可以根据不同的预算项目，分别采用不同的方法进行编制。同时在编制时，为确保预算的可执行性，可设立一定的预备费作为预算外支出。

（8）编制财务预算，应按照"上下结合、分级编制、逐级汇总"的程序进行。按照下达目标、编制上报、审查平衡、审议批准、下达执行等编制程序进行编制。

4. 预算执行

（1）医院预算一经下达，各预算执行部门必须认真组织实施，并将预算指标层层分解，从横向和纵向落实到内部各环节和各岗位，形成全方位的预算执行责任体系。控制方法原则上按金额进行管理，同时运用项目管理、数量管理等方法。

（2）医院应当将预算作为预算期内组织、协调各项经营活动的基本依据，定期反馈预算执行情况，以分期预算控制确保年度预算目标的实现。

（3）医院应强化现金流量的预算管理，按时组织预算资金的收入，严格控制预算资金的支付，调节资金收付平衡，控制支付风险。对于预算内的资金拨付，按照授权审批程序执行。对于预算外的项目支出，应通过预算管理委员会讨论并提交党政联席会进行决议，对于无合同、无凭证、无手续的项目支出，不予支付。

（4）各预算执行部门应当严格执行各项支出预算，努力完成管理目标。原则上，没有预算的，要坚决控制其发生。对各支出预算实行不可突破法和结构调整，保证年度预算收支平衡。

（5）医院建立预算报告制度，要求各预算执行部门定期报告财务预算的执行情况。对于财务预算执行中发生的新情况、新问题及出现偏差较大的重大项目，预算管理委员会应当责成有关预算执行部门查找原因，提出改进运营管理的措施和建议。

（6）医院财务部门应当充分利用信息化手段对预算的执行情况进行实时监控，及时向预算执行部门、医院预算管理委员会及党政联席会提供预算的执行进度、执行差异及其对医院财务预算目标的影响等信息，促成医院完成预算目标。

5. 预算调整

（1）下达执行的年度预算，一般不予调整。预算执行单位在执行中由于市场环境、业务条件、政策法规等发生重大变化，致使预算编制基础不成立，或者将导致预算执行结果产生重大偏差的，可以调整预算。

（2）提出预算修正的前提。当某一项或几项因素向着劣势方向变化，影响预算目标的实现时，应首先挖掘与预算目标相关的其他因素的潜力，或采取其他措施来弥补，只有在无法弥补的情况下，才能提出预算修正申请。

（3）确须调整预算的，应当由预算执行部门向预算管理委员会提出书面报告，阐述预算执行的具体情况、客观因素变化情况及其对预算执行造成的影响程度，提出预算的调整幅度。

（4）医院财务部门应对预算执行单位的预算调整报告进行审核分析，提交预算管理委员会审核确认后方可下达执行。

6. 预算考评

（1）预算年终，预算管理委员会应当向院党政联席会报告预算执行情况，并依据预算完成情况对预算执行部门进行考核。

（2）预算的考核具有两层含义：一是对整个医院预算管理系统进行考核评价，即对年度管理目标进行评价；二是对预算执行者的考核与评价。

（3）预算考评是对预算执行效果的一个认可过程。要结合医院要求，制定考评细则。考评应遵循以下原则。

①目标原则：以预算目标为基准，按预算完成情况评价预算执行者的业绩。

②激励原则：预算目标是对预算执行者业绩评价的主要依据，考评必须与激励制度相配合。

③时效原则：预算考评是动态考评，每期预算执行完毕应及时进行。

④例外原则：对一些影响预算执行的重大因素，考评时应作为特殊情况处理。

⑤分级考评原则：医院预算考评要根据组织结构层次或预算目标的分解层次进行。

（4）为调动预算执行者的积极性，医院将制定激励政策，设立节约奖、改善提案奖等奖项。

第三节 医院成本管理

成本管理是医院通过成本核算和分析，提出成本控制措施，降低医疗成本的活动。包括成本核算、成本分析、成本控制、成本考核与评价等管理活动。

一、医院成本构成

医院成本包括医疗业务成本、医疗成本、医疗全成本和医院全成本。

（一）医疗业务成本核算医院临床服务类、医疗技术类、医疗辅助类科室开展医疗服务及其辅助活动所发生的各项费用

医疗业务成本＝临床服务类科室直接成本＋医疗技术类科室直接成本＋医疗辅助类科室直接成本

（二）医疗成本包括医疗业务成本和行政后勤各部门自身发生的各种耗费。不含财政项目补助支出和科教项目支出形成的固定资产折旧、无形资产摊销和库存物资等

医疗成本＝医疗业务成本＋行政后勤类科室直接成本＝医疗业务成本＋管理费用

（三）医疗全成本包括医疗成本及财政项目补助支出形成的固定资产折旧、无形资产摊销和库存物资等

医疗全成本＝医疗成本＋财政项目补助支出形成的固定资产折旧、无形资产摊销和库存物资等

（四）医院全成本包括医疗全成本和科教项目支出形成的固定资产折旧、无形资产摊销和库存物资等

医院全成本＝医疗全成本＋科教项目支出形成的固定资产折旧、无形资产摊销和库存物资等

二、成本开支范围

医院成本开支范围包括医疗业务成本、管理费用、财政项目补助支出形成的固定资产

折旧和无形资产摊销、科教项目支出形成的固定资产折旧和无形资产摊销四大类。

1. 医疗业务成本指医院开展医疗服务及其辅助活动发生的各项费用，包括以下七类。

（1）人员经费：是指医院业务科室发生的工资福利支出、对个人和家庭的补助支出。

（2）卫生材料费：是指医院业务科室发生的卫生材料耗费，包括血费、氧气费、放射材料费、化验材料费、其他卫生材料支出。

（3）药品费：是指医院业务科室发生的药品耗费，包括西药、中草药、中成药耗费。

（4）固定资产折旧费：是指按规定提取的固定资产折旧。

（5）无形资产摊销费：是指按规定计提的无形资产摊销。

（6）提取医疗风险基金：是指按规定计提的医疗风险基金。

（7）其他费用：是指医院临床部门发生的公用经费。

2. 管理费用是医院行政及后勤管理部门为组织、管理医疗、科研、教学业务活动所发生的各项费用，包括医院行政及后勤管理部门发生的人员经费、公用经费、固定资产折旧和无形资产摊销费等费用，以及医院统一负担的离退休人员经费、坏账损失、银行借款利息支出、银行手续费支出、汇兑损益、印花税、房产税、车船使用税等，可分为以下四类。

（1）人员经费：是指医院行政及后勤管理部门发生工资福利支出和对个人和家庭的补助支出，其中医院统一负担的离退休人员经费也包括在内。

（2）固定资产折旧费：是指医院行政及后勤管理部门发生的固定资产折旧费。

（3）无形资产摊销费：是指医院行政及后勤管理部门发生的无形资产摊销。

（4）其他费用：是指医院行政及后勤管理部门发生的公用经费。

3. 财政项目补助支出形成的固定资产折旧和无形资产摊销：是指财政项目补助支出形成的固定资产计提的折旧、无形资产的摊销金额。

4. 科教项目支出形成的固定资产折旧和无形资产摊销：是指科教项目支出形成固定资产计提的折旧、无形资产的摊销金额。

三、成本核算对象

医院成本核算根据核算对象的不同可分为科室成本核算、医疗服务项目成本核算、病种成本核算、床日和诊次成本核算。

（一）科室成本核算

科室成本核算是指将医院业务活动中所发生的各种耗费以科室为核算对象进行归集和

分配，计算出科室成本的过程。主要包括临床服务类、医疗技术类、医疗辅助类和行政后勤类。

（二）项目成本核算

医疗服务项目成本核算是以各科室开展的医疗服务项目为对象，归集和分配各项支出，计算出各项目单位成本的过程。医疗服务项目成本以科室成本为基础进行核算。

（三）病种成本核算

病种成本核算是以病种为核算对象，按一定流程和方法归集相关费用计算病种成本的过程。

四、成本管理体系

（一）成本管理体系概述

建立基于以财务一体化的医院资源规划系统（Hospital Resource Planning，HRP）和医疗业务数据整合的成本管理系统，将临床路径理念、医疗服务的技术难度和风险程度理论贯穿于体系建设，运用大数据方法分析服务于病人的医疗活动所产生的投入与产出、成本与绩效的成本管理体系。

（二）管理制度

1. 总则

（1）目的依据

为规范医院成本管理工作，加强成本核算与控制，提高医院绩效。依据医院财务制度、医院会计制度及医院成本管理办法等相关文件，结合医院财务管理实际情况，特制定本办法。

（2）管理原则

成本管理遵循统一领导、分步推进、分工负责、科学有效、控制合理、成本最优化原则。

2. 组织架构

医院成立成本管理工作领导小组，由院长担任组长，副院长担任副组长。成员包括财务、信息、人事、后勤、设备、医务、护理、麻醉、手术等相关部门负责人。

财务部门下设成本管理科，作为成本管理领导小组的日常办事机构。

3. 部门职责

（1）成本管理工作领导小组主要职责

①明确医院各部门在成本管理中的职责，督促各部门落实工作任务；

②确定医院成本管理工作制度和工作流程，督促提高成本数据的准确性和及时性；

③确定成本核算对象，包括核算科室、核算项目及核算病种等；

④结合成本分析数据及成本管理建议，确定年度医院成本控制方案；

⑤确定成本管理考核制度和考核指标，纳入医院绩效考核体系。

（2）成本管理科的主要职责：

①依据《医院财务制度》《医院会计制度》和本办法要求，制定医院内部成本管理实施细则、岗位职责及相关工作制度等；

②归集成本数据，进行成本核算，按照相关主管部门的规定定期编制、报送成本报表；

③开展成本分析，提出成本控制建议，为医院决策、管理提供支持和参考；

④组织落实领导小组的决定，监督实施成本控制措施；

⑤参与成本考核制度的制定，并组织实施；

⑥开展院内成本管理业务培训和工作指导；

⑦建立健全成本管理档案。

4. 各部门的主要职责：

（1）财务处：做好成本定额及预算的制定和修订工作，严格按照会计制度设置会计科目，正确划分业务支出和其他支出、经常性支出和非经常性支出、直接费用和间接费用、固定成本和变动成本、可控成本和不可控成本、本期费用和下期费用以及各成本核算对象之间的界限。

（2）信息部门：负责成本核算与相关信息系统的衔接。

（3）人力资源处：负责各部门人员及工资变动情况的统计和报送。

（4）后勤保障处及下属库房：负责各部门水、电、煤、气（量／额）、设备及房屋维修保养、电话费、维修工作量等，以及固定资产（房屋及建筑物、办公家具、其他固定资产）使用分布与变动状态，或其他如建筑物面积丈量等与成本计量有关的信息统计和报送。

总务库房：负责与财务部门共同确定财产物资的计价方法，建立各项财产物资收发、领退、转移、报废、清查、盘点制度，健全与成本核算有关的各项原始记录；按医院统一的科室代码统计和报送各部门领用或消耗的材料、低值易耗品等成本信息。

（5）医学装备处及下属设备库房：负责各部门的固定资产（专用设备）使用分布与变动状态、设备维修保养等费用或其他与成本计量有关的信息统计和报送。

材料库房：负责与财务部门共同确定财产物资的计价方法，建立各项财产物资收发、领退、转移、报废、清查盘点制度，健全与成本核算有关的各项原始记录；按医院统一的科室代码统计和报送各部门领用或消耗的卫生材料、医用低值易耗品及配件等的成本信息。

（6）供应室、血库、氧气站、洗衣房：负责各部门实际领用有关物品的数量或发生的相关费用，及其他与成本计量有关的信息统计和报送。

（7）手术室、麻醉科：负责手术麻醉用品实际消耗数量及其他与成本计量有关的信息统计和报送。

（8）临床药学部：按医院统一的科室代码，统计各部门从药库或药房领用的药品。

（9）其他相关成本核算单位及有关人员：按照本办法规定及内部成本核算管理制度的有关要求报送成本信息。

5. 成本核算内容

医院成本核算范围包括医疗业务成本、管理费用、财政项目补助支出形成的固定资产折旧和无形资产摊销、科教项目支出形成的固定资产折旧和无形资产摊销四大类。

（1）医疗业务成本：指医院开展医疗服务及其辅助活动发生的各项费用，包括以下七类：人员经费、卫生材料费、药品费、固定资产折旧费、无形资产摊销费、提取医疗风险基金、其他费用。

（2）管理费用：是指医院行政及后勤管理部门为组织、管理医疗、科研、教学业务活动所发生的各项费用，包括医院行政及后勤管理部门发生的人员经费、公用经费、固定资产折旧和无形资产摊销费等费用，以及医院统一负担的离退休人员经费、坏账损失、银行借款利息支出、银行手续费支出、汇兑损益、印花税、房产税、车船使用税等。

（3）财政项目补助支出形成的固定资产折旧和无形资产摊销：是指财政项目补助支出形成的固定资产计提的折旧、无形资产的摊销金额。

（4）科教项目支出形成的固定资产折旧和无形资产摊销：是指科教项目支出形成固定资产计提的折旧、无形资产的摊销金额。

（5）不计入成本核算范围：根据《医院财务制度》规定，以下支出不得计入成本范围。

①不属于医院成本核算范围的其他核算主体及经济活动发生的支出。

②为购置和建造固定资产、购入无形资产和其他资产的资本性支出。

③对外投资的支出。

④各种罚款、赞助和捐赠支出。

⑤有经费来源的科研教学等项目开支。

⑥在各类基金中列支的费用。

⑦国家规定不得列入成本的支出。

6. 成本核算分类

根据核算口径的不同，成本核算可分为医疗业务成本、医疗成本、医疗全成本和医院全成本。

（1）医疗业务成本

医院业务科室开展医疗服务活动自身发生的各种耗费，即各具体科室进行明细核算，归集临床服务、医疗技术、医疗辅助类各科室发生的，能够直接计入各科室或采用一定方法计算后计入各科室的直接成本。

医疗业务成本不含医院行政后勤科室的耗费、财政项目补助支出和科教项目支出形成的固定资产折旧和无形资产摊销。

（2）医疗成本

医院为开展医疗服务活动，各业务科室和行政后勤科室自身发生的各种耗费，不含财政项目补助支出和科教项目支出形成的固定资产折旧和无形资产摊销。

（3）医疗全成本

医院为开展医疗服务活动，医院各部门自身发生的各种耗费，以及财政项目补助支出形成的固定资产、无形资产耗费。

（4）医院全成本

医院全成本是指医院开展各项业务活动发生的所有耗费。

医院全成本=医疗业务成本+管理费用+财政项目补助支出形成的固定资产、无形资产耗费+科教项目支出形成的固定资产折旧和无形资产摊销

7. 成本归集

医院发生的全部成本费用，应当按照成本核算单元进行归集。能够直接计入的成本费

用，直接计入相关科室；不能直接计入的成本费用，计入相关科室。

（1）直接计入成本

直接计入成本是指在会计核算中能够直接归集到各科室，形成医疗业务成本的费用。包括人员经费、卫生材料消耗、药品消耗、低值易耗品消耗、固定资产折旧、无形资产摊销、待冲财政基金、待冲基金、科教项目基金、其他费用。

（2）间接计入成本

间接计入成本是指由于计量条件所限无法直接计入各科室或为分清责任主体不应直接计入管理费用，而须采用比例系数的方式分配计入的直接成本。对于无法直接计入的支出，医院应根据重要性、可操作性等原则，将相关费用按照一定标准进行分配，计算后计入科室成本，具体包括水费、电费、物业管理费等支出。

第八章　医疗质量管理

第一节　医疗质量管理的内容

一、医疗部门组织架构形式

医务处包含医务本部、病案统计室、医保办、综合接待办；医务本部由质控办、安全办公室、应急管理办公室等组成。

（一）医务本部

1. 在院长领导下，具体组织实施全院的医疗质量、医疗安全、质控、感染管理、病案管理。

2. 负责制定本处室的工作制度、规定、办法、程序，解释、解答有关法规、制度中的重大问题。确保本处室工作的标准化、规范化、科学化管理。

3. 拟订有关业务计划，经院长、副院长批准后，组织实施。日常督促检查，按时总结汇报。

4. 配合医院推进临床学科建设、人才培养及重点专科专病建设。

5. 掌握医疗科技及医疗市场动态情况，做好调研工作，合理调整、配置医院医疗资源，使其充分发挥作用。

6. 深入各科室，了解和掌握情况。组织重大抢救和院内外会诊。督促各种制度和常规的执行，定期检查，采取措施，提高医疗质量，严防差错、事故发生。

7. 对医疗事故进行调查，组织讨论，及时向院长、副院长提出处理意见。

8. 负责实施、检查全院医务技术人员的业务训练和技术考核，不断提高业务技术水平。协助做好卫生技术人员的晋升、奖惩、调配工作。

9. 负责组织实施临时性院外医疗任务和对基层的技术指导工作。

10. 检查督促各科人员外出进修的贯彻执行。

11. 负责管理组织医院全面质量控制工作，杜绝医疗事故和重大差错。

12. 负责管理指导患者投诉及医疗纠纷的处理工作。

13. 组织安排各项指令性的社会活动。

14. 完成分管院长临时交办的工作任务。

（二）医疗质量控制办公室

1. 传达并落实上级行政机构发布的各项医疗质量管理制度、规范、标准和指南；配合上级相关医疗质量管理与控制信息系统，进行医疗质量主要指标信息的收集、分析和反馈。

2. 利用信息化手段加强医疗质量管理，构建质量管理质控体系；切实落实医疗质量安全核心制度。

3. 全面配合上级卫生健康行政部门对医院的医疗质量管理情况的监督检查；对于本市各专业质控中心、市/区卫生监督所的各项督查，做好相关组织、准备等工作；及时分析反馈相关的督查结果，敦促并协助相关科室做好整改工作。

4. 定期组织医院内部各项质量督查的考核、反馈及整改，主要包括：病历质量督查；临床科室核心制度台账的日常监督；手术安全核查；通过 OA 平台或微信等手段及时反馈历次院内外的各项考核中所发现的问题，并敦促相关科室及时整改拾遗补缺，质控办根据实际情况酌情追查整改结果等医疗质量管理诸项事宜。

5. 进行医院电子化临床路径的管理。

6. 全院 MDT 管理工作。

7. 远程医疗会诊管理。

8. 定期医务简报制作。

9. 国家临床重点专科管理。

（三）应急管理办公室

1. 组织制订和完善突发公共卫生事件应急处理技术方案、突发公共卫生事件医疗卫生救援应急预案。

2. 制定卫生应急装备与物资储备目录，建立健全应急装备与物资管理制度。

3. 组织突发公共卫生事件应急处置技术培训和演练。

4. 发生突发公共卫生事件时，及时组织协调突发公共卫生事件应急处置工作，为基层提供所需的技术支持。随时追踪事件进展及处置工作动态，及时完成总结呈报相关部门。

5. 收集突发公共卫生事件监测信息，并进行动态、趋势分析和预警，及时上报主管部门。

6. 制订督导、评估计划，对医疗机构的突发公共卫生事件应急处置工作进行督导和评估。

（四）病案统计室

1. 在处长的领导下，负责病案统计室行政业务工作。

2. 负责病案统计室科员工作质量的检查与考核。

3. 负责病案统计室新项目的论证和开展工作，负责起草病案统计室各项工作制度及各类表格、相关病案用纸的设计校对。

4. 负责病案统计室的业务培训、业务学习。

5. 负责全院关于病案首页填写及统计相关数据采集口径的培训。

6. 负责院每半年一次的相关三基培训及相关问题点评分析。

7. 作为病案首页质量控制的主要负责人员，领导科员完成首页的质控管理。

8. 及时完成院领导、分管处长及相关职能科室交给的临时性任务。

9. 配合医院发展、考核、改革、晋升等，相关数据、病种的提供与采集。

10. 协调做好病案翻拍、存放相关工作。

（五）综合接待办

1. 督促全体医务人员认真贯彻执行各项医疗法规、诊疗常规、护理常规等有关制度和规定，减少医疗缺陷，防范医疗事故。保证医疗工作正常、有序进行。

2. 负责修订医疗争议办公室的工作流程、规章制度、争议预防和处理预案并存档。

3. 负责安排医疗投诉或医疗纠纷的分级接待。对复杂的医疗争议负责进一步调查，配合医务处长做好组织专家讨论，提出处理预案，必要时提请医院进行"医疗质量与安全委员会"讨论，并将讨论结果汇报院领导。

4. 负责主持涉及赔偿的医疗争议协商，并在院领导授权下签署协议。

5. 负责起草、修改、编纂医院医疗争议案件的法律文书。作为院方委托代理人处理医院医务人员的医疗争议鉴定。作为院长委托代理人处理医院医疗纠纷案件。

6. 负责全院各科每月的医疗安全考核（包括医疗纠纷的处罚），及时总结医疗争议的情况，对存在的问题由分管医疗院长在医疗质量讲评会议上分析。

7. 负责组织对医务人员医疗法律、法规的培训，特别是对新职工的有关法规培训。

8. 负责处理与医疗有关的信访工作，按规定向上级部门上报医院医疗争议情况。

9. 负责接待并按规定协助公安局、法院、检察院、律师、保险公司、个人委托等因公对医院一些医疗行为的调查、取证及谈判、沟通工作。

10. 负责医院医疗纠纷的医疗保险理赔工作。

11. 负责本办公室物资的保管维护工作。

12. 完成精神文明相关内容统计录入。

13. 完成上级部门安排的各项任务，参加各种医疗争议相关会议或指令性会议。

（六）医保办

1. 宣传、解释医保政策和规定，指导全院各科室做好医保工作。

2. 负责制定医院医保相关的系列工作制度、工作流程并适时进行补充、修改完善。

3. 根据医保办下达的医保总控指标结合医院的发展目标和临床科室特点，制定医保考核指标和方法，经院部批准后组织实施。

4. 处理与协调在医疗、收费中涉及医保的问题，并与市、区医保主管部门做好联络工作。

5. 负责与科室主任及医保专管员之间的沟通联系，检查及指导科室医保"五合理"工作。

6. 负责定期抽查医保住院病历、协助门急诊办公室及药学部抽查门急诊医保处方，发现问题及时反馈到科室及个人，并做相应处理。

7. 全面了解、分析全院的医保状况，定期做好数据统计。

8. 根据医保办的要求，做好医院内"诊疗项目库""医用耗材库""医保执业医师库"及"医保药品库"的建设和动态维护工作。

9. 协助财务、信息等相关部门做好每月一次医保费用的结算工作。

10. 协助信息处、财务处等相关职能部门做好医保日对账工作。

11. 协助财务处做好医保费用的年度清算工作。

12. 协助设备处、财务处做好新耗材价格备案工作及医保代码的申请工作。

13. 负责外省市病人及医院集团成员在医院的医保定点医疗工作。

14. 负责大病登记、造口袋登记、住院病人转诊审批等工作。

15. 负责接待市医保监督所及区医保办的常规大检查和不定期检查工作，起草并落实整改措施。

16. 协助市、区医保事务中心的高额费用病历检查、各种专项检查、"两高"人员检查。

17. 负责妥善处理卫生、医保联合投诉工作。

18. 负责少儿学生医保、大学生医保、三类人员医保等居民相关工作。

19. 接待及处理医保相关的医疗纠纷。

20. 完成院领导安排的各项临时性任务，参加各种会议。

二、医疗质量考评指标体系（根据目前医务处月度考核评分标准）

对于临床科室日常考核共 75 分，共分三级指标。一级指标包括质量安全 60 分，医院感染 15 分（详见第六章）。二级指标的质量安全指标中，进一步细分为科室管理、质控督查、病历质量、转科及疑难收治、放射防护、临床路径及单病种管理、三级培训、输血管理、药事管理及其他考核，共计 60 分。对于上述各项二级指标分别设置三级指标，进行具体考核。

科室管理共 20 分，包括值班管理、人员资质管理、三级查房、科室台账的及时性及质量、交班质量、月度自查表的及时性及质量、医务反馈表的落实及医院各项会议的出席情况等。

质量督查共 7 分，对于上级市各项质控的督查结果共 5 分，院内质量督查共 2 分。对于前者的质控结果，全市三级医院排名前 3 者奖励，考核加 1~1.5 分；排名后 50% 者扣 2 分，排名后 30% 者扣 3 分。相关科室对于之前市质控反馈内容及时整改者，经医务追踪确认，酌情加 1 分。另根据医院内部各科室对于医疗质量及改进情况予以打分，最高 2 分。

病历质量管理共 12 分，其中质量 10 分，病案归档 2 分。前者根据每月的运行及终末病历的抽查平均分，换算为 10 分制，后者根据每月各科室病历归档的及时性及完善性由病案统计室予以考核。

对于科室的转科病人及疑难收治情况考核共 5 分，若存在拒收因病情需要而转科的患者，一经查实予以扣分。

放射防护管理共 2 分，依据放射防护的各项要求打分。具体内容包括防护宣传及教育，迎接上级对放射防护的检查等。

对于临床路径及单病种考核共 8 分，若按医院要求推进及保质保量完成临床路径及单病种工作，给予满分，反之减分处理并反馈。

三基培训考核共 10 分，其中三基考核 5 分，三基培训出勤情况 5 分。前者根据院内、科内人员参加三基理论与技能成绩考核的平均分换算评分，后者根据各科出席三基培训人员达到医务处所规定的出席人员的比率要求打分。每低于 1%，扣 1 分，扣完为止。

输血管理共 5 分，根据输血科所反馈的临床科室血液使用的合理性、规范性打分。并抽查科室的相关输血病历书写的规范性。

药事管理具体根据药剂科的反馈打分，其中对于抗生素管理共 8 分，具体内容包括抗菌药物使用率及使用强度。合理用药共 5 分，主要依据药剂科临床药师日常药事监控资料。

"其他"部分共 3 分，考核内容机动。主要针对偶发性并给医院造成不良影响的科室事件。发生一例扣 2 分。

第二节　医疗质量管理的措施

为加强医疗技术临床应用管理，建立医疗技术准入和管理机制，促进医学科学发展和医疗技术进步，提高医疗质量，保障医疗安全，依据《医疗技术临床应用管理办法》，对医疗技术实行全过程管理。

一、医疗技术的分类及分级

（一）医疗技术分为三类：

第一类医疗技术是指安全性、有效性确切，医疗机构通过常规管理在临床应用中能确保其安全性、有效性的技术。医疗技术临床应用由医院根据功能、任务、技术能力实施严格管理。

第二类医疗技术是指安全性、有效性确切，涉及一定伦理问题或者风险较高，卫生行政部门应当加以控制管理的医疗技术。由省级卫生行政部门负责临床应用管理及目录公布、调整。

第三类医疗技术是指具有下列情形之一，需要卫生行政部门加以严格控制管理的医疗技术：

1. 涉及重大伦理问题；

2. 高风险；

3. 安全性、有效性尚须经规范的临床试验研究进一步验证；

4. 需要使用稀缺资源；

5. 卫生部规定的其他需要特殊管理的医疗技术，根据卫生部临床应用管理规定及目录公布、调整。

（二）医疗新技术是指医院尚未开展的技术，包括：

1. 使用新试剂的诊断项目；

2. 使用二、三类医疗器械的诊断和治疗项目；

3. 创伤性的诊断和治疗项目；

4. 生物基因诊断和治疗项目；

5. 使用产生高能射线设备的诊断和治疗项目；

6. 其他可能对人体健康产生重大影响的新技术项目。

二、新技术临床应用准入审批

（一）医疗新技术准入申请准备

1. 开展医疗新技术临床应用前临床科室、医技科室必须向医院医务处申报，经审核同意后方可实施。

2. 申报医疗新技术临床应用前，科主任或新技术负责人必须组织相关人员仔细分析新技术的一般情况、特殊性及存在的风险和影响，针对项目的安全性、先进性、经济性、社会适用性等进行科学、严谨的可行性论证。

3. 对开展新技术临床应用的技术和设备等条件进行评估，详细拟定技术规范、操作规程、规章制度。明确新技术第一操作者的最低职称限定标准及相关人员职责。完善相应的自我约束、鼓励和监察机制。认真做好各项准备工作。

4. 多学科联合开展的新技术临床应用项目须成立新技术管理小组，管理小组由项目负责人和相关学科的科主任或技术骨干组成，组长由申报科室主任或项目负责人担任。

（二）医疗新技术准入申请

1. 按卫生部、自治区卫生厅要求申报二、三类医疗技术准入的，相关科室在医务处指导下按照上级要求准备相关资料，医务处负责申报审批协调工作。

2. 无收费标准的新项目、新技术，由财务科、审计物价办公室等部门负责向物价部门申报收费标准并备案，医保目录外项目由医保办等部门办理纳入医保支付的申报工作。

（三）医疗新技术的准入审核

1. 对于属于医院医疗新技术分级为第Ⅰ级者，且属于无创技术或项目、医疗风险较小、本地区其他医院已广泛应用并具有较好疗效和效益，并已有相应的收费标准者，由医务处及分管院长审批授权。

2. 对于属于医院医疗新技术新项目分级Ⅱ级Ⅲ级者，或Ⅱ级中有创技术、医疗风险较大、易致死致残者；或存在其他特殊情况者，由医务处及分管院长进行初步审核后，由医院质量管理委员会相关专家论证，必要时邀请院外专家参与，做出书面意见，经医务处汇总，给予审核意见。

3. 需要伦理委员会进行伦理审查的，按照国家卫生健康委《涉及人的生物医学研究伦理审查办法（试行）》进行审查，并将结论一同归档。

4. 对于各科室所提出的新技术新项目的准入申请，无论批准与否，医务处均予以书面答复，说明理由或注意事项。

5. 各科室严禁未经审核自行开展新技术、新项目的临床应用，否则，将视作违规操作，由此而引起的医疗或医学伦理上的缺陷、纠纷、事故，将由当事科室或个人承担。

（四）第二、三类医疗技术的申报及评估

1. 国家卫生健康委规定须审核准入的第二、三类医疗技术，要向相应的上级卫生健康行政部门指定的技术审核机构申请医疗技术临床应用能力技术评估，经上级卫生行政部门批准后，必要的进行诊疗科目变更登记后方可开展。

2. 科室和医务人员申请开展第二、三类医疗技术前，应当确认符合下列条件。

（1）该项医疗技术符合相应卫生健康行政部门的规划。

（2）有卫生健康行政部门批准的相应诊疗科目或可以变更增加相应诊疗科目。

（3）有在本机构注册的、能够胜任该项医疗技术临床应用的主要专业技术人员。

（4）有与开展该项医疗技术相适应的设备、设施和其他辅助条件。

（5）该项医疗技术通过本机构医学伦理审查。

（6）完成相应的临床试验研究，有安全、有效的结果。

（7）近3年相关业务无不良记录。

（8）有与该项医疗技术相关的管理制度和质量保障措施。

（9）省级以上卫生健康行政部门规定的其他条件。

3. 相关科室和医务人员应当按照卫生行政部门的要求准备相应的审核材料，保证材料客观、真实、有效，上报医务处审核，整理后报上级部门审核。

4. 有下列情形之一的，相关科室和医务人员不得申请第二、三类医疗技术临床应用。

（1）申请的医疗技术是卫生部废除或者禁止使用的。

（2）申请的医疗技术未列入相应目录的。

（3）申请的医疗技术距上次同一医疗技术未通过临床应用能力技术审核时间未满12个月的。

（4）省级以上卫生行政部门规定的其他情形。

5. 技术评估通过后，医务处负责到卫生行政部门进行备案、办理诊疗科目项下的医疗技术登记，登记后方可在临床应用相应的医疗技术。

6. 相关科室和医务人员应当自第二、三类医疗技术准予开展之日起2年内，每年通过医务处向批准该项医疗技术临床应用的卫生行政部门报告临床应用情况，包括诊疗病例数、适应证掌握情况、临床应用效果、并发症、合并症、不良反应、随访情况等。

三、医疗新技术临床应用管理

1. 医务处作为主管部门，对于全院的医疗新技术临床应用进行全程管理和评价，制定医院新技术新项目管理档案。医务处对医院开展的新项目新技术进行不定期督查，将新技术实施情况向医院质量管理委员会汇报，对新技术实施过程中存在的问题进行分析，并提出指导性建议或意见，及时发现医疗技术风险，并敦促相关科室及时采取相应措施，以避免医疗技术风险或将其降到最低。

2. 医疗新技术实施过程中，各级人员必须严格执行技术规范、操作规程及各项规章制度，服从科室管理。科主任、项目负责人应认真组织、严格把关、定期进行质量监控，检查实施情况，及时发现各种问题并予以有效的解决。

3. 在新技术新项目临床应用过程中，应充分尊重患者的知情权和选择权，并注意保护患者安全，及时履行告知义务。主管医师应向患者或其委托人详细交代病情，重点交代新技术对于患者的适应性、效益性和可能存在的风险及费用情况，尊重患者及委托人意见，在征得其同意并在《知情同意书》上签字后方可实施。

4. 项目负责科室应建立完整的技术档案。内容包括申报、审批材料，实施过程中遇到的问题及解决办法，调整或修改原方案的情况，工作进度、阶段报告及上级审批意见等。

5. 各科室在开展新技术临床应用过程中做好应用记录和总结分析工作，完善疗效的评价分析，应当：①认真记录病历资料，随访观察疗效；②定期总结病历，每年对新技术实施情况进行评估，详述开展例数、疗效、经济及社会效益、质量评价等；③检索文献、查阅资料，与其他医院进行比较；④年终将本年度开展的新技术病例进行分析总结上报；⑤根据开展情况写出报告或文章。

医务部针对汇总情况进行有重点的抽查核实，必要时聘请院外专家指导评估。

6. 经医院评估，符合先进性、安全性等要求的技术项目鼓励继续开展，并在年终给予适当奖励。不符合先进性、安全性等要求的技术项目，医务部根据评估结论决定该技术院内停止使用。

四、医疗新技术临床应用的暂停、评估与停用、复用

（一）医疗新技术临床应用的暂停、停止应用与恢复应用

1. 医疗新技术应用过程中，出现不良后果或技术问题时，有关人员必须采取措施保证医疗安全并及时向科主任、项目负责人报告。科主任、项目负责人应立即向医务处报告，并组织相关人员查找原因，认真分析，及时采取措施予以整改。

发生下列情况之一者，应立即暂停临床应用。

（1）发生涉及违反国家、省、市、自治区等法律、法规和相关规定的或该项医疗技术被卫生部废除或者禁止使用的。

（2）从事该项医疗技术主要专业技术人员或者关键设备、设施及其他辅助条件发生变化，不能正常临床应用。

（3）发生与该项医疗技术直接相关的严重不良后果。

（4）该项医疗技术存在医疗质量和医疗安全隐患的或发生与医疗技术相关的重大医疗意外事件的。

（5）该项医疗技术存在伦理缺陷。

（6）该项医疗技术临床应用效果不确切。

（7）省级以上卫生行政部门规定的其他情形。

2. 暂停医疗技术临床应用由项目所属科室向医务处书面提出终止报告，说明情况，说明理由，提出建议；医务处召集医疗质量管理委员会医疗技术评估小组集体讨论做出评估结论，医务处书面通知科室停止该技术的临床应用。

经医疗质量管理委员会医疗技术评估小组集体讨论评估决定，认为暂停该技术临床应用的情况不存在或与医疗技术无关，医疗技术本身不存在相关缺陷，能保证患者安全的，医务处书面通知科室可以继续该技术的临床应用。

3. 医疗技术问题明确，有可能影响医疗质量和医患安全的诊疗技术，必要时可以简化程序，由院长、主管副院长或医务处主任口头通知停止，并须记录在案。

4. 科室或专业技术人员发现诊疗项目存在缺陷严重影响医疗质量或医患安全时，紧急情况下应当立即停止操作，报告科主任，或直接报告医务处做出相应处理。

5. 对于终止或暂停的诊疗项目，条件具备后，由医务处或项目所属科室提出重开意见，经医院医疗质量管理委员会组成的评估小组集体评估讨论，医务处决定并书面通知相关科室重新开展该技术的临床应用。

（二）医疗新技术评估组织与评估职责

1. 医疗新技术评估小组由医院医疗质量管理委员会相关专家及设备、管理人员等组成，必要时邀请院外医疗技术、医疗保险、财务、质量安全、法律等专家参加，每次评估会议成员不少于 7 人。评估小组会议由主管副院长或医务处主任主持。

2. 评估小组依据法律法规和规章制度，从确保医疗质量与医患安全出发，认真分析所评诊疗项目，全面权衡全院设施条件，认真进行评估讨论，对下列事项提出明确意见。

（1）认为所评项目是否终止，并明确相应理由。

（2）对于认为停止使用、待机复开的项目，提出恢复准备工作的意见和要求。

（3）对于未认定终止的项目，提出确保质量和安全的改进意见和要求。医院医疗新技术的终止、完善、重开准备、重新开展均须认真按照医务部书面通知的评估小组意见执行。

3. 科室报告、评估会议记录、项目终止与重新开展通知等相关资料应当齐全，由医务处列入医疗技术档案保存。

4. 全院已经开展的诊疗项目，未经履行上述程序，操作岗位不得任意终止；已经终止的诊疗项目，未履行评估与重开认定程序，操作岗位不得擅自重新开展。

五、医疗新技术试用期、报告制度及转化为常规技术

1. 医院第Ⅱ级医疗新技术的临床试用期为 3 年，第Ⅰ级医疗新技术中具有创伤性的技术临床试用期为 1 年，第Ⅰ级医疗新技术中非创伤性技术临床试用期为半年。

2. 新技术临床试用期间，科室应自试用开始后每半年对新技术实施情况进行评估，填写《新技术开展情况追踪登记表》，并将追踪登记表上报医务处。试用期满后，提交试用期工作总结表，内容包括该技术安全性、实用性、社会效益、经济效益，工作中出现的问题及解决办法，工作成绩与不足，对学科建设和医院发展所做的贡献以及前景预测和下一步工作计划等内容。

3. 试用期满后，科室将试用期工作总结和转化为常规技术申请报告上交医务处。医务处审核后按审批权限提交有关部门和领导审批。

4. 医疗新技术转为常规技术后不再作为新技术进行评估，相关科室和医务人员按照技术操作规程和人员资质等要求应用该技术。

六、医疗常规技术的管理

1. 医疗常规技术包括目前已正常开展现存的技术和经试用期满转为常规技术的医疗新技术。

2. 医务处负责全院医疗常规技术的管理、监督工作，开展日常监督管理工作。

3. 相关科室在医疗常规技术应用过程中应密切关注医疗新技术向项目的发展和科学研究进展，结合医院情况及时引进、开发，进行医疗技术革新，实现医疗技术的不断进步和医疗质量提高。

4. 科室和医务人员在工作中发现医疗常规技术临床应用暂停等情况时，参照医疗新技术评估的规定启动再评估程序。

第三节 医疗风险的关注与管控

一、概述

1. 为提高医疗质量，保障医疗安全，防范医疗纠纷，构建和谐医患关系，创建平安医院，依据《中华人民共和国执业医师法》《中华人民共和国侵权责任法》《中华人民共和国刑法》《医疗机构管理条例》《医疗事故处理条例》《医院投诉管理办法（试行）》《病历书写基本规范》等法律、法规，总结此规范。

2. 事前防范为主，防患于未然。坚持"以病人为中心，以提高医疗服务质量为主题"理念，重视患者安全，不断改善服务条件，优化服务流程，加强业务培训，不断提高服务水平和能力，转变服务作风，努力为患者提供优质安全的医疗服务。

3. 实施院长负责制，健全医疗质量管理体系，建立规范管理和持续改进的长效机制，建立科学的医疗质量监控体系和评价方法，加强监督管理，责任到人，做好医疗风险防控。

4. 医务人员在医疗活动中，必须严格遵守医疗卫生管理法律、行政法规、部门规章和诊疗护理规范、常规。医务人员应当树立敬业精神，遵守职业道德，增强责任心，关心、爱护、尊重患者，加强医患沟通，保护患者隐私；努力钻研业务，更新知识，提高专业技术水平，做到因病施治，合理检查，合理用药。

5. 医疗安全管理委员会每季度进行医疗安全情况分析，总结经验教训，提出整改措施，制定并完善医疗风险防范措施，预防医疗事故的发生，减轻医疗事故的损害。

6. 定期召开医疗安全工作会议，组织学习相关法律法规和各项规章制度，总结分析医疗纠纷案例，讨论科室存在的医疗安全隐患，对存在的问题提出整改措施并抓好落实。

7. 建立健全医务人员违法违规行为公示和责任追究制度、医疗质量监控和评价制度、医患沟通制度。

8. 加强治安管理，明确治安责任人，逐级落实内部治安保卫安全责任制，完善医院内部安全防范机制，落实医警联动，落实人防、技防、特防等安全防范措施。

二、医德医风建设

1. 加强对医务人员的思想政治、医德医风、个人修养和职业道德管理，制定落实行风教育、考核和责任追究制。牢固树立为人民服务的宗旨，改善服务态度，转变服务作风，改进服务流程，方便病人就医，努力为病人提供温馨、细心、爱心、耐心、真心的医疗服务。

2. 医务人员树立坚定的政治信念、崇高的职业道德、主人翁的责任感和全心全意为人民服务的理念，树立忠于职守、爱岗敬业、乐于奉献、文明行医的卫生行业风尚；恪守医生职业道德，发扬人道主义精神，履行救死扶伤、保护人民健康的神圣职责。

3. 改善医务人员的服务态度，在言语举止上讲究文明礼貌，对待病员一视同仁，树立"病人至上，廉洁行医"的理念，抵制收受药品耗材回扣及开单提成、红包等不正之风。

4. 医务人员仪表整洁大方、言语态度恰当，努力为患者提供方便；了解患者的心理，尽量满足患者的需求，取得患者及家属的配合和理解；加强与病人的交流，耐心向病人交代和解释病情，杜绝生、冷、硬、顶、推现象。

三、医疗质量监督管理

1. 建立由院长为主任的医疗质量管理委员会，全面负责医院医疗质量管理。定期召开医疗质量和医疗安全会议，组织医疗质量评估，分析医疗问题，提出整改措施和责任追究建议，建立完善的相关医疗质量和安全制度，督促相关职能部门落实。

2. 设置医疗服务质量监控部门，配备专职人员，具体负责监督本单位医疗服务工作，检查医务人员执业情况，调查和处理医疗纠纷。

3. 建立相关专业的质量监控小组，负责各专业技术质量监督和管理，制定和完善相关操作规范，定期组织业务培训学习和检查。

4. 建立由科主任和护士长为组长的医疗质量和医疗安全监督小组，负责本科室的医疗质量和医疗安全管理工作。定期组织医疗质量和医疗安全检查，查找存在的问题，提出整改意见，落实整改措施，医务处负责监督落实。

5. 落实医务大交班制度，每周召开，对于医疗和安全相关问题进行讨论，及时进行协调处理，提高效率，保障安全。

四、医疗风险防范、控制

（一）告知与沟通

1. 在医疗活动中，医务人员及时将患者的病情、医疗措施、医疗风险等如实告知患者和代理人。告知要力求全面准确，避免因告知不足而导致医疗纠纷，但应避免对患者产生不利后果。

2. 告知有口头告知、书面告知和见证告知三种方式。口头告知适用于医院诊疗程序等一般性情况的告知；书面告知适用于有告知义务的医疗管理、自费药物和耗材、患者病情、诊治措施及风险告知，书面告知必须有患方签字；见证告知适用于医院有告知义务但患方拒绝在书面告知文书上签字或无患方家属而本人也无法签字的告知，必要时第三者在场，并签字证明。

3. 按照有关规定须取得患者书面同意方可进行的医疗活动应当由患者本人签署同意书。患者不具备完全民事行为能力时，应当由其法定代理人签字；患者因病无法签字时，应当由其近亲属签字，没有近亲属的，由其他关系人签字；为抢救患者，在法定代理人或近亲属、关系人无法及时签字的情况下，可由医院负责人或者医务处负责人签字。

4. 因实施保护性医疗措施不宜向患者说明情况者，将有关情况通知患者近亲属，由患者亲属签署知情选择书的，并及时记录。患者无近亲属或者近亲属无法签署知情选择书，由患者的法定代理人或者关系人签署知情选择书。

5. 医务人员在各个诊治环节中积极与患方进行沟通，并解答其咨询，解答热情友善、耐心细致、通俗易懂、表达准确，重要的沟通记录在病历中，并请其签名。

6. 手术及有创诊疗措施（包括各种组织器官穿刺活检、内窥镜和血管内的诊治等），医务人员将疾病的诊断、手术及麻醉方式和可能出现的风险充分告知患方，并请其签字。

7. 手术过程中，需要改变手术方案、麻醉方式或切除患者组织器官等，医务人员必须征求患者（方）同意并签字后才能进行，但情况危及患者生命安全时，在告知的同时，可采取抢救性措施。

8. 手术告知原则上由主刀医师负责，特殊情况可以委派有相应资质的助手告知，但告知内容应当经主刀医师审核同意。重大、疑难、多学科合作、新开展手术必须由主刀医师亲自告知。

9. 科室对非手术诊治（包括药物治疗及各种物理治疗、自费药品和治疗方法使用等）的医疗措施及风险要实行告知制度。

10. 科室必须对危重、大型、疑难、复杂、高风险、毁损性、新开展的手术或操作进行术前讨论，然后由主刀医师进行术前谈话，填写《新技术、新项目、重大疑难手术审批表》上报医务处，并由医务处组织人员进行术前行政谈话后实施。

11. 落实行政谈话制度。重要器官切除手术（如截肢）、独眼患者行白内障手术、需要 2 个或 2 个以上科室共同完成的重大手术、需要外院指导完成的重大手术、医院新开展的手术、预计会有手术并发症或影响患者日常生活、诊断不明确而且手术风险较大的探查手术、有复合伤或伴有严重合并症、心肺肝肾等重要脏器功能不全、以提高生活质量为主（如美容、整形等）而非疾病治疗、年龄在 80 岁以上的、非计划再次手术患者、高费用、效果不确切的、社会关系复杂、经济情况差、有潜在纠纷隐患的病例、病理依据的特殊病人的化、放疗，以上情形均需要组织由综合接待办参与的行政谈话，院方由接待办高年资医师担任谈话人员，谈话人员有资格结合患者和沟通情况，选择手术或非手术治疗。

（二）首诊负责和值班交接班

1. 第一次接诊医师或科室为首诊医师和科室，首诊医师和科室对患者的检查、诊断、治疗、抢救、转院和转科等工作负责。

2. 急危重患者须检查、会诊、住院或转院，首诊医师应负责安排检查、会诊、联系科室和转诊医院，并联系护送人员。

3. 救治急危重患者时，首诊医师有组织相关人员会诊、收治科室等决定权，任何科室和个人应当配合，不得以任何理由推诿或拒绝。

4. 下班前，首诊医师应将患者移交接班医师，把患者病情及须注意的事项交代清楚，并认真做好交接班记录。

5. 病区实行 24 小时值班制，值班医护人员按时交接班；急危重病患者，必须做好床前交接班，病情和医疗措施交接应当详细，交接后应当签字并注明具体时间。

6. 值班医护人员负责病区患者突发情况的临时性医疗工作，并做好急危重患者病情观察及医疗措施的记录。在诊疗活动中遇到困难或疑问时应及时请示上级医师，或报告医院总值班或医务处。

7. 值班医护人员不得擅自离开工作岗位，遇到需要处理的情况时应立即前往诊治。如有急诊抢救、会诊等需要离开病区时，必须向值班护士说明去向及联系方式。

8. 值班医护人员在病区早交班时，应当将急危重和新入院患者情况向病区医护人员报告，并向主管医师交代清楚患者病情和待处理的问题。

（三）三级查房

1. 实行主任（副主任）医师、主治医师和住院医师三级医师查房制度。

2. 主任（副主任）医师或主治医师查房，应有住院医师和相关人员参加。主任（副主任）医师查房每周至少 1 次，主治医师查房每日至少 1 次。住院医师对所管患者实行 24 小时负责制，实行早晚查房。

3. 对急危重患者，住院医师应随时观察病情变化并及时处理，必要时可请主治医师、主任（副主任）医师临时会诊处置。

4. 对新入院患者，住院医师应立即查看患者，并在 8 小时内完成首次病程记录，主治医师应在 48 小时内查看患者，并提出处理意见，主任（副主任）医师应在 72 小时内查看患者并对患者的诊断、治疗、处理提出指导意见。

（四）病例讨论和会诊

1. 凡遇疑难病例、入院三天内未明确诊断、治疗效果不佳、病情严重等均应组织会诊讨论。

2. 会诊讨论由科主任或主任（副主任）医师主持，召集有关人员参加，认真进行讨论，尽早明确诊断，提出治疗方案。主管医师应做好书面记录，并将讨论结果记录于疑难病例讨论记录本。

3. 对重大、疑难、致残、重要器官摘除及新开展的手术，必须进行术前讨论。

4. 术前讨论会由科主任主持，科内所有医师参加，手术医师、护士长和责任护士必须参加，讨论情况记入病历。

5. 对于疑难、复杂、重大手术或病情复杂须相关科室配合的，应提前 2~3 天邀请麻醉科及有关科室人员会诊。

6. 死亡病例讨论，一般情况下应在 1 周内组织讨论；特殊病例（发生医疗纠纷的病例）应在 24 小时内进行讨论。死亡病例讨论，由科主任主持，本科医护人员和相关人员参加，必要时请医务处派人参加。

7. 急诊会诊，可以电话或书面形式通知住院总医师、科主任或相关科室，在接到会诊通知后，会诊医生应在 10 分钟内赶到。会诊医师在签署会诊意见时应注明时间（具体到分钟）。

8. 科间会诊，应邀科室应在 24 小时内派主治医师以上人员进行会诊。会诊时主管医师应在场陪同，介绍病情，听取会诊意见。会诊后要填写会诊记录。

9. 全院会诊，病情疑难复杂且需要多科共同协作者、突发公共卫生事件、重大医疗纠纷或某些特殊患者等应进行全院会诊。会诊时由医务处或申请会诊科室主任主持召开，业务副院长和医务处长原则上应当参加并做总结归纳。主管医师应当将会诊意见摘要记入病程记录。

10. 院外会诊，邀请外院医师会诊或派本院医师到外院会诊，应按照卫生部《医师外出会诊管理暂行规定》有关规定执行，邀请院外会诊需要患者和科主任签字后进行。

（五）危重病人抢救和报告

1. 落实《危重病人管理制度》，加强重点病人的管理。加强临床科室危重病人报告制度，及时向病人家属发放病危通知书，涉及多科室协作的危急重病人抢救，由医务处负责组织指挥，各科室及其医务人员必须服从安排。

2. 抢救危重病人时，医务人员及科室主任在积极抢救的同时及时报告医务处或总值班。发现医疗事故或过失行为时，医务人员和科室主任应立即积极采取有效措施，避免或者减轻对患者身体健康的损害，防止损害扩大。同时应及时向医务处报告，医务处人员接到报告后立即进行调查、核实，将情况及时向分管院长报告，并向患者通报、解释。

（六）认真执行医疗质量核心制度

认真执行《首诊负责制度》《三级医师查房制度》《病历书写规范与管理制度》《疑难病例讨论制度》《死亡病例讨论制度》《术前讨论制度》《医生值班交接班制度》《查对制度》和《会诊制度》等医疗质量核心制度，规范医疗执业行为。

（七）建立医疗技术分级管理制度和保障医疗技术临床应用质量、安全的规章制度

对医疗技术定期进行安全性、有效性和合理应用情况的评估，并提出持续改进措施。

1. 医疗技术临床应用实行分类、分级管理。

2. 建立手术及有创操作分类管理及审批制度和流程。

3. 对手术和高风险有创操作实行医疗技术准入制度，不得开展未经审核批准的医疗技术。

4. 对手术和高风险有创操作人员资质实行准入制度，不经批准的人员不允许从事高风险的医疗技术工作。

5. 严格执行新技术新业务准入制度，坚决杜绝不经批准的新技术新业务在临床中使用。

五、医疗文书书写与管理

1. 医务人员应严格按照《病历书写基本规范》如实书写病历并妥善保管，病历记录做到对病情及医疗处理过程准确真实描述，字迹清楚，不随意更改。有需要补充的内容也要注明缘由。严禁伪造、销毁病历；临床科室要完善运行病历管理措施，严格交接班制度，防止失窃被盗。

2. 病案室应当加强档案管理，依法为患方提供复印或者复制服务，建立完善的复印复制登记制度，并在复印或者复制过的原始病历资料上加盖已复印标记，封存病历盖章标记；复印病历时，对患方提出的异议和意见，应当及时报告和反馈。

3. 实习及试用期医务人员书写的病历，应当经过医院有执业资格的医务人员审阅、修改并签名。经医院考核认定胜任本专业工作的进修医务人员可以单独书写病历（包括门急诊病历）。

4. 病历确须修改的，应当在保持原有部分字迹清晰的情况下修改（错字应当用双线划去）并签名、写明更正日期，不得采用刮、粘、涂等方法掩盖或去除原来的字迹。严禁医务人员在有复印标记的原始病历中修改各种记录。电子病历和纸质病历，在患者出院后不能进行任何修改。

5. 因抢救病人未能及时书写病历，医务人员应当在抢救结束后 6 小时内据实补记。

6. 处方书写和保管应严格执行《处方管理办法》要求进行。

7. 医务人员应当按照有关规定，认真书写其他相关医疗文书，出具执业范围内的相关医学证明文件。开具相应辅助检查申请单前，必须对患者进行物理检查，正确完整填写各类辅助检查申请单，字迹清楚，检查目的、部位明确。

六、培训与考核

1. 医院制定相应的政策，鼓励医务人员自觉学习专业知识，精通业务，努力提高医疗质量和技术水平，尤其要加强重点科室医务人员业务能力建设。

2. 落实卫生部《医师定期考核管理办法》，建立医师定期考核制度。每年组织 2 次以上全院性法律、法规、部门规章、医疗纠纷预防与处置等相关内容的培训，科室建立相应的学习制度，要求每月组织 1 次以上学习。学习和考核情况与科室和个人年度考核挂钩。新进院的医务人员必须参加医疗纠纷预防与处置基础知识的培训，考核合格后才能上岗。

3. 定期组织全院性医疗业务和技术培训，不定期组织检查、考试和竞赛活动；各专业质控小组每季度要组织相关专业人员进行专业业务、技术操作规范等方面培训，分析本专业医疗安全形势，完善制度措施和操作规范，不断提高医疗质量，确保医疗安全；科室要每周组织医务人员业务培训，医务人员要加强在职学习，积极参加继续医学教育，牢固掌握"三基三严"基本理论和操作技术，不断更新知识，掌握新技术，更好地为病人服务。

七、纠纷接待处理

1. 首接负责制。患者投诉包括现场投诉、电话投诉、信件投诉和信访投诉，医务处接待人员对于每一件投诉建档登记，全程跟踪，由首次接待同志负责，直到解决。

2. 落实科室讨论制度。当患方投诉后，对于需要专业回复的案例，需要经过科室讨论提交意见后回复患者，对于需要解释的，邀请当事医务人员现场解释沟通。

3. 落实纠纷补偿管理制度。按照医院《医患纠纷赔偿处理办法》落实补偿到责任人，责任人由科室讨论后认定。

4. 发挥医患纠纷人民调解作用。按照国家规定，将涉及面广泛，涉及调解补偿金额大于 3 万元的案例，请医患纠纷调解委员会协助现场或引导到所在地解决。

5. 重视医疗事故及损害鉴定。对于不能调解，进行医疗事故鉴定的案例，院内组织专家进行模拟鉴定，鉴定参加人员包括科主任和责任医生。

6. 重视法院诉前调解。对于法院诉讼的案件，如果医患之间矛盾较小，双方沟通能够理解的，努力做到调解，避免公共资源浪费。

7. 做好医责险工作，对于发生纠纷补偿的案例，申请医责险补偿，并且对于医务人员在工作中受到伤害的案例，积极申请相应补偿。

8. 做好医警联动。发生医患纠纷时，院内保卫处人员进行现场处置，如果事态不能控制，通过 110 报警申请警方协助处置，确保医务人员安全，定期邀请警官进行医患相关安全知识、技能培训。

9. 利用各种媒介传播正能量。纠纷接待部门充分利用微信、微博、电视台和院报等平台，公开部分表扬信和感人事件，让社会认识到医患之间合作的重要性。

第九章 医院后勤管理

第一节 医院后勤服务管理

医院后勤服务是为医院提供全方位、多方面的供应和服务,有效地服务医务人员、就诊病人及为相关人员解除工作、生活等方面的后顾之忧,在医院内部营造团结、和谐、相互支持、相互关心的氛围,增强医院的凝聚力、向心力和感召力。医院后勤工作按其从事的内容不同,可细分为后勤管理和后勤服务。

医院后勤管理是指医院管理者面对时代发展的现状及趋势,运用现代管理理念、管理理论和管理方法,遵循市场经济发展规律和医院工作的客观规律,领导和指导医院后勤"团队(集体)"为医院医疗、教学、科研、预防等工作的正常运行与发展,有计划、有组织地协调各方面的关系,使之发挥最大效益,为患者和医疗一线工作提供所需服务保障的管理活动。后勤服务是为医院正常运行所提供的直接、具体的各项服务,其特点是具有连续性、技术性、社会性、经济性、服务性和安全性。随着医疗卫生体制改革的深入,医院后勤服务质量管理和风险控制更显重要,同时提供后勤服务的社会机构或企业有其自身的价值观和文化背景,如何融入医院管理中,需要管理者和服务者的共同努力。

医院后勤服务社会化是将后勤服务从医院剥离出来,向市场开放,社会上的公司或剥离出去的职能部门与医院签订承包合同,自主管理、自主经营,并与医院形成供需关系。在服务体系社会化的过程中,更加要求管理体系专业化、规范化和精细化,提高整体服务水平和综合效益。

一、医院后勤概述

(一) 医院后勤的职能

医院后勤主要职能分为六个方面：①根据医院整体运行情况和发展规划，制订基本建设、房屋设施改造等年度计划、近期计划、中长期规划等，并负责落实；②为医院提供保障服务，包括物资保障和水、电、气等能源保障，确保设备设施安全、正常、高效运行，并做到绿色节能；③为医院提供环境服务，包括卫生保洁、餐饮服务、被服供应和洗涤、绿化养护、消防、安全保卫等；④为医院提供医疗辅助性服务，包括门诊挂号、病人运送、护工及医疗便民服务等；⑤推进后勤服务社会化改革，代表医院对外包服务项目进行考核与管理，掌握相关法律、法规，督促社会机构合法、合理用工；⑥组织对院内突发应急事件的处置。

随着事业单位劳动人事制度改革的推进，医院后勤服务的职能绝大部分已经由社会服务机构承担，后勤服务外包已经成为医院后勤管理的主体，后勤人员的技术水准、服务意识、行为规范等直接影响到服务质量与满意度。因此，对外包公司的规范化、精细化管理成为后勤服务社会化背景下的主题。

(二) 外包管理在医院后勤管理中的意义

1. 有利于医院推进人事制度改革

公立医院是事业单位，各家医院的人员编制数无法达到与医、教、研、防等任务匹配的要求，后勤服务更是一支庞大的队伍，后勤服务的外包能把有限的编制腾出，有利于医院引进专业人才，不断深化人事分配制度改革。

2. 有利于医院更好地关注核心业务和病人需求，提高核心竞争力

实施医院后勤服务社会化使医院可以充分利用社会在信息、资源和服务等方面的各种优势，把许多可以也应该由社会承担的服务职能还给社会。医院则可通过市场，选择最有利于自身需求的服务，减少医院在人员和管理上的支出，达到减员增效的目的。医院管理者可以花更多的精力关注医疗、教学、科研综合发展，关注核心业务和病人需求，提高核心竞争力，进一步解放思想、转变观念、探索医药卫生事业改革发展的路子，促进卫生事业的可持续发展。

3. 有利于降低后勤服务运营成本

专业公司的介入，打破了医院小而全的后勤运行体系，选择有利于自身需求的服务以减少医院在人员和管理上的支出，降低运营成本。后勤服务外包后，医院可以充分利用社会在信息、资源和服务方面的优势，把许多由社会承担的服务职能还给社会，将该部分的经营权与财务分配权通过合同的形式交由企业承担，可以合理地将员工劳动人事关系和公司经营风险转移，医院仅承担监管作用。

4. 有利于盘活存量和提高医院财力物力的运作能力

医院后勤服务外包管理，就是要通过计算成本，追求效率，用市场经济规律来调节医院的后勤管理，控制好投入与产出之间的比例关系，促使医院加快财力、物力的流转，产生效益，从而使医院在后勤服务方面低效益的资产能够盘活，为医院创造更多的经济效益，提高职工的福利待遇。

(三) 医院后勤服务外包项目和管理内容

根据后勤服务范围，医院后勤外包管理内容如下。

1. 保洁运送：病区保洁、外环境整体保洁、病人检查运送、标本送检、手术室保洁和手术病人运送服务等。

2. 安保：车辆管理、消防管理、治安管理、安全保卫、平安医院建设等。

3. 餐饮：职工餐饮、病人饮食。

4. 绿化：绿化养护、美化环境。

5. 物业维修：动力设备操作与维护、建筑单体内房屋设施修缮。

6. 护工：病人生活看护。

7. 设备运行：配电、锅炉、冷冻机、电梯、医用气体等安全运行。

8. 专业设备维护保养：电梯、空调、锅炉、冷却塔、水泵等维修、维护、保养。

9. 专业设备运行与管理：中央变电站、中央空调机房、污水处理中心等项目运行与管理。

10. 基本建设项目代建管理。

11. 其他服务：合同能源管理、智能化管理平台运行、太平间服务等。

二、后勤外包服务存在的问题

(一) 后勤干部的认识水平及应对能力亟须提高

社会企业成了后勤服务的主体,临床需要后勤提供高素质、规范化的服务,后勤管理承担着对外包服务考核、管理、协调的责任,医院从以前小而全办后勤到现阶段全面服务社会化,后勤干部的认识水平及应对能力的提高是推进后勤改革成功的关键,临床对后勤服务的认可度也是对后勤管理工作能力的考核。

(二) 医疗总需求大于总供给的矛盾非常突出

患者对医疗服务的需求不断提高,医疗总需求大于总供给的矛盾非常突出,广大患者在呼唤健康的同时,也对医院后勤工作提出了更高的要求。患者的医疗行为已经不单是医疗本身,他们对医院的就医场所、休养场所、生活环境、起居、饮食,甚至连临终关怀等诸多方面都有非常具体的要求。

(三) 只求岗位有人,不求服务质量

目前社会服务企业总体发展较快,医院从中选择了一些服务公司,但在区域范围内数量发展不多(熟悉医院业务、掌握医院流程不精,特别是对医院文化背景、服务要求缺乏深入研究),劳动力的紧缺,更使人员招聘渠道狭窄,往往出现只求岗位有人、不求服务质量的现象。

(四) 外包公司培训的针对性应加强

由于医院服务人群的特殊性,如手术室运送、病人检查运送等,必须熟悉医院情况、运作模式、工作规律等。一旦确定服务公司及人员后,无特殊情况,一般第二年的合同会延续。因为新的公司、新的人员需要培训后才能上岗,在此过程中势必会引起医疗服务的质量降低,以及临床科室的意见。因此,医院后勤管理部门对中标企业的管理人员、技术人员的培训,以及对员工培训机制的针对性必须充分考虑。

问题和矛盾的存在,究其原因,管理粗放式是其中原因之一。有些医院管理者认为服务外包了,管理责任应该由公司承担,风险也由公司承担,但外包服务主体对象是医院,后勤服务作为医院整体运行不可或缺的部分,其服务质量和安全直接影响到医院的质量、

安全与效率。很多医院在内部实行 ISO 认证、JCI 认证、等级医院评审等，对后勤服务质量和要求都有明确的细则。因此，规范化、精细化管理越来越被医院管理者认可和重视。

三、外包服务精细化管理的要点

在对社会企业管理过程中，需要健全分析、评估、遴选、监督管理体制，制定标准化管理体系，进行风险控制，执行精细化管理以进行过程控制，使外包公司按照医院的要求运行。精细化管理的要点如下。

（一）确定合理的人员编制、劳动力岗位

后勤岗位多、工种杂，精细化管理必须对每一个岗位的工作任务、工作量、工作标准、工作时间按医院运行要求设置，因此以量定岗、以岗定人，以满负荷工作量确定服务人员编制是基础工作。在明确人员编制后，应制定每个岗位的工作职责与要求，建立管理评审程序和服务控制程序，明确质量保证体系，建立奖惩机制。

（二）服务能力、技术水准达到专业化要求

在设备运行的精细化管理中，始终围绕安全、高效、节能运行为宗旨。如果服务是外包的，首先应根据其服务能力、技术水准、以往成功案例等进行招标筛选，明确医院运行标准与要求，设定节能降耗目标，建立督察监管机制，对中标企业进行全面管理。

（三）医院文化融合于企业文化，建立激励机制

在社会机构中开展年度评优活动，公司优秀员工评比与医院服务明星评比相结合，在后勤范围内建立后勤示范岗和星级服务，把后勤示范岗、星级服务的评比与精神文明满意率考核结合起来，制定相关评选条件及奖励措施，企业与医院共同组织表彰，在一定范围内公示，可培养员工荣誉感和归属感。

（四）规范企业行为，督促企业合法经营

外包企业员工的薪资待遇、劳动福利等直接关系到医院服务质量的好坏，精细化管理要考虑确保企业员工福利的保障，医院在服务项目外包招标时对员工的薪酬、福利等要求投标单位明确，平时运行过程中，医院可要求外包企业把每月为员工所缴纳的保险金凭据以及员工工资单复印件给后勤管理部门，以确保员工利益。

（五）提升后勤管理信息化水平，提高效率

医院后勤管理活动中，由于本身业务的复杂性和易变动性，在部门内部之间、部门之间、与供应商之间进行信息交换时，大部分通过人工完成，导致信息交换效率低下和信息缺失，而且无法做到业务流程追踪。

信息管理系统的建立，可密切结合临床的实际需要，运用现代信息技术，整合 HIS 系统相关信息，提高后勤保障的时效性，降低运行成本；在医院内根据医联网梳理医疗支持系统运行流程，整合相关性服务，提高效率，使管理精细化。目前，后勤运行信息系统有：①基于 HIS 系统的病人检查运送软件；②用能智能化管理平台——自动化控制、能耗监测、统计分析；③物资管理平台；④住院病人点餐系统；⑤食堂成本核算系统；⑥被服清点软件；⑦设施设备生命周期全过程管理系统；⑧后勤综合管理系统；⑨后勤服务一站式报修平台等。

后勤信息管理系统对医院而言，有增收节支、规范服务、运用领先技术为临床提供优质服务的作用，从而扩展在行业的影响力，为医疗、教学、科研全面发展奠定坚实的基础。结合已有的 HIS、OA 办公系统等现代化手段，使医院各个部门之间的信息交流在网络中完成，这样不但减少了不必要的资源浪费，不再依靠传统方式传递信息，而且减少了操作环节，为工作人员节省了时间，从而能更好地为病人服务；整个管理更加规范化、科学化，提高了工作效率，降低了管理成本，从而整体提升了全院的服务质量，使医院综合实力和核心竞争力得到明显增强。

四、服务质量管理与质量控制体系

判断服务外包的成功与否，可以有不同的视角和维度，但对服务质量的高低评价是至关重要的。医院后勤服务质量是临床及病人满意的前置因素，满意度形成过程中涵盖了服务态度、服务内容、服务过程、服务形式、服务质量等能感知到的认可度。

（一）服务质量的定义

服务质量的定义是指服务能够满足规定和潜在需求的特征和特性的总和，是服务工作能够满足被服务者需求的程度。服务质量具有感知性、主观性、过程性、瞬间性、可控性等特征。服务方是遵循医院需要原则设置岗位与提供服务的，理论上说，医院要求越明确、越细化，服务方越容易操作，满意率相对较高。

管理者必须梳理后勤服务岗位，建立一套考核方法。

（二）质量控制体系

1. 构建外包决策体系

为保证服务外包的合适性，医院应构建外包决策体系。外包决策首先要对价值链进行分析与整合，确认医院服务内容中非核心业务的内容进行外包，或者社会公司具备更专业服务能力的业务进行外包。外包决策体系包括但不限于：外包内容的确定、外包模型的建立、相关环境的分析、外包商的评价与选择、外包风险的评估、成本与收益分析等。

2. 选择良好外包服务商

选择良好的外包服务商是服务外包成功与否的关键。依据服务质量相关理论，为保证满意加惊喜的服务感受，服务商应实施后勤服务创新战略，构建后勤服务质量体系。良好的服务商能提高服务外包的执行力，强有力地保证外包合同的有效履约，进而达到双赢的目标。

3. 推行有效的外包管理模式

外包管理模式有项目全部外包和管理委托外包，医院根据服务内容及服务要求和重要性不同，可选择不同的外包管理模式。项目全部外包由外包公司承担服务项目，医院对结果进行评价与考核，服务过程中发生的人、财、物等方面的内容与风险都由外包公司承担；管理委托外包是项目管理由外包公司承担，服务人员劳动关系属于外包公司，但对服务质量、服务模式、服务成本等由医院方面提供决策。

4. 强化外包合作关系管理

外包合作关系的建立只是双方合作的开始，在合作过程中需要建立完善的激励机制、约束机制和信息共享机制，以达到防范风险、提高合作绩效的目的，进而保证外包战略的成功实施。每个医院都有自己的独特性，接包方很难对发包方的所有要求都能理解透彻，也不易全面了解发包方的具体情况，这可能会影响服务外包的实施效果。特别是当接包方的企业文化与医院相冲突时，如果沟通合作不力，可能导致服务外包的失败。因此，有效的反馈和沟通对于服务外包活动的进行格外重要。

5. 实施外包绩效评估系统

市场环境和经营环境的变化给医院和外包方都会带来一定的影响，为防止外包合同的执行异常，医院应建立有效的外包评估体系，及时对已实施的外包行为进行评估。在评估过程中，评估指标的选定是评估成功与否及评估结果有效性的关键，评估指标应以定性化指标为主，定量化指标做参考。绩效评估包括外包服务商的工作评价、外包成本与收益分析、服务质量和满意度反馈等。

五、风险管理

医院后勤服务管理中，需要识别、控制管理服务中的风险，已经是业内普遍的共识。随着经济社会的发展和医院后勤服务社会化的不断推进，后勤服务的风险管理问题日趋突出，在分析医院后勤服务的风险管理现状的基础上，将医院后勤服务风险管理分解为风险识别及评价、风险控制及应急、风险监测及评审等过程。

通过对医院后勤服务风险的剖析以及对风险管理各过程的管理，配置必要资源，制定过程控制准则，对这些过程进行监视测量，持续改进这些过程的管理，使医院后勤服务管理的风险得以控制和降低，以改进和提升医院后勤服务管理的业绩。

（一）后勤服务管理存在的风险

医院后勤服务外包后，由于用工方式的改变，以及运行模式和管理方式的变化，都给医院带来了一定的风险，如法律风险、成本控制风险、服务质量下降风险、医院环境不稳定风险、医疗纠纷风险、投诉赔偿风险等多方面的问题。

（二）医院后勤服务风险管理

医院后勤服务的风险管理主要包括风险识别及评价、风险控制及应急管理、风险检测及评审等。

1. 风险识别及评价

风险识别是开展风险管理的源头，应该依据适用的法律、法规。例如，不同的医院可能在膳食服务方式、内容上存在不同，在食品安全控制方面的风险就不尽相同。又如，在发生突发公共卫生事件（如 SARS 控制）期间，针对平常无突发公共卫生事件期间的风险管理也会有明显的不同。

风险识别，一般是通过理顺医院的业务服务过程，找到动用资源多、难以控制、以往事故或潜在事故较易发生或医疗服务存在重大影响的有关过程，作为风险控制的考虑环节。

风险评价是一个动态管理过程，应该对所有识别出的后勤服务中的管理风险进行评价，排列风险程度次序，建立评价的准则。

2. 风险控制及应急管理

对后勤服务管理的风险进行识别、评价，是为了对这些风险进行控制。风险控制的过程：①管理职责的确定。从事任何管理，首要的是管理职责的确定，职责的确定应尽量文件化。②风险识别、评价管理规范。风险管理的过程通过对风险进行识别、评价，实施必要的控制措施，以降低风险，达到控制风险的目的。③开展培训工作。面对专业化较强的风险管理，不断开展培训是必要的，适时还可以外聘专业人士到医院开展对内培训。④监视、测量规范。通过监视和测量过程的实施，能够及时发现风险管理中的问题，并及时进行纠正（包括预防）。⑤风险管理评审与改进规范。风险管理应该进行阶段性评审，能够及时进行总结，有利于风险管理的持续改进，不断提升风险管理的层次。

第二节　医院后勤信息化管理

随着信息技术的发展，信息技术越来越广泛地被利用到人类社会生活中，对社会各行各业的发展起了积极的推动作用。医院的中心任务是提供医疗服务，而医院后勤服务则是围绕这一中心，对医院的能源供给、物资供应、物流运输、房屋设施、维修保养等工作进行计划、组织、协调和控制，以保障医院工作的顺利进行。后勤管理系统是医院整体运行的一个子系统，是医院进行医疗、教育、科研活动的基本条件，也是构成医院基础质量的重要组成部分。随着医院的发展和科技的进步，后勤工作已经摆脱了简单的体力劳动，其设备的先进程度和相应的技术含量有些堪比先进的医疗设备，这也对医院后勤的科学管理提出了更高的要求，需要其能够优质、高效、安全、经济、标准化地为医院各项工作提供保障。

一、医院后勤管理信息化概述

（一）后勤管理信息化的概念

医院后勤管理信息化，就是通过将后勤工作中独立的、不完整的信息经过归纳处理成统一的一条信息管理链，使其完成从后勤工作开始、运行过程、处理过程、反馈最终信息到将其改善的管理过程。医院后勤整体通过医院后勤信息化管理变成一个数据信息处理库，达到处理分析、归纳统计后勤各个职能部门的相关管理数据，医院经费使用情况、经济收益情况、后勤人员状况、绩效考核状况等功效。利用计算机技术、网络通信技术、自动化技术等信息技术，改善后勤管理模式，为医院提供高质、高效、绿色节能、以人为本的后勤保障服务，进而提高后勤管理的创新能力和管理水平。

后勤信息化不是简单的计算机化，也不仅仅局限于后勤管理部门内部，而是以信息共享为核心，包括后勤管理、临床科室、医院管理，甚至卫生行政等部门相互之间的信息共享，最大限度地利用医院资产，提高工作效率，并形成标准化流程，方便各层次管理人员的分析决策，充分发挥信息技术在后勤管理中的应用价值，提升后勤管理的服务水准。

（二）后勤信息化的目的和意义

医疗卫生事业关乎国计民生，医院运营情况体现国家医疗卫生事业的水平，后勤信息化则是医院能否在信息时代更好地服务于患者、服务于社会，并节约资源的重要因素。后勤信息化是实现医院科学管理、提高社会经济效益、改善服务质量的重要途径，是医院内涵建设的重要组成。其目的和意义可归纳为以下五点。

1. 合理利用资源，提高经济效益

由于国内医疗需求不断增加，医院的数量不断增加，规模也不断扩大，医院的资产一般数亿元，有的已经达到数十亿元，有些特大型医院的建筑面积达到甚至超过50万平方米。这些都对管理提出了新的要求，仅依靠人力对如此庞大的资产和房屋是无法进行有效管理的，只有通过信息化手段，才能使这些资产得到充分的利用，降低医院运营成本。

2. 优化工作流程，提高工作效率

后勤管理涉及面广，各种设施设备的使用和维修各有不同，要实现对水、电、气使用量的监控就需要有人定时进行抄表读数，还需要手工对比，通过信息化系统不仅可以减少工作量，而且可以实时监控，及时发现问题。又比如物品运输，包括标本运送等，都是每天在医院内发生的，如果通过信息化进行流程规范，就可以提高人员工作效率，降低成本。

3. 深化细节管理，提高工作质量

细节决定成败，特别是后勤保障的工作更是需要关注细节。不论是设备设施的维护保养，还是物业保洁或是物流运送，都对工作细节提出很高的要求。通过信息化建设，不仅可以建立标准化流程，而且可以强化对细节的管理。此外，在标准化的基础下，可以逐渐推广细化绩效考核手段，提升后勤服务质量。

4. 提供决策依据，提升管理水平

适时的物品采购、合理的人员配置都是节约成本的重要因素。对后勤数据的收集和分析，是对上述决策提供数据的基础。比如，对医院各级库房的物品进出库进行精确的信息化管理，就可以了解耗材的实际消耗，合理及时地进行物品采购，提高医院的管理水平。

5. 了解运营情况，实施节能手段

绿色环保是现代企业管理的趋势，也是先进管理理念的体现。利用信息化手段对各项能源的使用进行实时监控，就可以及时发现症结所在，采取各种节能措施，进行针对性处理，达到节能减排的效果。

二、后勤信息化的内容

医院后勤是为医疗、教学、科研、预防提供服务保障的系统，是医院整体结构中不可或缺的重要组成部分。后勤服务工作涉及医院内部所有工作、生活的各个方面，不仅涵盖范围广、门类繁杂、工种多样，而且基础性强，应急性和安全性要求高，大量的保障工作都是医院后勤服务机构的日常工作。虽然不同医院后勤部门所分管的内容不尽相同，但是基本任务主要包括物业管理（园林绿化和环境保洁，设施设备的管理、运行和维修保养，餐饮服务，房屋管理）、交通通信工具的运行管理、物资供应（医用物资和办公物资供应，被服供应）、环境保护（绿化、污水污物和医疗废弃物的无害化处理）等。

虽然医院后勤工作内容繁多，管理难度大，但由于我国医院信息化发展尚不成熟，大都关注于同财务和医疗流程相关的内容，所以在后勤信息化建设上明显落后于发达国家，有些医院在后勤信息化方面更是尚未起步。其实，后勤管理中很多内容都可以结合信息化建设更上一层楼。

（一）固定资产管理

固定资产管理是医院运营的基础，在进行信息化建设时，首先应收集医院的基础数据，作为管理的出发点。比如，医院房屋信息、设施设备的基本信息等，建立台账，并登记相关使用人员或管理人员的信息。对于房屋信息应至少将医院建筑的平面图予以储存，并在此基础上统计医院所有的房屋资源以及使用情况。这样，可以为医院房屋资产进行长期有效的管理提供基础，可以促进医院房屋资产的充分利用。有条件的单位还应当将相关的建筑图纸，包括空调管线、弱电系统等进行三维处理，可以对今后房屋的修缮和改建提供原始的基础资料。同时，在固定资产登记的基础上进行固定资产调拨、折旧和相应的报废流程。由于固定资产的采购流程和成本核算的方式同其他物资相似，可建立在预算、物资和成本管理模块中。

（二）预算、物资和成本管理

物资供应是后勤部门的重要工作之一，有效地为医疗、教育、科研工作及就医患者提供及时、准确且价格合理的物资，是后勤部门的应尽职责。医院物资管理的内容主要包括预算、实物和流程的管理。

1. 预算

与后勤有关的预算包括设备、物资采购预算和外包服务类预算等，这些都是国有非营利性医院编制的单位预算中的重要组成部分。预算模块中，需要包括预算计划的编制、使用部门的落实及预算执行情况，同时还能实时追踪预算剩余量。

2. 采购

医院采购的内容包括固定资产、医用耗材、办公物资和维修配件等。在采购过程中，应根据相关规定制定相应的采购流程，在预算范围内进行论证、市场调研、招投标或比价、合同谈判、签署、执行、付款等，通过信息化系统可以了解采购进展、规范操作，确保采购的及时性和规范化。

3. 库房管理

医院运营中需要后勤部门供应的物资种类非常多，如果仅仅依靠原始的方法进行管理，不仅要求较大的库房面积，还会导致供应不及时。如果采用物流系统，监控总库房和各科室二级库房的库存和使用情况，可以最大限度地减少库存，缩短库存周转时间，及时采购必需的物资，还可以自动监控用量的变化，有利于控制医用耗材的使用。如果能将该系统同医院日常的 HIS 收费系统进行整合，还可以避免耗材的浪费，提高医院经济效益。

4. 成本结算

成本结算是任何运营单位管理中所必需的。对于该模块应建立在财务管理系统中，还是后勤管理系统中，各医院可根据实际情况决定。该模块应当至少包括采购、维修、服务、能源等成本的分摊。更进一步还可以囊括工程费用、固定资产折旧等内容，有些医院还提出支持二次分摊等更加细化的要求。合理的成本结算对于医院实施全成本核算是必需的。

（三）运营管理

后勤部门需要保证医院环境质量和设施设备的运营，运营管理工作在后勤日常工作中占很大的比重。

1. 人力资源管理

现在后勤相当部分的工作都推行了社会化管理，如果医院的保洁、保安、物业（设施）、被服、运送、绿化等内容都外包的话，这部分人员的数量一般占所有在医院工作人员的20%以上。而且由于这些人员流动性大，对其的信息管理有时比正式员工的管理更加复杂。该系统可以参考人力资源管理系统，但需要更频繁地予以更新。

2. 日常运营

后勤大型设施设备较多，还有较多的特种设备，包括压力容器、电梯、锅炉、消防系统等，这些设备都需要定期维护保养以确保其安全工作。在建立上述基础系统的基础上，可通过信息化手段对其维修保养进行更好的管理，如可以设立提示手段来提醒这些设备的保养期限，使之得到及时、有效的保养。可安装实时监控设备，以了解设施设备的运行情况。比如，安装远程氧站监控，可以随时了解氧站的供气情况，还可以减少值班人员，仅须定期巡视即可；可安装远程抄表系统，对水、电、气等能源消耗情况进行实时监测，同时可以生成报表，进行分析，有利于医院开展节能减排工作。

3. 维修

设施设备在使用过程中难免会发生故障，及时高效的维修有利于提高设备的利用率。如通过信息系统完成维修、任务分配、结果监测等流程，可以减少相应的人力成本，同时可以监控维修的及时性和评估后续效果。

4. 门禁系统

医院无可避免地存在毒性和成瘾性药物、放射性物质、感染性和腐蚀性物质等，这些都需要严加管理，以免被人不当取用。医院的儿科患者，特别是新生儿病房中要防止患儿的丢失。医院中还须防止外来人员随意出入医疗区域，以及医院财产的保护，这些都需要医院内部有较好的门禁系统来管理人员的去向。门禁系统不仅包括联网的电子门禁，还包括相应的分区和授权，并对授权的时限进行相应的管理。一个好的门禁体系有利于加强医院的安全，减轻管理的强度。

（四）质量控制

后勤的质量控制系统包括内、外两个部分。对内是人员服务、设备运行等的质量，其中包括餐饮、被服、保洁等各类服务的满意度；对外主要是对于设备和物资供应商的管理。同时，可以根据上述的质量结果进行绩效考核，落实激励措施，提高服务质量。

（五）其他

由于各医院的情况不同，还会有一些系统不能纳入上述几项中。但是，不论医院需求如何，统计分析功能是必不可少的。通过统计分析可以对医院资产运营效率、物资使用、维修费用及效率及相关信息进行统计分析，供医院发展决策使用。

由于医院里后勤工作不是孤立存在的，很多时候相关的数据和信息需要和医疗、财务或其他系统的信息进行共同的统计分析。因此，在后勤信息系统中应当有数据导入和导出功能，随时可以进行数据的处理，以便进行分析。另外，数据检索功能也是必要的，信息系统处于不断升级的过程，在使用过程中会不断提出新的需求，如果有了强大的检索功能，可以在系统尚未更新完毕的时候对所需要的数据进行提取，有利于及时分析信息。

虽然现在的医疗系统可以将检验报告、影像资料和医嘱等直接通过电脑传输，但在临床上还是经常有需要运送人员或物品的情况，如将患者运送至手术室或做一些大型的检查、运送血液标本或病理标本等。以往的传统是在每个临床单位配备运送人员，也有的医院是实施中心配送，通过运送中心安排运送人员的工作。虽然后者已经较大程度上提高了效率，减少了人员，但是难免仍存在人员安排不合理的情况。通过运送软件的建立，发挥电脑的统筹安排能力，对运送人员进行精确的调控，进一步提高效率。

三、医院后勤信息平台及其技术架构

（一）医院后勤信息平台建设主要内容

医院后勤信息化，在较大规模的三甲医院一般不再是单独系统的应用，而是逐步向平台化集成方向发展，通常在智慧运营、智慧楼控、智慧安防三大平台的基础上，进一步建设一体化后勤信息平台。医院后勤信息平台建设主要包括一个总平台和三个子平台。由于不同公司产品功能覆盖不同，因此实际在后勤信息化产品分类中因集成的内容不同而在平台名称和内容上有所差异，这种差异包括内涵、功能、集成方式等。医院后勤信息平台建设的目标是建立后勤数据中心和数据应用互操作平台，实现跨系统、跨平台的互联互通和决策支持，实现基于主索引机制的数据资源重组与全局展现，实现后勤运营管理信息化的统一注册、统一索引、统一门户、统一通信、统一交互、统一数据管理与应用，满足标准化的需要、集成的需要、互联互通的需要、共享的需要和决策支持的需要。医院后勤信息平台与医院信息平台应做接口，在主数据管理方面应服从医院信息的数据标准化要求，在应用交互方面与医院信息平台有交互关系。

1. 医院后勤信息平台

医院后勤信息平台又称后勤管理一体化信息平台、医院后勤运营智能管控综合平台，是医院后勤信息管理的顶层平台，是后勤信息化实现数据集成、门户集成、应用集成和数据资源管理利用的核心。平台集成后勤智慧运营、智慧服务、智慧管控和智慧安防的全部或部分信息。医院后勤信息平台是指通过现代通信技术、信息网络技术、工作流引擎与智能控制技术的集成，对医院支持保障系统的相关设施和业务的动静态数据进行定期采集、存储与集中管理、分析利用，在此基础上建立的集医院设备监控与能源监控、后勤业务管理与决策支持功能于一体的运营管控平台。由于安防系统的特殊性，可将部分数据或部分功能集成进平台中。

医院后勤运营智能管控综合平台又称后勤管控一体化平台，是基于现代医院后勤管理理念，结合后勤业务管理特点，通过智能管控平台将后勤管理业务予以系统化、规范化和智能化，形成的一套构建于平台之上且成熟完善的后勤运营智能管理体系，是后勤各智能化、信息化系统的综合集成。医院可在此体系上充分挖掘智能管控潜力，以提高工作效率，加强有效沟通，降低管理成本，辅助管理决策。医院后勤运营智能管控综合平台包括功能整合与数据整合利用，不仅是一般意义上系统间的应用交互，还包括了数据层面、应用层面、用户层面的集成，也包括了在此基础上一系列平台应用的展现。

2. 智慧运营集成平台

智慧运营集成平台又称后勤运营管理信息平台、后勤管理信息平台、后勤运营与服务集成平台等。智慧运营集成平台是一个集成各类后勤服务领域应用系统以及日常运营管理的数据交换和业务协作平台。平台实现了医院后勤内部业务应用系统的协同性，形成了一个互联互通、支持辅助决策的医院后勤业务协作平台和管理平台。通过信息整合实现作业流程最优化、服务质量最佳化、工作效率最高化、绩效评价自动化、决策方法科学化。平台主要集成了后勤人员管理、资产管理、维修管理、服务管理等方面的应用系统。

3. 智慧管控集成平台

智慧管控集成平台又称医院能源与机电管控信息平台、智能建筑集成管理平台、医院机电运维智能管控集成平台、医院智慧楼宇集成平台等，是指运用标准化、模块化、系列化的开放性设计，基于信息平台技术实现医院机电运营管理的各信息系统的功能整合。平台将各自分离的设备、功能和信息集成为一个相互关联、完整、协调的综合网络平台。平台将这些分散、复杂、庞大的各类设备、系统进行充分的数据、资源、服务共享，从而方便地在统一的界面上实现对各子系统的全局监视、控制和管理。通过对各子系统资源的收集、分析、传递、处理，实现对医院内各种建筑设备的有效控制，达到高效、经济、节能、协调的运行状态，提供快速的应急响应，创造舒适、温馨、安全的工作环境。平台重点实现机电管控集成、能效监测监管、机电运维服务集成和机电、能效大数据管理与应用。

4. 智慧安防集成平台

智慧安防集成平台又称安防智能综合管理平台，是指在同一个平台内实现对不同安防或安全管理子系统的集中管理与控制，针对各子系统的分布式部署与集中式管理有机结合，实时采集和检测各子系统的报警信息与运行状态，就相关信息与状态进行综合分析，调动相应子系统联动，完成各子系统与综合系统之间的资源共享、信息交换及警情联动，形成综合性信息融合智能型管理平台。智慧安防集成平台通常集成安防视频监控、门禁、停车、巡更、报警、一卡通等功能，同时依托 GIS、VR 技术及人工智能的应用，实现安防数据的深度挖掘与利用。可实现 AR 云图、环境监测、客流统计、自动巡航、自动跟踪、猎鹰追踪、报警联动、人脸识别、人像识别、手机浏览、自动巡逻、多点控制、动态分析、移动侦测等功能。新一代的智慧安全管理平台是在智慧安防集成平台的基础上，进一步集成危化品管理、风险管理、风险点巡查、安防资产管理、安防数据 BI 商业智能分析展现等功能。智慧安防集成平台由于通常在基建项目中搭建，所以列入智能化工程项目。

（二）医院后勤信息平台建设主要价值

一是实现后勤支持系统的信息资源整合与利用。医院后勤信息平台是一个开放的系统，具有适应各种政策、技术、业务发展的能力，遵循信息标准化的软件系统都可以接入平台，并通过平台实现数据集成和应用集成，将原先分布在各业务系统中的信息交换整合到平台，实现医院后勤各部门、班组的信息互联互通，提升服务品质，方便后勤管理人员的运营管理和分析决策。

二是实现后勤运营管理与机电控制的一体化与智能化。促进后勤应用系统建设，通过平台实现后勤运营管理应用系统和机电运维控制系统的集成，一个界面实现一体化可视展现、一体化管理，通过智能化手段促进过程决策支持、自动控制、安全管理和终末管理分析。

三是实现后勤运营数据中心建设。基于信息平台建设后勤运营数据中心，通过数据中心实现不同应用系统、应用组部间的信息资源整合，保证数据信息的高效利用，达到一处采集，多处利用，实现后勤业务数据实时更新，满足管理决策、科学研究、信息共享。

四是实现后勤运营管理决策支持。后勤运营各信息系统结合了先进的医疗管理思想和管理模式，通过平台整合各应用系统，形成合力，实现信息资源充分流转；利用先进的信息化手段，促进后勤服务与管理的规范化，掌握工作的主动权，将传统事后处理转为实时监控；通过智能技术和工作流引擎，提高数据二次利用能力和管理决策支持，有效提升后勤整体管理水平。通过信息平台来固化医院后勤管理，优化管理流程、管理标准、管理规范、知识沉淀。

（三）医院后勤信息平台技术架构

医院后勤信息平台的框架设计应遵循三个原则。一是基于医院信息架构分层设计思路。按照医院信息架构理论和方法，以分层的方式设计后勤信息平台，不同的层次解决不同的问题。二是基于后勤信息化现状与未来发展，实现后勤信息共享与业务协同，通过平台整合信息并实现应用系统之间的业务协同。三是覆盖后勤信息系统建设全生命周期。不仅包括平台技术框架，还包括平台标准体系、系统运维及相关的信息安全保障体系。

医院后勤信息平台的总体架构设计分为九个部分，包括后勤信息平台门户层、平台应用层、平台服务层、平台信息资源层、平台信息交换层、后勤业务应用层、信息基础设施层以及信息安全管理体系、系统运维管理、规范标准。其中，平台的风险门户层、平台应用层、平台服务层、平台信息资源层、平台信息交换层属于后勤信息平台的软件部分，主要服务于医院信息系统应用整合的需求。医院后勤业务应用层是目前医院内部的后勤业务应用系统，是后勤信息平台的基础和数据来源。信息基础设施层、标准规范、信息安全与系统运维管理服务于医院后勤业务应用系统和后勤信息平台，信息基础设施层主要服务于医院信息系统基础设施整合的需求。

1. 平台门户层

门户层是整个医院后勤信息平台对内和对外使用及展示的界面，根据不同的使用者进行分类。

（1）专业操作人员门户：针对后勤各类专业操作人员，提供 Web 应用的统一入口，后勤员工和其他后勤服务人员、运维人员的 Web 应用在该门户上使用。

（2）专业管理人员门户：针对专业管理人员的统一入口和系统单点登录。专业管理人员负责对后勤各专业系统、专业平台进行专业管理、专业分析、专业配置、专业优化。

（3）管理者门户：针对医院领导、后勤管理人员提供 Web 应用的统一入口，医院管理人员所有的医院 Web 应用在该门户上使用，特别是提供统一的管理辅助决策和临床辅助决策应用。

（4）服务对象门户：针对患者、医护人员、病患家属等服务对象，提供各项信息化的后勤保障服务。

2. 平台应用层

平台应用层通过后勤基础业务数据的交换、共享和整合，结合后勤运营管理和服务保障的实际需要，建立扩展应用，主要包括总务运营管理、基础业务保障、物业流程监管、设备安全监控、院内一卡通服务、区域后勤服务协同、管理辅助决策支持、系统优化决策支持和公众服务等。

3. 平台服务层

平台服务层的主要任务是为平台提供各种服务，主要包括注册服务、主索引服务（服务对象、后勤员工和各类机构的主索引）、权限管理服务、数据档案服务、业务支撑服务、BI 商业智能应用、BIM 应用、GIS 应用以及 VR/AR/MR 的应用等。

4. 平台信息资源层

平台信息资源层用于整个平台各类数据的存储、处理和管理，主要包括信息资源目录库、基础信息库、业务信息库、共享文档信息库、数据资源池、交换信息库、操作数据存储 ODS、数据仓库、对外服务信息库、智能化管理信息库等。

5. 平台信息交换层

平台信息交换层的主要任务是满足后勤运营、后勤服务、机电管控、安全管理、能效监测和医院管理信息的共享和协同应用，采集相关业务数据并对外部系统提供数据交换服务，包括与区域平台的数据交换。

信息交换层为整个平台的数据来源提供技术基础和保障，通过信息标准、交换原则的制定，对业务系统提供标准的信息交换服务，确保数据交换过程的安全性、可靠性，实现数据在系统平台范围内自由、可靠、可信交换。

6. 后勤业务应用层

后勤业务应用层是医院信息平台的基础和数据来源、交互服务对象，主要包括五大类业务系统：运营管理、服务保障、能效管理、机电设备管控、安全防范的信息应用系统。业务应用层要接入后勤信息平台，为平台提供后勤管理数据，同时，也要从平台获得后勤业务协同支持。

7. 信息基础设施层

信息基础设施层是支撑整个后勤信息平台运行的基础设施资源，主要包括各类系统软件、系统硬件、数据存储、网络设备、安全设备等。

8. 信息安全管理体系与系统运维管理

信息安全管理体系与系统运维管理是整个平台建设和运作的重要组成部分，应贯穿项目建设的始终。其中，信息安全不仅包括技术层面的安全保障（如网络安全、系统安全、应用安全等），还包括各项安全管理制度。因为只有在一系列安全管理规章制度的前提下，技术才能更好地为安全保障做出贡献。同时，完善的系统运维管理也是系统稳定、安全运行的重要保障。

9. 标准规范

标准规范应贯穿于医院后勤信息化建设的整个过程。严格遵守既定的标准和技术路线，从而实现多部门（单位）、多系统、多技术以及异构平台环境下的信息互联互通，确保整个系统的成熟性、拓展性和适应性，规避系统建设的风险。

根据以上总体架构的各层次构成，我们可以清晰地知道，医院信息平台内涵十分丰富，包含了一系列工具，核心是基于企业服务总线（ESB）的思想架构。例如，基于SOA开放的企业服务总线实现信息系统的集成，基础核心组件一般需要包括企业服务总线、通用技术组件、通用集成模式组件、POS系统集成接口、主索引管理组件、安全与隐私管理组件、统一术语和编码标准组件、流程服务组件、其他集成服务组件等。

四、医院后勤运营数据中心与后勤信息平台数据架构

后勤数据中心是以后勤业务为核心建立的，以后勤信息应用系统为数据来源，实现后勤数据系统化、标准化管理和应用的数据中心。首先，基于各应用系统的数据资源抽取或推送，在信息平台上建立后勤数据资源池，将后勤信息应用系统的所有数据，尤其是对决策层和改善服务有导向作用的业务数据集中汇总起来，进行统一管理和标准化处理，进一步建立共享文档库、后勤服务360视图、机电管控全局视图和后勤数据仓库。

在此基础上，实现管理决策支持、服务决策支持和运维决策支持。

由于后勤数据类型的特殊性，后勤数据中心将存在运营管理数据中心、能效数据中心、机电运维数据中心和安防管理数据中心等几个分中心。

（一）数据源

数据来源于各类后勤信息业务应用系统和基于传感器的自动化采集，包括结构化与非

结构化数据。

（二）数据处理

数据处理包括数据的 ETL、数据的解构与重组、数据标准化、数据共享文档管理等。ETL 是 Extract-Transform-Load 的缩写，用来描述将数据从来源端经过抽取（Extract）、转换（Transform）、加载（Load）至目的端的过程。ETL 一词常用于数据仓库，但其对象并不限于数据仓库。ETL 是构建数据仓库的重要一环，用户从数据源抽取出所需的数据，经过数据清洗，最终按照预先定义好的数据仓库模型，将数据加载到数据仓库中去。在医院后勤信息平台建设中，数据接入引擎采用 ETL 技术实现数据的抽取、转换和装载等操作。

（三）数据仓库

数据仓库包括数据文档库、知识库、各类主题数据仓库。对于决策性数据最好建立单独的数据仓库来管理。数据仓库是整合和利用业务系统产生的数据，为决策提供支持的一项技术。为快速展示各种业务统计分析的报表及结果，必须首先对不同来源的数据按照主题的不同进行组织和处理，按照业务统计分析的需求搭建数据仓库，实现对数据的多维管理。主题数据仓库是建立在操作数据存储（ODS）之上的数据仓库，可以自由组合。以医院后勤运营管理数据为核心，整合各类应用系统的数据，形成完整的数据链。例如，某公司产品的主题数据仓库有决策支持主题仓库、服务主题数据仓库、质量指标主题数据仓库、能效优化主题数据仓库等。

（四）数据应用

数据应用主要是后勤数据展现和应用，包括科研应用、管理决策支持以及 BIM、GIS、VR、AR、MR、AI 的应用。此部分比较重要的根据是 BI 的应用和基于知识库的人工智能应用。BI 即商业智能，其主要将医院中现有的后勤运营数据进行有效整合，快速准确地提供报表并提出决策依据，帮助医院做出明智的业务经营决策。BI 是数据仓库、联机分析处理（OLAP）和数据挖掘等技术的综合运用。BI 通常具备优异的数据分析能力及完善的系统、操作与报表管理功能，拥有充分的开放性与兼容性。运用 BI 所提供的报表（Reports）、实时查询（AD-Hoc Query）、联机分析处理（OLAP）等重要商业智能的强大分析功能，使医院获得全面、迅速的数据洞悉能力。BI 的应用和展示包括数据图表展示、复杂报表的制定和管理、仪表板与驾驶舱、地图与决策图、多维分析功能、智能警告等。

五、医院后勤信息化安全架构

在后勤信息化推进过程中，应高度重视信息安全工作。后勤安全目标是从业务、应用和数据的角度保证业务连续性，保证系统和数据的机密性、完整性和可用性。医院后勤信息安全管理与医院整体信息安全一样，包括网络层、系统级安全与应用级安全。

后勤信息安全管理应积极应用计算机等级保护二级以上，并重点在环境安全、应用安全、数据安全、隐私保护、管理安全和网络安全六个方面做好工作，在计算环境、区域边界、通信网络、数据资源管理上建立系统的安全策略与安全机制。

（一）环境安全

环境安全主要是对信息服务和存储环境的要求。后勤运营管理、机电管控部署在公有云上的居多，应更多关注链路的安全问题；部署在医院信息机房或自建机房的，应关注机房的整体安全措施，包括温湿度控制、供配电安全、防雷、防静电、防水、防尘、防磁、防火等。

（二）应用安全

应用安全包括软件应用的授权机制、安全审计、备份机制、软件容错能力、认证机制等。应用安全需要将多种安全机制和技术结合在一起。应用安全架构可以保证信息系统以安全的方式部署在一个安全架构之上，以保证企业资产信息保密性、完整性和可用性。例如，访问控制是指只允许授权的用户、程序、流程和系统访问特定资源。访问控制是通过认证和授权服务结合实现的。再如，认证服务保护对系统和数据的访问，保证服务器和系统与有权限的实体对话。认证服务的实现可以基于密码或个人身份号码（PIN）、基于访问令牌（Token）设备或智能卡、基于生物特征（如人脸识别、指纹）等。认证服务是保证某一实体的确切身份，而授权服务负责维护各个实体的访问权限。授权服务在根本上是通过预先定义的访问标准、数据或系统功能的限制来实现粒度控制。

在实际应用中，在权限的设计上，操作查询和授权权限都被严格分开。权限管理分为操作权限和数据权限两部分，方便管理人员对于权限的严密控制。根据实际情况，对特定的用户进行多级使用权限的操作或查看范围限制和管理。例如，机电管控集成平台只对锅炉、电梯、冷/热源机组、变配电、发动机等大型机电设备进行监测，而不实施控制，只有专业值班人员、管理人员进行保障机电设备监测，才能对楼层空调机组、新风机组、送排风以及部分风机盘管和照明回路进行控制，杜绝因误操作而发生重大事故的可能性。

（三）数据安全

数据安全主要包括完善的灾备和冗余、数据完整性保护、数据传输加密处理、数据存储加密等。例如，保存在云端的医院视频监控信息的传输加密与存储加密，加密方法应关注基于国密算法的软加密与硬加密。

（四）隐私保护

隐私保护包括数据加密、数据保密等级服务、数据访问警示、许可指令管理、第三方数据应用脱敏等策略。

（五）管理安全

网络安全主要是各类信息安全管理制度、后勤信息设施施工与进出的安全要求、第三方服务商的安全承诺与数据使用安全边界等。

（六）网络安全

网络安全主要包括内外网的隔离方式、防火墙和网闸的部署、终端与服务器之间建立的安全访问路径、网络安全审计与监控、恶意代码防范、网络设备防护等措施。

信息安全是后勤信息化的基础，必须始终关注、有效落实。

第三节　医院合同能源管理

随着人民生活水平的大幅度提升，医院提供的已经不仅仅是单纯的治疗服务，患者对医院的就医环境和医护人员对工作环境舒适程度的要求也越来越受到人们的重视，因此医院的能耗也不断上升。医院的能源消耗具有消耗量大、能源品种多、能源管理水平低下、能源供应要求高等特点，能源管理是目前医院后勤工作的薄弱点和重点要求关注的方面。高效、科学的能源管理是体现医院后勤管理水平的一个重要方面。

合同能源管理是近年来推出的一项理念先进的能源管理模式，是医院现阶段节能设备改造、快速提高能源管理水平的一个非常好的捷径。

一、合同能源管理的概念

医疗卫生设施是公共建筑中一个重要而特殊的领域，它承担着保障广大民众健康的重任。医院建筑作为一种特殊类型的公共建筑，功能布局和活动人群复杂、大型仪器设备多、用能系统复杂、全年不间断经营，总体能耗高于一般公共建筑，存在较大的节能潜力。然而作为医院，其主要社会功能是保障广大民众健康，其人员配置以医生、护士及其他医疗后勤人员为主，缺乏通晓节能管理专业知识的专业技术人才，通常条件下不具备对医院用能系统进行持续改进和精细化管理的能力。因此，引入第三方节能服务公司，以合同能源管理的模式，帮助医院推进节能管理是一种非常合理和有效的方式。

合同能源管理（energy performance contracting. EPC）兴起于 20 世纪 70 年代，在美国、加拿大、欧洲、日本等发达国家发展十分迅猛。合同能源管理是指节能服务公司和医院以契约形式约定节能项目及节能目标，节能服务公司提供节能项目用能状况诊断、设计、融资、改造、施工以及设备安装、调试、运行管理、节能量测量和验证等服务，并保证节能量或节能率，医院保证以节能效益支付项目投资和取得合理利润的能源效率改进服务机制。合同能源管理的实质，就是以减少的能源费用来支付节能项目全部成本的一种节能业务方式。近年来，我国积极引入这一模式，出台了相应的财政奖励和税收优惠鼓励政策，并于 2010 年 8 月正式颁布了国家标准《合同能源管理技术通则》，旨在将合同能源管理作为一种新型的市场化节能新机制加以大力推广。

二、合同能源管理的类型

合同能源管理类型通常包括节能效益分享型、节能量保证型、能源费用托管型 3 种，且各具特点。

（一）节能效益分享型

节能效益分享型是指在合同期限内，医院和节能服务公司根据约定的比例共同分享节能效益，合同能源管理项目的改造投入由节能服务公司承担。项目合同结束后，节能设备所有权和收益权无偿移交给医院。

（二）节能量保证型

节能量保证型是指医院提供项目奖金，节能服务公司提供方案并保证节能效果，在收取服务费用的同时承担未达到节能效果时的赔偿风险。

(三) 能源费用托管型

能源费用托管型是指在合同期内，医院按照约定的费用委托节能服务公司进行能源系统的运行管理或节能改造。项目合同结束后，节能设备所有权和收益权无偿移交给医院。

根据当前医院实施合同能源管理项目的实际情况，采用节能效益分享型及能源费用托管型两种模式的居多，其中节能效益分享型占有市场份额近50%。

三、合同能源管理对于医院的意义

合同能源管理的实质，就是以减少的能源费用来支付节能项目全部成本的节能业务方式。对于医院来说，采用合同能源管理方式能够充分利用社会资本和专业力量，减少医院在节能方面的财力和人力投入，是一种合理和有效的节能途径。

合同能源管理的实施涉及医院节能潜力评估、能耗基准测定、节能改造技术方案、能源计量核算、节能效益分享、系统维护等诸多问题，具有很强的专业性。综合而言，医院实施合同能源管理项目具有以下优点。

(一) 可以快速全面推动医院节能减排工作，帮助医院完成节能减排目标

如采用传统的节能减排投入方式，即由政府投入或依靠医院投入，其预算额度有限，决策流程复杂，专业度不足，必将影响到节能项目的实施规模、数量以及覆盖面。而由专业的第三方节能服务公司以合同能源管理这种市场化的方式来运作，就能快速而有效地推动节能项目的实施。

(二) 促使医院能耗费用显著下降，降低其运营成本

高昂的能源费用占据医院日常运营成本中的相当比例，在合同能源管理模式下，医院在合同存续期内可分享节能效益，在合同结束后可无偿获得节能设备及其全部收益，综合经济效益明显。

(三) 医院无须投入，且不承担包括财务风险在内的各类风险

医院无须承担节能改造的初始投资，因此也不会因节能改造而增加任何财务负担。在项目实施过程中，所涉及的技术风险、工程风险、财务风险等均由节能服务公司承担，医

院依照与节能服务公司签订的合同能源管理服务协议来实现项目风险的转移、获得节能改造与用能管理专业服务。

（四）丰富了医院后勤社会化的内涵

目前的医院后勤社会化主要涉及物业管理，外包的也主要以保洁、保安、餐饮为主，而涉及能源管理的并不多。用能管理服务的外包，有助于医院从整体上转换体制，全方位提升医院后勤保障水平。

四、医院合同能源管理的一般流程

（一）能源审计

针对医院能源消费的具体情况，由节能服务公司对各种耗能设备和环节进行资料收集、数据整理、现场勘查，运用科学专业的方法确定能耗基准线，提出初步的节能改造思路，估算改造后可达到的节能潜力区间，并取得医院认可。

（二）设计节能改造方案

在能源审计的基础上，由节能服务公司向医院提供节能改造设计方案。要求方案着眼于全局系统性、技术前瞻性、经济可行性，而不同于更换单个用能设备或搬用某些新节能产品和技术；方案中包括项目实施方案和改造后节能效益的较为精确的分析及预测，使医院能充分了解节能改造的效果。

（三）合同能源管理服务协议的商榷与签署

在能源审计和设计节能改造方案的基础上，节能服务公司与医院进行节能服务协议的谈判。在通常情况下，由于节能服务公司为项目承担了大部分的风险，因此在合同期内（对于须改造中央空调系统的建筑节能而言，一般在10年左右）节能服务公司分享项目主要的节能效益，其余部分归属医院，具体分享比例由双方约定。待协议期满，节能服务公司不再分享经济效益，所有经济效益全部归属医院。

（四）确定施工方案

根据项目需要，节能服务公司将选用具有相应施工设计资质的设计单位进行施工方案的设计，完成相关暖通、电器、给排水、结构等专业施工图的设计，并确定具体的设备选型、主要材料表。设计单位的设计方案和图纸须经过节能服务公司与医院的共同审核批准。

（五）施工（含设备采购、安装及调试）

在节能改造实施阶段，节能服务公司负责对主要设备和施工单位的招投标工作，由医院参与监督。节能服务公司全额投入设备采购费用和施工费用，管理施工过程，以及管控设备采购、到位、安装及调试等工作，医院根据施工要求做好基础设施条件等配套工作。节能改造实施完毕后，双方共同组织对改造完成后的设备验收和工程验收。

（六）人员培训、设备运行、保养及维护

在完成设备安装和调试后，即进入运行阶段。节能服务公司还将负责培训医院的相关人员，以确保能够正确操作及保养、维护改造中所提供的先进节能设备和系统。且在协议期内，由于设备或系统本身原因而造成的损坏，将由节能服务公司负责维护，并承担有关的费用。

对于合同能源管理模式中的能源托管型，节能服务公司还将组派专业运营团队，直接承接医院的能源管理服务外包业务，让医院能享受到更专业的用能管理服务，更能集中精力于主业。

（七）改造后能耗监测及节能量、节能效益的核算

节能改造实施完成后，按照能源管理服务协议中约定的能源计量方法，节能服务公司与医院共同核算节能量及节能效益，以作为双方效益分享的依据。此外，双方还将执行协议中关于节能效果要求的约定。

（八）节能效益分享

由于项目全部投入（包括能源审计、设计、原材料和设备的采购、土建、设备的安装与调试、培训和系统维护运行等）均由节能服务公司提供，因此在项目的合同期内，节能服务公司对整个项目拥有所有权。按照协议确定的原则，医院向节能服务公司支付节能效益中应分享的部分；待协议期满，所约定费用全部支付完毕以后，节能服务公司向医院移交项目，医院即拥有项目所有设备及系统的所有权。

五、合同能源管理实施要点

（一）事前需要做好充分准备

医院作为具有公益性质的卫生事业单位，通过合同能源管理模式来实施节能改造，能够积极快速、行之有效地推进绿色医院建设，推进节能降耗工作的开展。因此，医院管理团队需要对合同能源管理建立高度的认识和认同，医院管理团队对于节能工作、对于实施合同能源管理项目的重视程度与否，将严重影响到医院能源管理的运行效率。

医院开展合同能源管理项目，首先需要成立以院领导为首、召集后勤条线的领导以及各用能处室负责人在内的工作小组，在组织构架设置、能源管理责任分工安排上，做到上下统一认识、部门间相互协调，组织后勤能源管理体系的老员工、老师傅积极建言献策，提出节能建议和用能合理化建议，同时要从多方面为引入合同能源管理的外部节能服务公司的相应工作创造条件。

（二）系统梳理主要的用能设备和数据

设备需要建立台账、维修记录清单，用能数据方面要求尽量涵盖 3 年以上历史的各类能源数据，对主要用能设备要建立运行记录台账，并对于院内安装的非计费用的表具也要定期予以记录；如医院用能情况复杂、用能点较多，还需要根据实际情况安装分项量表具。

（三）组织初步分析用能数据，初步挖掘节能改造机会点

针对医院的历史能耗数据，系统分析各类能源的使用情况，对于其中的异常情况组织摸排调研，同时可以组织包括院内后勤老员工、院外能源审计机构组织对医院内、外部节能潜力进行分析挖掘，判明潜在的节能改造机会点。

（四）选择合适的节能服务公司

当前，从事节能服务的公司很多，行业目前的特点是，多数公司成立时间不长、规模较小、业务量有限，从公司管理和内控角度来看财务制度不规范、不健全。

医院 24 小时不间断经营、用能品质要求高等特点，需要节能改造能够安全、可靠、平稳实施，这对节能服务公司的技术方案和综合实施能力提出了较高的要求；而从合同能

源管理的特点来看，还需要节能服务公司在项目合同期内能提供持续的维护和保障。因此，使得医院需要选择具有实力、具有足够专业能力的节能服务公司开展合作。

针对节能服务公司的具体评判和考察标准包括：公司背景、诚信、专业能力、案例代表性、项目盈利性、运行可靠及稳定性、售后服务等。

在确定好节能服务公司之后，就要求节能服务公司提供足够有保障的资源来开展前期的详细能源审计及节能改造方案的设计工作。

（五）确定节能改造方案

节能服务公司在对医院的用能系统实施详细能源审计之后，将提出针对性的节能改造方案，院方对节能改造方案的评价要求应包括：①每项改造方案的技术可行性；②每项改造方案技术经济分析，计算能耗节约率和投资回收期；③充分考虑节能新技术、新产品的应用可能性；④改造后系统或设备的运行方式；⑤改造后的节能率、示范性及综合效益等。

总体来说，节能改造要根据医院的运行特点，考虑可实施性、经济性、安全性、规范性等相关指标。节能服务公司提交的方案要基于可靠详细的能源审计数据基础，通过组织专家技术评审会论证。

在明确具体项目的改造方案后，即应根据不同项目的施工条件，确定各节能改造项目的实施时间和顺序。一般来说，针对中央空调系统的改造需要在春季、秋季的用能过渡季节开展，以避免影响医院的正常用能。

（六）确定商务方案及后期运行管理方案

节能服务公司（ESCO）为医院实施合同能源管理项目，需要在合同期内从项目节能效益中回收投资成本（含直接成本及资金成本），并取得项目收益。

医院与节能服务公司确定商务方案的主要内容包括合同年限及节能效益分享比例，还需要考虑合同期内运行管理方式、设备维保的工作流程及费用支出方式，即考虑后期的运行管理方案。

（七）周密安排施工，确保顺利安全实施

对于合同能源管理项目来说，项目的审计、实施和运营三者紧密相关，其中项目的实施起着承上启下的关键作用，既是前期方案的落实和体现，也是良好运营的保障。在节能实施过程中，以下问题须引起重视。

1. 改造实施前须将各类基础条件准备到位，须做好水、电力（如配置变压器并将满足设计方案所需电气容量的馈电电缆送至空调机房）、天然气（如根据设计方案要求将燃气管道改道至真空热水炉的燃烧器预留接口处，且确保燃气报警及切断系统处于正常工作状态）的准备，以及完成相关土建工作。

此类工作一般应由医院事先完成，实际操作过程中可以采用院方支付施工费用，节能服务公司制订施工方案、组织遴选出合适的施工队伍完成施工的方式。

2. 在将节能改造方案转化为实际的施工方案的过程中，加强施工图设计技术交底及图纸深化工作，确保设计的深度并做好配套专业设计，根据现场实际情况对新旧系统的界面和接驳做法加以明确。施工过程中各工序完成后，都必须经过院方与节能服务公司、施工单位等各方专业人员一致验收通过后，方可进入下道工序。

3. 对于节能改造拟淘汰下来的废旧设备，须按照国有资产处置流程提前予以处理。由于国有资产处置时拆卸废旧设备由专门机构和施工单位承担，可能会在项目现场与节能服务公司的施工队伍共同施工，容易造成现场管理的混乱和带来安全隐患。因此须特别引起院方关注，预先组织做好施工衔接、并行施工的方案。

4. 在施工过程中，院方应指派专人，并且聘请施工监理单位，与节能服务公司的项目负责人一起，对施工进度、施工质量、施工安全进行管理，并及时协调解决施工过程中发生的问题。

（八）后期运行管理及维保工作的相关注意事项

通常情况下，合同期内节能服务公司须承担设备的维保工作。但由于节能改造设备使用者为院方，而所有者在合同期内为节能服务公司，因此后期的运行管理当中存在使用者与所有者分离的情况，导致设备维保责任、设备日常运行可靠性等方面存在一定的风险。因此，可以探讨采用能源管理服务外包等方式，即医院将节能改造相关的设备管理工作移交给节能服务公司，双方根据工作内容及排班要求确定现场操作工人及管理人员数量，院方按照市场化原则支付相应运营管理成本，其中包括人工费支出以及设备正常维保所需的费用。

由于节能服务公司具有较强的专业性和技术性背景，采用运行管理和维保转由节能服务公司承担的方式，能够让节能服务公司为医院全面提供专业化、规范化、标准化的用能管理服务，在维保管理过程中节能服务公司还能持续挖掘节能潜力、优化能源使用流程、控制能源费用，从而可持续创造节能效益。

如果医院因各种原因无法托管用能系统的运营管理，则须根据节能改造的范围、改造前相应设备的维修维保投入，与节能服务公司约定后期的维保工作及费用支出安排。日常的维保工作仍可交由医院的运行管理团队来实施，而机器设备的大修及定期系统全面的维护保养工作则按照市场化原则寻找外部第三方服务机构来完成。

如果项目的经济性较好、节能量较大，则可考虑由双方协商制定明确维保维修费用支出原则，明确从节能效益中分离出一定的设备维护保养、维修费用的比例，在实际发生中按照操作原则从节能效益中支付相关设备维护保养、维修等支出费用；如果项目的经济性一般，院方可考虑将改造前相应设备所需的维修维保投入作为支出上限，结合改造后设备实际需要发生的维修维保支出，与节能服务公司确定一定金额作为专项维修维保的专项额度。

由具有实力的节能服务公司为医院提供专业能源运营管理服务，可确保医院能耗得以有效控制，同时也丰富了医院后勤社会化的内涵，有助于医院剥离非主营业务，集中精力于医疗主业，并显著提升医院后勤管理效率及保障水平。专业节能服务公司拥有专业齐全、层次较高的能源管理专家，能够在为医院提供的托管服务过程中，及时指导操作团队动态监控及有效保证能源系统和设备的安全稳定运行，并科学有效地分析和优化医院能源利用状况与水平，让医院的用能管理跃上新的台阶。因此合同能源管理，特别是能源托管型合同能源管理模式值得在医院等大型公共建筑领域推广。

六、合同能源管理的发展趋势

合同能源管理作为国家节能项目有效推进的子项目，将会得到全方位、更大力度的推进。在合同能源管理的合作中，医院应该将能源管理能力的提高和团队结构的改善作为合作的前提，在合作的广度中从目前运用最广泛的空调设备合作、照明设备改造会延伸到所有用能设备和维护方面。

第十章 医院卫生管理

第一节 医院环境清洁消毒与管理

早在 21 世纪初世界患者同盟就提出"五个清洁",即清洁的双手、清洁的产品、清洁的实践、清洁的器械、清洁的环境。"清洁"作为保障患者医疗安全的重要措施组成部分,他们的主题是"清洁卫生更安全"。目前我国很多家医院已经拥有了现代化的消毒供应中心,确保能够为患者提供清洁安全的医疗器械,但院内感染控制形势依然严峻,全球细菌耐药的问题日益严重化。营造清洁的就医环境,是用最简单、最经济的方法,挽救患者生命的有效措施。因此,医院环境卫生管理是医院感染管理的重要组成部分。

为防控多重耐药菌在医院内的传播,我们不得不正视新的问题,也使我们认识到了在合理使用抗生素的前提下,病区环境清洁和消毒的重要性。我们在重新审视传统病区环境清洁和消毒的工作理念及清洁消毒设施后,发现医院设施最为落后的地方就是我们病区的卫生处置间,虽然我们需要在此处理患者反复使用的医疗与生活物品,但我们依旧使用传统的拖布、抹布与水桶,工作效率不仅低下,清洁的工具还往往成为耐药菌的传播媒介。因此,遵从高效、环保、经济的原则,我们不得不关注新设施的功能及现代清洁方式与工具的使用。本章主要介绍与住院患者密切相关的病区环境卫生要求、病区内可复用物品的处置及医疗废物的管理和医院布草的清洗消毒要求。

一、病区环境保洁的要求

（一）室内环境卫生要求

室内卫生保洁效果与医院感染控制关系密切,室内环境污染同样可以导致院内感染的发生，不适当地使用消毒剂反而会造成对人员的伤害。因此一定要注意正确地进行环境的保洁与消毒。

1. 保证病房内有适宜的温湿度，有良好的采光或照明条件，安静无噪声污染，使患者感到舒适。空气过分干燥易损伤患者的呼吸道黏膜而致呼吸道感染易发，空气过分干燥还易产生静电对人与电子设备不利；空气湿度过大会使人感到胸闷，环境易生真菌。

2. 有良好的通风条件，定时通风换气，利于有害气体、污染物的排放。必要时进行空气消毒，以防止院内感染的发生。良好的自然通风是最经济、最有效的防控通过飞沫、空气传播疾病的手段。还要注意防止各种污染源对室内空气的污染。

3. 保证病房内物体表面清洁卫生，当受到明显污染时，先用吸湿材料去除可见的污染物，然后再清洁和消毒。

4. 病床应湿式清扫，应一床一套，床头柜一桌一抹布。对床单元（含床栏、床头柜等）的表面进行定期清洁和消毒，遇污染应及时清洁与消毒；患者出院时应进行终末清洁消毒。

5. 病房地面无明显污染时，采用湿式清洁。当地面受到患者血液、组织液、其他细胞外液如患者分泌物、排泄物等明显污染时，先用吸湿材料去除可见的污染物，再进行清洁和消毒。

6. 患者生活卫生用品如毛巾、面盆、痰盂（杯）、便器、餐饮具等，保持清洁，个人专用，定期消毒；患者出院、转院或死亡进行终末清洁消毒。消毒方法首选热力消毒。

7. 直接接触患者的床上用品如床单、被套、枕套等，应一人一更换；患者住院时间长时，应每周更换；遇污染应及时更换。更换后的用品应及时交给洗衣房清洗与消毒。

8. 间接接触患者的被芯、枕芯、褥子、病床隔帘、床垫等，也应定期清洗与消毒；遇污染应及时更换、清洗与消毒。

甲类及按甲类管理的乙类传染病患者、不明病原体感染的患者等使用后的上述物品应进行终末消毒，消毒方法应合法、有效，其消毒方法与注意事项等应遵循产品的使用说明，或按医疗废物处置。

9. 定期开展除蚊蝇、灭蟑螂、灭鼠的工作，以预防生物媒介传染病的传播。

10. 对病房内的空气、物体表面在怀疑与院感暴发有关时须进行细菌学监测，平时应定期对清洁效果进行评估。

（二）病区环境卫生管理

病区环境卫生是医院卫生管理的重要内容，病区既是医院卫生循环的起点，也是医院卫生循环的终点；病区环境卫生管理内容丰富，既有公共场所地面、墙面的卫生保洁，又有医疗仪器表面的卫生保洁；既有需要医院中心供应室处置的医疗器械和洗衣房洗涤消毒的布草的处理，又有须在病区就地处置的医疗、生活可复用物品的处理；既有医疗废物、生活垃圾需要正确处置，又有保洁用具的处置。做好病区环境卫生管理，是做好院内感染控制的重要内容之一。

1. 医院卫生循环

（1）基本概念

德国卫生研究所于 2005 年提出医院大、小卫生循环概念，以明确医院卫生管理重点。

将病房使用过的污染器械装入收集箱，送至医院中心供应室消毒灭菌；供应室对各病区送来的污染器械集中清洗和消毒灭菌，然后将清洁的器械分送至各病区，此器械物品的循环过程称为大卫生循环。针对各病区要求可复用物品具有高流通率及重复使用的特点，就地清洗、消毒已成为近来医院发展的一个趋势，在病区卫生处置间污染区完成倾倒、清洗及消毒后，在清洁区暂存，随时供下一次使用，这些器械物品的循环称之为小卫生循环。

（2）大小卫生循环的关系

大卫生循环开始于病房，各种须灭菌的器械类物品在污染区收集后，经过可能需要的预处理，集中送消毒供应中心清洗、消毒和灭菌，再回送病房清洁存放区。大卫生循环的核心是消毒供应中心，主要处理需要达到灭菌级别的物品。

小卫生循环开始于病房，各种物品使用后送至卫生处置间，经过清洗消毒再回到病房投入使用，小卫生循环的核心是各病区的卫生处置间。对于只须达到消毒级别即可投入反复使用的物品，小卫生循环具有及时、就地、快速、经济的特点。大小卫生循环相辅相成，分别承担不同需求的可复用物品的清洗消毒，共同为患者提供安全清洁的医疗器械与生活用品，为防控医院感染的发生提供了可靠保障。为保证达到有效的院内感染控制水平，小卫生循环和大卫生循环需要合理、有效的设计，包括运送路径、有效处理方式等。

2. 病区内环境卫生管理重点

（1）加强污物在病区处置的管理

做好医院大卫生循环的起点管理工作，如使用过的医疗器械，按要求做好预处理，打包后专车送至中心供应室；严禁在病区内清点污染的被服，应按规范要求打包，用专车运送至洗衣房；做好医院小卫生循环管理工作，卫生处置间是病区内处置就地清洗消毒物品并暂时存放处置后物品及存放污物的场所，故对卫生处置间的环境卫生管理尤为重要；做好医疗垃圾、非医疗垃圾与生活垃圾的分类收集、暂存及转运工作，防止对周围的环境造成污染及意外伤害。

（2）注意患者周围被频繁污染的物体表面的清洁消毒

如床栏、床边桌、血压计、静脉注射泵、护士呼叫按钮、尿液收集袋、门把手等，这些物体表面是细菌的"储藏库"，是防控多重耐药菌传播的重要环节。

（3）做好公共场所的卫生保洁

每天按规范要求做好卫生间、楼道的清洁消毒工作，卫生洁具要专区专用，定时清洗消毒干燥，防止清洁过程成为细菌传播的过程。病房内的配餐间，必须设专用的洗涤池，严禁在洗涤池内洗涤其他物品，以保证患者的餐具不受污染。

为做好病区的保洁工作，首先要更新清洁理念：树立以患者为中心，以涉及其周围诊疗相关设备和家具为清洁单元的新理念。消毒液须按时更换，才能保证消毒效果的认识等。其次应注意新设备、新工具的引用，以不断提高保洁效果，减少保洁人员的工作负荷，降低医院保洁成本。还要更新清洁工具复用处理方式，有效保证清洁工具的清洁安全。拥有正确的清洁理念，才能防范清洁过程带来患者间的交叉感染，是做好高质量环境清洁的保证。保洁用品的更新，对清洁质量提供了有力的保障。如煤炭总医院目前使用的洗地吸干机，具有集吸尘、清洗、消毒功能为一体的功能，一个人即可操作，边洗边吸，不留污水，既不影响他人行走，又能防止地滑，清洁剂、消毒液浓度可按需配置，可极大提高工作效率及清洁质量。保洁用品的材质对清洁效果有很大影响，因此选择抹布、地巾的材质是非常重要的。微纤维洁布与传统使用的纤维洁布比较，具有更强力的去污作用；微纤维洁布不吸附消毒剂，与传统使用的纤维洁布相比，可以减少化学用品使用量95%；微纤维洁布使用寿命长，可经受高达500次的洗涤，200次的加入漂白剂洗涤，可承受93℃热水无漂白剂洗涤，从而降低投入成本；微纤维洁布易清洁，经洗涤可有效清除细菌99.9%，而传统细绳洁布只能去除67%的细菌。保洁工具的不断革新，为提高清洁效果提供了有力的保障。传统的清洁工具复用，是在仅有的一个水池或水桶中完成的，尽管拖布按颜色标记予以分区使用，但消毒用的工具却是同一个，无形中又造成了交叉感染；一桶消毒液反复使用，未经干燥的拖布不断带入无法计算的水分，使消毒液的消毒作用大打折扣，最终造成环境不但未达到清洁效果，反而被二次污染。因此，改变清洁用品复用处置方式是刻不容缓的现实问题。

二、病区卫生处置间的管理

设在病区的卫生处置间，为护理工作人员提供了各种污染物品收集和管理以及清洗消毒的场地及设备，是医院小卫生循环的核心。就地、最快、最彻底地消灭污染源，可以极大地减少感染蔓延的危险性，要充分认识到卫生处置间建设的重要性。现代化的卫生处置间建设，要遵从高效、安全、简单、经济的原则，要充分体现绿色环保的理念。

（一）卫生处置间的功能

卫生处置间的功能主要有以下三方面。

1. 污物的倒空（包括：人体分泌物、引流物、呕吐物、尿、粪便等）。考虑这些污物的传染性，大部分污物应随容器在处理时自动倒空。

2. 患者物品（便器、引流瓶、痰盂、桶、尿壶等）的清洗、消毒，以及器械等物品可能需要的清洗消毒预处理；洁具的复用处置。

3. 清洁物品的短期存放。为满足上述三个功能，要求卫生处置间有足够的空间，应配有相应的设备设施，并满足功能分区。在污物倾倒的过程中，可产生大量的气溶胶，其中携带有大量多重耐药菌、病毒等有害物质，从而造成对环境的污染，是院内感染发生的重要传播途径，密闭倾倒可以根本解决这些污染问题。现代化医院卫生处置间的核心设备是全自动快速清洗消毒器。在德国医院管理规范中，规定每 25 张床必须配置一台采用热力消毒的全自动快速清洗消毒器，比利时规定每 30 张床必须配置一台全自动快速清洗消毒器。全自动快速清洗消毒器实现了污物倾倒、清洗、消毒的过程均在一个密闭系统中进行。单纯的手工清洗绝不能代替机械清洗消毒，要达到高的清洁水平，并且保护工作人员，清洗后的物品也必须进行消毒。使用全自动快速清洗消毒器保证了每个科室必要的处理能力，既有效地减少了一次性物品的使用，又可有效保护环境不受到污染，从而有效地防控院内感染的发生。

（二）卫生处置间院感预防的基本原理要求

1. 必须保持卫生处置间的清洁和干燥

病房内的卫生处置间，是病区内对可重复利用的患者用物品进行就地清洗消毒的场所，是保洁用品复用处置的场所，还是各种废弃物暂时存放的场所，因此对卫生处置间的卫生保洁尤其重要。

保洁用品必须首先保证清洁卫生，否则就是非常有效的污染传播媒介。有研究证实，潮湿拖把的重度微生物污染，在清洁过程中有可能会播散污染物。污染的抹布擦硬质表面，抹布会污染手、设备和其他表面。要求拖把、地巾必须分区使用，必须有明确标识，不得交叉使用，复用处置过程应环保高效，不得交叉污染；非使用时要保持抹布、地巾的干燥，按规范要求进行消毒，确保对环境无污染。

2. 卫生处置间的清洗消毒原则

清洗方式首选机械清洗，机械清洗可以保证洗涤剂浓度精准，准确控制清洗时间，最终保证清洗效果，同时完成对物品的干燥。

消毒方式的选择原则是以经济、环保、安全、操作简单为主要目的，因此能选用物理热能消毒的物品，应首选热消毒。减少化学浸泡，既经济又减少对环境的污染和对工作人员健康的影响。

对于只须达到消毒级别即可投入反复使用的物品，应在卫生处置间就地处理，在完全封闭的全自动清洗消毒器内完成倒空、清洗，同时对耐热器械采用热消毒，以减少化学消毒剂的使用。

三、医院布草的清洁与消毒

医院布草是指医院及其他医疗卫生机构可重复使用的织物，主要包括员工工服、患者病服、手术服、床单、被褥、毛巾、敷料等。医院洗衣房是承担医院布草洗涤和消毒工作的科室，洗衣房的产品涉及医院所有科室，使用人群上至新生儿下至高龄老人，其工作质量与医院感染管理工作密切相关，因此提高医院布草清洁与消毒质量是防止院内感染发生的重要环节之一。

随着医疗水平的提高，卫生行政主管部门和公众对防止各种微生物导致人和环境污染的要求也越来越高，医院洗衣房不仅仅是要洗净肉眼可见的污渍，还要在洗涤、运输、存放、使用等方面做到防止微生物的污染。

(一) 洗衣房的选址

洗衣房是接收全院污染布草的地方，是受到污染最严重的部门之一，是医院卫生循环的重要环节，因此是医院感染防控的重点部门，其建筑选址和布局应严格落实规范要求。

洗衣房的位置必须远离医疗区和生活区，以免对其他部门造成污染。经过洗衣房清洗消毒的清洁布草又被送到全院各科室重复使用，其工作场所的卫生条件关系到清洁布草的质量，因此洗衣房周围卫生条件必须良好，以免清洁布草受到来自环境的污染。在洗衣房建设选址时，应远离垃圾处理站10m以上，要保证附近没有有害气体、烟雾、灰尘和其他有毒有害物质污染源；周围环境应无裸露土壤，防止灰尘量过大，应无积水坑洼，以防蚊蝇等害虫滋生。

（二）洗衣房的建筑布局

洗衣房建筑布局与院内感染控制密切相关，必须符合污洁分开的原则。洗衣房应有合理的布局，如运送污染布草的车辆与运送清洁布草的车辆和通道应分开，且通道间不应有交叉。要有单独的区域对无特殊污染的布草进行分类，原则上不要对污染布草进行清点，以减少对环境污染及对工作人员的感染机会，如必须清点则强调清点地点要通风良好及做好人员防护，严格禁止在病区内清点。在洗涤工作区域应严格按功能进行分区，按照布草洗涤的清洗、消毒、整理、存放工作流程分成污染区和清洁区，两区间应有实际隔离屏障，并有明显标识，应以节约人力、物力，提高工作效率为原则设置。在洗涤场所进口处和洗涤场所内适当、方便工作人员手卫生的位置设置洗手设施，水龙头宜采用非手动式开关；应有良好空气流通装置进行有效的空气流向控制，如在污染区应安装强力排风装置，以确保空气从清洁区向污染区流动；地面要予以防滑处理，方便清洗消毒不积存污垢，墙壁材料应易于清洁，耐腐蚀；应有能够满足工作需要的给排水系统，通过有效措施防止污水倒流，严防排水管道的污水进入洗涤场所，以避免交叉感染；洗涤场所内应配备齐全的消防安全设施，并在规定的有效期内，以保障安全生产；贮存区域要通风干燥，无蚊虫、老鼠、蟑螂等影响。单独设置该区域工作人员的更衣休息和卫浴如厕条件，以方便工作和保护工作人员免受感染的威胁。

（三）洗衣房质量管理

1. 洗衣房工作人员的管理

洗衣房工作人员应接受健康检查，体检合格方可上岗，急性传染性疾病、化脓性皮肤病或渗出性皮肤病患者不应参与直接接触清洁布草的工作。上岗前，要先参加卫生培训。污染区的工作人员，应按照《医院隔离技术规范》WS/T311要求，严格执行标准预防。清洁区工作人员进行烘干、压熨、折叠、发放等过程中，应按照《医务人员手卫生规范》WS/T313要求，保持手清洁卫生，防止布草受到污染。严格落实各项技术操作规程，确保布草清洗消毒合格。

2. 环境卫生要求

洗衣房工作区域内应无蟑螂等有害生物，地面、墙面和工作台应平整、不起尘、易于清洁，室内空气、清洁台面和工作人员的手均不得检出致病微生物，室内空气细菌菌落总数不得达到或超过 2500cfu/m³，清洁台面及工作人员的手细菌菌落总数均不得达到或超过 5cfu/cm²。当物表和地面有明显血液、其他细胞外液或分泌物污染时，应及时使用有效氯含量 5000~10000mg/L 的消毒剂进行遮盖，消毒 60min 后收集、清理，对被污染的物体表面用有效氯含量 500~700mg/L 的消毒液进行擦拭消毒。

3. 外送洗涤的清洁布草的验收及检测

目前有许多大医院将污染的布草委托给专业的洗涤公司进行清洗消毒，医院洗衣房负责交接工作，应在清洁布草交付时由医院检测、验收并记录。检测方法与上述医院内检测方法相同。记录要求内容有：布草的名称、数量、质地、外观、作业方式、洗涤时间、送取件时间、委托单位名称及联系方式、清洗机构名称及联系方式、监督单位名称及电话。记录应有专职质检人员和业务员签字，应有清洗机构盖公章。记录应一式三份，一份清洗机构存档，一份附在洗涤后的清洁布草的外包装上，一份交委托单位保存。记录的可溯期为 6 个月，记录的保存期为 1 年。

4. 建立质量管理系统

（1）组织

健全成立洗衣房质量控制管理小组，负责监督、检查所有工作环节的管理规定落实情况，发现问题，及时反馈，按时检查整改情况，并做好工作记录。

（2）管理文件

①工作岗位职责：要制定明确的各个工作岗位的职责范围。

②操作流程：要有各岗位的安全操作流程；各岗位的安全消毒操作流程；纺织品的消毒操作流程；病虫害防治流程等文件。

③防护用品使用及损耗记录、使用规范：要制定员工个人防护用品使用规范，正确使用消毒口罩、护目镜等防护用品，规范洗手时机、程序，及时更换不达标用品，并予以记录。

④监测记录：定期检测洗涤用水的水质，重点检测水中微生物含量及矿物金属离子含量情况，并做好记录；定期检测纺织品的白度及色度；定期检测纺织品的细菌含量；做好纺织品的回洗及报废记录；定期检测纺织品的洗涤程序，以达到控制好布草的洗涤消毒质量。

⑤存档各种有效证件：各种设备有效证件齐全，设备性能及规格能满足生产需求。使用说明书及设备养护维修记录齐全。各类化学用品的使用说明书；各类纺织品的规格及采购标准。

⑥员工培训记录：及时全面记录对员工岗位职责、各种操作流程、防护知识等各种培训。

医院布草的清洁消毒质量与医疗安全密切相关，提高医院布草清洁消毒质量，预防不必要的院内感染的发生，必须重视洗衣房的建设，提高员工素质，加强每一个洗涤消毒工作环节的标准化管理，才能真正为医疗服务提供安全保障。

第二节　消毒供应中心清洁区的感染管理

医院消毒供应中心的分区是根据污染的程度，分为污染区和清洁区，根据作业的内容不同，消毒供应中心内部应明确划分"去污区""检查、包装及灭菌区"及"无菌物品存放区"。

一、检查、包装及灭菌区的感染管理

检查、包装及灭菌区属于清洁区，其工作任务是将已去除污染的清洁干燥物品妥善包装并灭菌。因此，凡进入检查、包装及灭菌区的物品，必须是已经过合格的去污清洗过程的清洁干燥物品。该区内应划分为检查、包装和灭菌两个区域。所有已灭菌物品与未灭菌物品均应严格地分区域放置。有条件的医院应购置双扉压力蒸汽灭菌器，以便于无菌与非无菌物品严格分放，避免弄混而造成不必要的损失甚至感染。用后即弃的一次性物品，原则上不可灭菌后再使用。经过监测发现已发出的物品灭菌不合格时，应立即采取回收措施，并同时向医院感染主管部门报告。

（一）包装材料

检查、包装及灭菌区所用的包装材料或容器，除要求清洁、干燥外，还必须有利于灭菌过程中排出空气和灭菌因子（如环氧乙烷、等离子、蒸汽等）的穿透，并能屏蔽细菌，防止灭菌后的再污染，而且对灭菌物品不黏着、不发生反应、无毒和无其他副作用。不同的包装材料，保持灭菌包的无菌状态的期限不同。包括硬质容器、一次性医用皱纹纸、纸塑袋、纸袋、纺织品、无纺布等应符合 GB/T19633 的要求。纺织品还应符合以下要求：为非漂白织物；包布除四边外不应有缝线，不应缝补；初次使用前应高温洗涤，脱脂去浆、去色；根据材料的要求，必要时应有使用次数的记录。

1. 纺织品

用于灭菌包装的纺织品材料的类型有：100%纯棉、涤棉混纺及人造纤维。多年来标准灭菌包装所用的都是每平方英寸140根纱的、未漂白的、双层厚度的棉布。在一些机构中，已使用涤棉混纺、人造纤维及非织造材料替换了这类包装。

任何单层纺织品纱线之间的空间都大到足以让微生物甚至尘粒通过。为了减少这种传递，已在针织包装材料的设计上采取了两种方法：使用多层材料或增加每平方英寸的纱支（"纱线密度"），从而使纱线间隙变小；此外，由于这些纺织品中的棉纤维会将水分虹吸到包装内，因此可用化学品处理纤维，使之防水。这种多层组合、更紧密的纺织和化学处理使得现代纺织品可适用于无菌包装。纺织品可重复用，而且每次使用之间需要洗烫，要在带灯光源的检查包装桌上检查，去掉了脱落纤维且完好无破损，方可正常使用。

2. 无纺布

无纺布（非织造布材料）包装材料由塑料聚合物、纤维素纤维制成，或将洗过的纸浆压成片（不是在织布机上织成）制成。通常用于医疗机构的非织造材料都是一次性的，因此必须用完即弃。

3. 硬质容器

若使用容器包装，应选择既可阻挡微生物，又具有良好蒸汽穿透性的、有筛孔而且可关闭的硬质容器。市场上出售的饭盒之类的容器和软膏缸等，无论加盖与否，均不宜用作灭菌物品的包装，因为这类容器不利于空气排出和蒸汽穿透，达不到灭菌的目的。有条件的医院可购置自动启闭式硬质器材配套箱，但要特别注意消毒鼓，以及筛孔关闭的质量。否则，灭菌后的物品易在保存和使用过程中再次污染。调查和监测表明，灭菌贮槽存放的已灭菌敷料的上面及周边部位极易遭到污染，而中心部位的污染率较低。因此，新规范已经取消贮槽作为灭菌物品的包装材料。

4. 纸、纸塑袋子

可采用纸塑包装或纸包装，打开后一次性使用。纸、纸塑包装对延长保存期及减少布纤维污染有一定的意义，应予以推广使用，国际上大多数医院的灭菌包装材料均采用非织布类材料包裹，以减少布纤维带来的微粒污染。

（二）包装一般要求

总的来讲，灭菌物品的包装，应有利于空气的排出及蒸汽（灭菌因子）的穿透。盘、碗、盆等应尽量开盖、单个包装，若多个包装在一起，所有的开口应朝向同一个方向，而且个体间要用毛巾或布隔开，以利蒸汽穿透。注射器的管芯应抽出，导管应先用蒸馏水润湿，便于热的穿透。输液器导管可缠绕于输液瓶上，不可因其扭结或挤压而影响蒸汽与空气的置换。灭菌物品的打包或捆扎以不致松动散开为度，且不可过紧。最好用化学指示胶带粘封，使打包与监测合二为一；切忌用别针、大头针等封包。缺点是易造成棉纤维的二次污染和不利于保存，应避免多个容器一起包装，提倡使用一次性注射器和输液器确保患者安全。

包装手术器械时，可用硬质配套箱包装或先用带孔的硬质方盒，外面再用布包或无纺布包装，以便促进空气的排出和蒸汽的穿透，确保灭菌的质量；同时，也可避免手术器械因运送、挤压而损坏。

各类器械包不宜过大，用下排气压力蒸汽灭菌器灭菌的器械包一般尺寸宜小于 30cm×30cm×25cm，且重量通常不超过 5kg；而用预真空压力蒸汽灭菌器灭菌的器械包不应大于 30cm×30cm×50cm，重量不超过 7kg。包装后的物品要尽快（1~2h）进行灭菌，不得长时间放置，以防止污染及热原质产生。这些规定必须符合医院消毒供应中心第 1 部分《管理规范》中对灭菌包装材料 GB/T19633 的要求。开放式的储槽不应用于灭菌物品的包装。纺织品包装材料应一用一清洗，无污渍，灯光检查无破损。硬质容器的使用与操作，应遵循生产厂家的使用说明或指导手册。其清洗消毒应符合本规范中规定的流程。

（三）包装环境要求

包装间应有较高的洁净度，有条件的最好安装空气净化设备。室内湿度宜维持在 30%~60%，并须保持一定的照明度，以利于操作。最理想的是在操作台的适宜部位设置光源及放大镜，以便检查清洗后的物品是否达到质量要求，其中要特别重视精密仪器的关节、齿槽等清理难度大的部件的质量检查。

为减少棉絮的散落，对所有的布包、敷料的准备及包装应在隔离、封闭且通风良好的敷料包装间进行（最好能在洗衣房进行）。组装间内的墙壁、天花板等室内建筑材料应不产生静电、不吸尘，且不应有暴露的管道和电线，以防止棉絮和灰尘附着其上。

工作台及地面应经常保持清洁，至少每日湿式擦拭 1 次。空调的空气过滤网必须定期清洗。包装前半小时工作室内应进行清洁卫生，并限制入室人员。操作时穿专用工作服，必要时洗手或戴手套，防止包装过程中微生物、热原质及微粒的污染。按照卫生部规范保持工作室内温度 16~21℃，相对湿度 30%~60%，换气次数 10 次/小时的规定。

(四) 包装技术要求

待灭菌的手术器械和其他医疗物品必须加以包装以确保其在使用前的贮藏期内保持无菌状态。如上所述，包装材料性质对保证和保持无菌是非常重要的。在准备任何包装时，都必须遵循规范的操作，以确保达到预期的目的。

灭菌物品包装分为闭合式包装和密封式包装。手术器械采用闭合式包装方法，应由2层包装材料分两次包装。密封式包装如使用纸袋、纸塑袋等材料，可使用1层，适用于单独包装的器械。封包要求包外设有灭菌化学指示物。高度危险性物品灭菌包内还应放置包内化学指示物；如果透过包装材料可直接观察包内灭菌化学指示物的颜色变化，则不放置包外灭菌化学指示物。闭合式包装应使用专用胶带，胶带长度应与灭菌包体积、重量相适宜，松紧适度。封包应严密，保持闭合完好性。纸塑袋、纸袋等密封包装其密封宽度应≥6mm，包内器械距包装袋封口处≥2.5cm。医用热封机在每日使用前应检查参数的准确性和闭合完好性。硬质容器应设置安全闭锁装置，无菌屏障完整性破坏时应可识别。灭菌物品包装的标识应注明物品名称、包装者等内容。灭菌前注明灭菌器编号、灭菌批次、灭菌日期和失效日期。标识应具有追溯性。

一些较重的成套器械可能需要在托盘角处有更多的保护以防止撕裂。可用角落保护器或用特制的金属包装盒进行保护。

器械准备好后，必须用适当的包装材料将其包住。按顺序使用2个封套确保对包内物品进行充分保护。这些包装可能是2个双层厚度的纺织品包装，2个非织造包装，或两者兼而有之。这种双层包装程序基本上在一个包内创造了一个包。先用一个包把物品包起来，然后使用第二个。将第二个或外包装用胶带捆起来，以保持闭合，胶带上有标签以便识别其内物品。

选择适当尺寸的包装非常重要。包装必须足够大，能完全将要包装的物品包住，并能让包装的所有边边角角都安全地折进去。然而，包装材料过大会妨碍灭菌剂渗透和排出。包装的折叠应足够紧以保护其中物品，但不要太紧，以免妨碍空气的排出和灭菌剂的渗透。

当包装也用于创造一个无菌区（如手术中的器械台）时，必须足够大，至少要超过台子四边30cm。

包装必须适当折叠以保护其中物品，并使其中的物品在使用时以无菌的状态打开。必须始终按相同的顺序折叠，以使打开包装的人能建立起移动和保存时间的标准模式。最常用的两种方法是"方形折叠"或"直线法"，此法用于包装大型包裹和成套器械，特别是在将包装用于创建无菌区时。"信封折叠"或"对角线法"用于大部分成套器械的小包装及单个物品的包装。

二、无菌物品存放区的感染管理

无菌物品存放属于清洁区管理范围。灭菌处理后的物品，在正常情况下已属无菌，即从灭菌柜取出时包装完整、包布干燥、含水量不超过 3%（手感干燥，如潮湿则不可作为无菌物品使用）、化学指示剂变色均匀等都符合要求标准。未落地再污染的无菌物品，必须由专用清洁推车或灭菌柜的自配无菌车运送至无菌物品存放区。

无菌物品存放区要求与包装区相同的洁净度，因此建筑应尽可能靠近灭菌区，与一般通道完全隔开，终端可成为完全封闭并控制无关人员接近的区域。进出无菌区仅限于负责运送和发放无菌物品的人员。非无菌物品严禁进入。外购的一次性使用无菌物品，必须先去掉外包装后方可进入无菌物品存放区。为了避免存放期间再污染，室内空气按规定进行净化。即便是直接管理人员，也应尽量减少在无菌物品存放区的进出与停留时间，并避免用手直接触摸无菌包。

有条件的医院，可安装空气净化装置，并与其他区域保持正压状态。进入无菌区人员，应保持手卫生，以保证无菌物品存放区清洁。所有已灭菌的无菌包，都应注明有效期。有效期已过物品应重新清洗、包装和灭菌后方可使用。即使在有效期内，无菌包一旦拆开，未使用，亦应重新包装灭菌。

（一）无菌物品储存

灭菌后物品应分类、分架存放在无菌物品存放区。一次性使用无菌物品应去除外包装后，进入无菌物品存放区。物品存放架或柜应距地面高度 20~25cm，离墙 5~10cm，距天花板 50cm，以减少来自地面、屋顶和墙壁的污染。无菌物品应分类放置，按灭菌先后顺序排列，在无菌有效期内遵循先进先出计划发放原则，已灭菌的物品绝不可存放于水管活塞下。室内相对湿度应控制在 70% 以下，温度控制在 24℃ 以下，换气次数 4~10 次/小时；我国南方较潮湿，可采用除湿机，并保持良好的照明系统。放置无菌物品的金属架子和柜子应定期擦拭清洁。地面、天花板、空调通风口的滤过网等必须经常加以清扫或清洗，并制定书面清洁规程。物品放置应固定位置，设置标识。接触无菌物品前应洗手或手消毒。消毒后的物品应干燥、包装后专架存放。

（二）无菌物品储存有效期

达到环境温度 24℃以下，相对湿度在 70%以下，换气次数 4~10 次/小时的规定时，使用纺织品材料包装的无菌物品有效期宜为 14 天；未达到环境标准时，有效期宜为 7 天。医用一次性纸袋包装的无菌物品，有效期宜为 1 个月；使用一次性医用皱纹纸、医用无纺布包装的无菌物品，有效期宜为 6 个月；使用一次性纸塑袋包装的无菌物品，有效期宜为 6 个月；硬质容器包装的无菌物品，有效期宜为 6 个月。

（三）无菌物品发放

无菌物品发放时，应遵循先进先出的原则。发放时应确认无菌物品的有效性。植入物及植入性手术器械应生物监测合格后，方可发放。发放记录应具有可追溯性。应记录一次性使用无菌物品出库日期、名称、规格、数量、生产厂家、生产批号、灭菌日期、失效日期等。运送无菌物品的器具使用后，应清洁处理，干燥存放。

（四）无菌物品的分发与换取

无菌物品的分发，原则上应下送。在下送途中，所有专用无菌分发车必须有防止污染的屏障，如使用全封闭式推车。无菌分发车应严格与污染物品回收车分隔开，两者均采用专人、专车、专线运送，尤其要避免撞车。分发人员不可接触污染物品，并制定防止交叉污染的流程。所有接触无菌物品的器具，均应按需要进行有效的消毒。分发余下的物品应视为已污染，不可再进入无菌物品存放间，须重新灭菌。严格认真的管理和科学的操作流程，是供应室为临床提供无菌物品的保证，必须重视工作的每一个环节，否则就可能前功尽弃。

应该特别提及的是，一些科室有时限于条件或临时急需而派人去供应室直接换取物品时，也必须按无菌原则进行。尤其是运送污染物品的托盘、容器及工作人员的手一定要经过适当处理后方可领取无菌物品。有人调查发现，换取物品者的手及托盘等容器常污染有大量细菌，无疑会使已灭菌物品重遭污染。比较可取的办法是：换取者用污染托盘，通过回收窗口与供应室回收人员一起清点已用过的物品，然后按要求洗手或快速手消毒。供应室通过内部信息传递系统，告知有关人员所取物品的数量，而无菌物品存放室人员则用另一已灭菌的托盘，将无菌物品从领取窗口交给换取者。这样就大大降低了无菌物品在换取过程中的污染概率。

三、一次性物品的感染管理

这里还必须强调，进入无菌区的一次性医疗器具必须按照相关"一次性使用无菌医疗器械的管理"规定进行严格管理。

随着医学技术的进步和科技水平的提高，一次性使用无菌医疗用品越来越广泛地应用于临床诊疗过程。一次性注射器、输液器和输血器，用于介入性诊疗的各种一次性导管，用于外科缝合的一次性肠线，以及一次性尿管等，虽然提高了临床工作效率，促进了诊疗技术的发展，但由于这些无菌器械大都由 PVC 材料制成，其用后的处理已成为医疗机构面临的一大问题。此外，因生产过程、生产条件等不完善而导致的一次性用品不能达到无菌、无热原等标准，也为临床使用带来了很大的威胁。一次性使用的无菌医疗器具从生产、经营到临床使用、用后处理等各环节必须建立严格的标准和监督管理机制。我国自 20 世纪 70 年代末 80 年代初在临床开始使用一次性无菌医疗器具起，使用最多的是一次性输液器、输血器及注射器。为规范一次性使用无菌医疗器具的生产和确保产品的使用安全，我国自 1987 年开始先后颁布了有关一次性使用输液器、注射器、输血器、采血器、塑料血袋等 8 种产品的国家标准，分别从物理、化学、生物等方面规定了强制性要求。国家药品监督管理局颁布的《无菌医疗器具生产管理规范》及无菌器械的《生产实施细则》对生产企业的制造条件、质量管理及销售等方面予以规范，以进一步确保产品质量。此外，卫生部会同相关部门相继颁布了《关于严禁废弃的一次性医疗器具流入市场的紧急通知》《关于加强一次性使用输液（血）器、一次性使用无菌注射器临床使用管理的通知》等文件，专门对医疗机构采购、使用一次性无菌医疗器械及其用后处理等环节进行了明确的规定。在 2006 年的《医院感染管理办法》中，对一次性无菌医疗用品的管理更为明确，要求医疗机构在使用一次性无菌医疗用品的管理中必须达到以下要求。

1. 医院所用一次性无菌医疗用品必须由设备部门统一集中采购，使用科室不得自行购入。

2. 医院采购一次性无菌医疗用品，必须从取得省级以上药品监督管理部门颁发的《医疗器械生产企业许可证》《工业产品生产许可证》《医疗器械产品注册证》和卫生行政部门颁发的卫生许可批件的生产企业，或取得《医疗器械经营企业许可证》的经营企业购进合格产品；进口的一次性导管等无菌医疗用品应具有国务院药品监督管理部门颁发的《医疗器械产品注册证》。

3. 每次购置，采购部门必须进行质量验收，订货合同、发货地点及货款汇寄账号应与生产企业或经营企业相一致，并查验每箱（包）产品的检验合格证、生产日期、消毒或灭菌日期及产品标识和失效期等；进口的一次性导管等无菌医疗用品应具有灭菌日期和失效期等中文标识。

4. 医院保管部门专人负责建立登记账册，记录每次订货与到货的时间、生产厂家、供货单位、产品名称、数量、规格、单价、产品批号、消毒或灭菌日期、失效期、出厂日期、卫生许可证号及供需双方经办人姓名等。

5. 物品存放于阴凉干燥、通风良好的物架上，距地面≥20cm，距墙壁≥5cm；不得将包装破损、失效和霉变的产品发放至使用科室。

6. 科室使用前应检查小包装有无破损、失效，产品有无不洁净等。

7. 使用时若发生热原反应、感染或其他异常情况，必须及时留取样本送检，按规定详细记录，报告医院感染管理科、药剂科和设备采购部门。

8. 医院发现不合格产品或质量可疑产品时，应立即停止使用，并及时报告当地药品监督管理部门，不得自行做退货和换货处理。

9. 一次性无菌医疗用品用后必须按当地卫生行政部门的规定进行无害化处理；禁止重复使用和回流市场。

10. 医院感染管理科须履行对一次性无菌医疗用品的采购、管理和回收处理的监督检查职责。

有关一次性无菌医疗用品的用后处理中还规定，医务人员必须把用后的锐器（针头、穿刺针等）放入防渗漏、耐刺的容器内，并做好无害化处理。规定中还要求医院应根据当地环保部门的管理条例设置焚烧炉，而且废气排放应符合国家环保部门颁布的标准。有条件的地区可由卫生行政部门与环保部门协商建立专门的处理场所，对医院污物进行集中处理。目前执行的是国务院《医疗废物管理条例》和《卫生部医疗机构医疗废物管理办法》集中处理。

一次性无菌医疗用品的质量及在临床使用过程中的管理不仅关系到患者的健康、生命安全和感染控制，同时，对社会及医务人员自身的健康也具有重要的意义。因此，各医疗机构有责任、有义务不断加强其管理的规范化，并将其列为医院感染管理的重要一环。

第三节　洗手与无菌操作

洗手和无菌技术是所有医疗、卫生、保健机构中最普遍而又非常重要的课题，也是防止通过医务人员的接触而传播疾病的关键环节，对降低医院感染的发生率起着不可替代的作用，供应室工作人员的洗手和无菌操作技术尤为重要。

一、洗手

洗手是预防医院感染发生的最重要的措施之一。大量流行病学调查表明，在医院病房里，医院感染通常是直接或间接借手传播的，这个途径往往比经空气传播更具有危险性。据美国田纳西州报道，因洗手不彻底，曾导致 280 名住院患者发生感染，死亡 8 人。又有报告称，因拇指漏洗而导致医院感染暴发流行，当时曾被称为拇指综合征。我国某医院也曾因洗手肥皂被沙门菌污染，引发了新生儿沙门菌感染的暴发流行，造成 9 名新生儿死亡。

医院工作人员的手接触带菌患者后，在一定时间内即成为该种病菌的载体，并有可能使这些细菌在人与人之间传播。有些感染的发生虽具有共同的来源，如外环境的贮菌场所及定植耐药菌的播散人，但一般也是通过手的间接接触而传播的。

许多流行病学调查证实，手是传播医院感染的罪魁祸首。然而，手又无法进行灭菌处理，因为有效的灭菌方法通常不能用于皮肤，有效的消毒剂用于皮肤也往往毒性太大，尤其是皮肤本身的菌群又比附着在无生命物体上的更难以消除和杀灭。因此，经常洗手，防止外来菌定植及传播则成为非常必要和可行的预防感染的重要手段。

纵观医院感染的历史，从奥地利的塞麦尔维斯通过漂白粉水洗手使产褥热的死亡率由 10% 下降至 1%，到现今的单因素分析，仅洗手一项措施就可使医院感染发生率下降 50%。这足以说明认真洗手在医院感染控制中的巨大作用。

（一）皮肤上的居住者

60 多年前，医学界就认识到，活动在人类皮肤上的微生物大致可分为暂住菌和常住菌两大类，手部皮肤也不例外。

1. 暂居菌

暂居菌，或称为过路菌，处于宿主的皮肤表面或角质层下表皮细胞上，原来不存在，主要是通过接触而附着在皮肤上的。它的数量和组成差异很大，主要取决于宿主与周围环境的接触范围。有人用实验证明，在病房工作时，由不同操作项目沾到手上的细菌数可多达 10^7；护士为患者做气管吸引过程中手上沾到细菌数可达 10^8；因给患者清洗会阴部而污染的手的细菌数竟可多达 10^8 以上。但是，大部分暂住菌群与宿主皮肤结合得并不紧密，可用机械方法清洗掉或化学消毒剂消除。同时，从外环境附着在皮肤上的细菌，受到皮肤微生态自净因素的制约，在一般情况下，经过一定的存活时间，暂住菌群便会自行消亡。

有人做过试验：将伤寒杆菌涂布在手掌上，15min内细菌便会死亡。但在特定条件下，如在皮肤损伤处或湿度较大的地方，有些细菌，尤其是革兰阴性菌及金黄色葡萄球菌会定植在皮肤上。它们具有致病性，有时可造成医院感染的暴发流行。

2. 常居菌

常居菌又称常驻菌、固有细菌，是皮肤上定植的正常菌群，经常存活在皮肤毛囊和皮脂腺开口处。它们一般藏身于皮肤缝隙深处，生活并繁殖。常住菌的种类及数量经常保持恒定状态，其中大部分无致病性，亦即对宿主无害。例如，表皮葡萄球菌及丙酸杆菌存在于皮肤的深部，如汗腺、皮脂腺及毛囊中，只有对免疫功能低下的宿主它们才可能致病而有害。

一般人群中有5%~25%可携带金黄色葡萄球菌及某些病毒；65%~100%的皮肤上有表皮葡萄球菌等。美国皮肤病专家曾研究皮肤定植菌群状况，绘成图形象地告诉我们皮肤定植菌的生存状态。其中约有20%不能用常规取样法获得，也无法用清洁剂消除，通常需要用含抗菌成分的清洗剂，通过某种方法并作用一定的时间，才能被杀灭或被抑制。

常住菌可通过皮肤脱屑及出汗等途径转化为暂住菌；暂住菌可通过摩擦、定植或未被及时清除等机遇而转化为常住菌。因此，充分掌握手部皮肤微生态知识，有助于理解借手传播感染的机制，从而强化洗手意识。

（二）洗手的目的及定义

洗手的目的是清除和抑制手部皮肤上的微生物（暂住菌和部分常住菌），切断通过手传播感染的途径，是防止感染扩散的最简易有效而又最重要的一项措施。洗手既是任何医疗、护理工作者接触患者前必须做的第一件事，也是他们离开患者或隔离区域前要做的最后一件事。在供应室内重要的是接触清洁物品和无菌物品之前与接触污物之后必须认真洗手。

从预防感染角度讲，美国疾病控制中心（CDC）将洗手定义为：将手涂满清洗剂泡沫，并对其所有表面细致地进行强而有力的短时揉搓，然后用流动水冲洗的过程。单纯用肥皂或清洗剂揉搓洗手，可使皮肤脂肪乳化，并使附着的微生物悬浮于表面，再用水将它们冲洗掉，这个过程称为机械性去除污染；若用含有抗菌药物的洗涤剂洗手，可杀死某些微生物或抑制其生长，则称之为化学性去除污染。

（三）手部卫生

对医务工作者来说，所谓手部卫生的含义通常有手部皮肤保护、洗手、手部消毒、外科洗手和消毒。这里分别予以叙述。

1. 手部皮肤保护

从预防感染的角度讲，操作者坚持洗手制度并持之以恒至关重要，但也必须注意保护手部皮肤。粗糙的皮肤，或手上有湿疹、炎症和微小的裂口，致病微生物就可在这些部位大量地聚集和繁殖，甚至引起感染、发炎，从而有可能传播更多的病菌，特别是耐药菌株。医务人员必须经常注意保护双手，在做户外劳动时最好戴上保护性手套。医务人员的手上若出现感染性伤口或甲沟炎等，决不能再参与任何需要用手直接接触患者的工作和在供应室内工作。由于工作需要，医务人员往往每天不得不反复多次洗手或消毒，因此一定要准备效果良好的保护用品来保护双手的皮肤。

2. 洗手

护士洗手常漏洗拇指及指间，且洗手后不擦干即开始无菌操作，或用白大衣擦手而造成再次污染。据某医院细菌学检测，医务人员手的合格率只有49%。正确的洗手方法是保持手部卫生、防止耐药细菌定植和切断感染传播途径的有力措施。

（1）洗手的方法

用普通皂液搓揉至少15s，可清除和降低暂居菌的密度，一般认为，能使手表面的暂居菌减少1000倍。在通常情况下，使用肥皂和水的正确洗手方法是：①取下手上的饰物及手表，打开水龙头，沾湿双手。②接取无菌肥皂液或用洁净的肥皂。③充分搓洗15s，注意指尖、指缝、拇指、指关节等处，搓洗的范围为双手、手腕直至腕上10cm处。洗手的步骤为掌心对掌心，掌心对手背，双手互握，洗指尖，洗拇指。④流动水冲洗。⑤以擦手纸巾或安全帽包住水龙头将其关闭，或用肘、脚或感应式开关关闭水龙头，防止再污染。⑥取擦手巾（纸）擦干双手。

大多数护理工作，如为患者数脉搏，协助病人坐起、躺下、铺床等，手上污染菌数并不很多，一般为$10^3 \sim 10^5$，cfu/cm^2 正确的洗手可使细菌数减少到 $0 \sim 10^2 cfu/cm^2$，通常已可防止经手传播的交叉感染。但洗手方法必须符合规范要求，以保证洗手的效果。

洗手用的水必须是优质的自来水或消毒过的水，不应使用预先用热水器加热到37℃的水，因为这种水通常容易被绿脓杆菌及其近似的假单胞菌和军团菌或其他革兰阴性杆菌污染。这类细菌能在水中顺利繁殖，甚至有人称它们为"嗜水杆菌"。温流动水有助于肥皂更好地发挥作用，也可多冲掉些附着不牢固的污物。如果有必要用温水洗手，则应将水加热后立即使用，或使用前先用热水和凉水调和。绝对不可为了防止溅水或使水流柔和些而将纱布缠绕或挂套在水龙头上，因为湿纱布有利于绿脓杆菌生长和繁衍。也不要只套一个胶管而不做任何清洁从而导致污染，更不应用脸盆内的存水洗手，因为不流动的水是细菌的良好"培养基"，洗手的结果不但不能减少手上的细菌量，还可能适得其反，甚或造成经手传播致病微生物。

（2）洗手的设备

洗手设备是保证洗手质量的重要方面，总的要求是实用、方便且效果良好。齐全的洗手设备可供医务人员有选择地应用不同的洗手或消毒方法。在洗手设备中尤其要注意下述各项。

①洗手池的设置：洗手池必须数量充足，布置合理，每个病房内或紧靠门口处必须有洗手池。在需要洗手后进行侵入性诊断操作的房间或其紧邻处，也必须有洗手池。多个患者合住的大病房内，特别是重症监护病房内，最好设置多个洗手池。

②水龙头的开关：有效的洗手需要流动水，水龙头最好是用肘或脚、膝操纵开关的。如果是用手开关的，要教会工作人员和患者习惯用避污纸巾或安全帽包住水龙头再关上。水龙头应看作是接触传播感染的危险装置，因为当人们去洗手时，首先是用污染的手接触水龙头打开水源，这无疑已污染了水龙头的开关。而且，在洗完手后又用手去关闭水龙头，又使刚洗净的手从开关处重新遭受污染。如若在水龙头旁的适宜位置设放安全帽或避污纸巾，并统一规定洗手后用清洁的手拿安全帽或纸巾去关闭水龙头，即可防止再污染的危险。这一做法并不需要额外的开支与设备。

③肥皂的卫生：对肥皂的要求是质量好、刺激小，并易于保持干燥，因为液体肥皂或潮湿的肥皂可成为不少细菌的良好生活处所；在许多情况下肥皂可受到污染。湖南医科大学附属医院对洗手肥皂进行检测后发现，盛放在肥皂盒中的肥皂带菌率为100%。其中带致病菌率为42.9%。于是，他们改用线绳悬挂肥皂，其带菌率随即降至16.7%，其中致病菌率仅为8.3%。有人报道，阴沟杆菌能在潮湿肥皂表面增殖，细菌数可达$10^9/cm^2$。由此可见，保持肥皂干燥至关重要，最好的办法是将肥皂放在一块磁铁上即肥皂吸力器，或用线绳将它悬挂起来，至少应采用多孔的皂盒，并悬挂起来以避免存水。

如果采用液体肥皂，必须加入适量的消毒剂，或经灭菌后封闭并通过挤压容器或感应式出液器使用。也可应用含有氯己定的肥皂液，但每次用完后容器必须更换，或清洗、消毒后才能再装入含消毒剂的新鲜肥皂液；切勿未用完就添加新液，以防止细菌在溶液中生长。

④毛巾的应用：检测证实，反复应用的潮湿棉织毛巾上可集聚大量细菌，若用这样的毛巾擦手，很容易使洗过或消毒过的手再污染，因此擦手巾最好是用后即丢弃或使用一次性擦手纸巾。若不得不重复使用棉织毛巾，那么必须是清洁而干燥的。

⑤热风烘干器：近年来采用的烘干器，是利用热风将洗后的手吹干。这一方法可明显减轻洗手后再污染。但是，对烘干器也有不同的看法：有些人强调气流中同样可携带致病菌；但多数人则认为，气流中的细菌数量很少，干燥过程中手被污染的可能性较小。总的来说，在一般情况下可以用热风烘干器，但不推荐手术室使用。主要问题是热风的干燥速度较慢，医务人员往往在手还未完全吹干时就离开了。

（3）手套与洗手

在手可能被强致病微生物污染的场合，或者实行各种无菌操作时，操作者必须戴手套，目的是保护患者和防止工作人员双手遭污染。因此，在双手有可能遭污染的场所都应该准备手套。不过，无论如何在病房和供应室工作中不能总是戴着手套，因为戴手套的手易于在无意的接触中污染外环境。应执行的原则是，一副手套只用于一位患者的一个部位的护理操作，接触下一个患者前必须换手套，并在换上新手套前按规定洗手，在供应室的污染区可以戴手套操作，但是脱掉手套一定要洗手，离开污染区时也一定要洗手。

（4）洗手的指征

由于洗手是非常重要和最有效的防止感染传播的措施之一，所以在医院环境里非紧急的情况下，医务人员在下列各场合都应该认真地洗手：①在进入和离开病房前；②处理干净的物品前；③处理污染的物品后；④使用厕所前、后；⑤无菌操作前、后；⑥与任何患者长时间和密切接触后；⑦戴手套前和脱手套后；⑧在护理特殊易感患者之前；⑨在接触伤口前、后；⑩在护理感染患者或可能携带具有特殊临床或流行病学意义的微生物（如多重耐药菌）的患者之后；⑪在高危病房中接触不同患者之前；⑫在离开供应室的污染区时，进入清洁区及无菌区之前。

3. 手部消毒

从卫生学角度讲，手部消毒比洗手有更高、更严格的要求。医务人员在接触污染物品或感染患者后，手部被大量细菌污染，如换药后手上污染菌量可达 10^9 个，这时仅用洗手方法，只能减少有限的细菌数，达不到预防交叉感染的要求。在手接触大量强致病性的微生物后，为了尽快消除污染到手部的细菌，以保证有关人员不遭感染，或防止致病菌在患者和工作人员之间扩散，必须进行严格的手部消毒。

（1）手部消毒的指征

消毒主要是为了清除或杀灭外来的暂住菌，特别是其中的致病菌。在医院环境的一般情况下，在下列各种场合应该按规定实行手部消毒：①实施侵入性医疗、护理操作之前；②护理免疫力低下的患者或新生儿之前；③接触伤口前后；④接触黏膜、血液等体液和分泌物等之后；⑤接触被致病微生物污染的物品之后；⑥护理具传染性或有多种抗药性细菌定植的患者之后；⑦在特殊情况下，因条件限制，无法按规范要求洗手时，手部又无可见的污染，可用手部消毒替代洗手。

（2）消毒剂的选择

对消毒剂性能的总的要求是：作用速度快，不损伤皮肤，不引起过敏性反应，并且对当前或近期存在的致病微生物有杀灭效果。这种理想的消毒剂目前较少。实践证明，75%酒精、0.5%碘伏或0.5%氯己定酒精溶液、洁肤柔加透明脂酸比较适用，而且后三者与皮肤结合后具有后效功能，可保持手部清洁2h左右，但对某些病毒、细菌芽孢无效。为了去除抗力较强的致病菌，有时还可采用相应有效的消毒剂等。

（3）消毒的方法

最常见的是用75%酒精、0.5%碘伏或0.5%氯己定酒精溶液仔细涂擦双手及手腕，并待双手自然干燥。若手被抗力较强的微生物污染或疑有污染，则必须先充分用肥皂、流动水冲洗擦干后，再用相应杀菌消毒剂消毒。这一方法应仅在必要时用，因为这类消毒剂对皮肤刺激性较大，易损害皮肤。

4. 外科洗手和消毒

外科洗手和消毒是保证手术成功的重要环节。有人在术后检查外科医护人员所戴的橡皮手套时发现，约有24%的手套有刺破的针眼；另有人做试验，证明从刺破的针眼中可逸出10^9个细菌；还有报告说，手上的致病微生物能通过破损的针眼进入手术切口，并引起患者术后败血症。

外科洗手和消毒的目的是清除参加手术的医务人员手上的各种细菌，防止细菌从他们手上转移至手术部位，即使手套破裂，也不会有细菌落在切口上。因此，采取这一措施，不仅应能完全消除手部的暂住菌，还要尽可能杀灭常住菌，达到几乎无菌状态并维持较长时间的抑菌作用。然而，常住菌往往位于皮肤深部，洗手和消毒不易去除，而且在手术过程中，由于术者出汗，一旦手套破损就有可能酿成切口感染。为了防止手套内部因潮湿而被细菌污染，需要使用有后效作用的消毒抗菌剂（如0.5%氯己定酒精、0.5%碘伏、洁肤柔等来消毒手术者的双手和手臂）。

（1）外科洗手消毒的设备

除常规卫生洗手及消毒所需各项设备外，必须有清洗指甲及指间关节用的无菌刷。无菌刷通常有一般刷和海绵刷两类，还有灭菌后可重复使用及一次性使用之分，它们在降低微生物密度上的效果相同。重复使用的刷子，应分别包装或放在带盖的容器内经灭菌后才能再用。必须注意的是，不能使用木背刷子，因为木材有微孔，能吸附异物并不易彻底消毒灭菌。

（2）外科洗手消毒的指征

在外科，对操作者或手术者的双手的清洗和灭菌均必须有严格的要求，尤其在下述场合都应实行充分的洗手和消毒：①每次大、小手术之前；②进行侵入性操作前；③接生或助产前；④护理特别容易感染的患者前。

（3）外科洗手消毒的方法及步骤

关于外科洗手消毒问题，虽然在总的要求和目的上各地无多大区别，但在具体做法上存在着一定差异。比如，在搓擦所需要持续时间上有不同认识，而且尚无定论；在用消毒剂搓擦前是否一定要刷洗双手也有人提出了异议，等等。所以，下面所述各项只是常用的一般规律：

①摘去手上和臂上的各种饰物。

②剪短指甲，检查双手须消毒部位的表皮有无创伤及裂口，如有伤、裂口或皮肤病，则不能参与手术或侵入性操作。

③用肥皂和流动水仔细搓洗双手、前臂至肘上 5cm 处，清除脏物和暂住菌，并用无菌巾擦干。

④用灭菌刷接取适量的 0.5%碘伏溶液（或 0.5%氯己定酒精溶液等），先刷指甲、指缝、手掌、手背及腕关节以上 5cm 范围内，用螺旋式刷法计数 20 次；同法刷另一只手，再接取药液刷至前臂到肘关节以上 5cm 部位，共刷 3min 以上或消毒所需的时间。

⑤再取另一灭菌刷及适量 0.5%碘伏溶液按上述刷手步骤重复刷 2min（全过程持续 5min）。

⑥抬起双手保持高过肘部的位置，并远离身体，以背开门进入手术室，避免再受污染。

⑦取无菌擦手巾，然后将擦手巾斜对角折叠，先由一手从手腕往上慢慢移擦至肘上，不得回擦。

⑧另取一擦手巾，以相同方法擦干另一只手臂。

⑨取适量的 0.5%碘伏或 0.5%氯己定酒精溶液，搓擦双手至腕关节以上 5cm 处，直至药液挥发干燥，以保证手术全过程中戴手套的手部不致出现细菌。外科洗手和手消毒全程时间不应超过 6min（避免长达 10min），避免长时间洗手导致的皮肤损伤和浪费时间。

必须注意，消毒药液的容器不能敞口使用，以避免药液挥发，影响有效浓度和防止因遭受污染而生长细菌，更不能用碗、盘等盛放消毒药液。接取消毒药液的正确方法是：将消毒药液封闭在下部开口的瓶内，利用压力或脚踏开关，通过连接开口的管道流取药液。随用随取药液，取后立即自动关闭。

目前，国内少数医院已采用较先进的外科消毒洗手装置，它不仅自动启闭输送洗手药液，连洗手用水也经过紫外线自动消毒处理，能更可靠地保证手术前洗手的效果。

有效的洗手、手消毒及外科手消毒，都要求医务人员在操作中不得佩戴任何饰物，而且操作或手术所需的物品均安排在举手可及之处。供应室工作虽然无须外科洗手，但是，供应室工作者应了解外科洗手全过程，做好外科洗手的物品准备，如手套一定无破损、无针孔、无滑石粉颗粒，手刷符合刷手要求达到无菌，又不损伤皮肤等条件。

总之，医务人员为了保持手部皮肤卫生，或为了某些手术操作需要而进行认真的洗手和消毒，是预防医院感染的重要而有效的措施。所以，每所医院都应建立一个相关人员都能严格执行的洗手制度。这个制度的总原则是：在日常工作中采用卫生洗涤，即用普通快速六步的洗手方法来保持手部卫生；在手部可能被大量微生物或强致病微生物污染时，应在洗手的基础上再进行必要的手部消毒；在实施外科手术、接生、侵入性操作或其他严格的无菌操作前，必须采用外科手消毒法。

二、无菌操作技术

通过物理或化学方法消除或杀灭一切活的微生物（包括致病和非致病），称为灭菌。经过灭菌检测合格的物品称为无菌物品。保持无菌物品不遭污染，以及保证无微生物侵入机体，以免引起感染的操作，称为无菌技术，这是预防医院感染的一项重要而基本的技术。无菌技术的操作规程是根据科学原理制定的，所以操作过程中的任何一个细小环节都不允许违反规范要求，否则就可能造成医源性感染。为此，所有医务人员，尤其是医生和护士，都必须加强无菌观念，并精确、熟练地掌握这一技术，严格遵守操作规程，以保证患者安全并尽快康复。

（一）无菌技术的基本原则

无菌技术是一项非常严密的操作技术，它必须考虑和杜绝多方面的污染因素，才能保证达到无菌。一般来说，实施无菌操作必须遵循以下几项基本原则。

1. 应明确无菌区和非无菌区：凡已经过灭菌而未被污染的区域称为无菌区，如已灭菌的物品，已铺好的无菌盘，已消毒过的手术野和穿刺部位等。否则，称为非无菌区或有菌区。

2. 进行无菌操作的环境要清洁、宽阔，并根据需要控制人员流动；关于室内空气细菌总数，根据不同条件有不同的要求。每日应按规定进行室内环境清洁，有条件的单位可采用空气净化装置，严格控制空气中的细菌含量。目前国内生产的净化装置种类较多。高效静电灭菌型室内空气净化机，它通过大气量、高效率的循环过滤室内空气，达到除尘、除菌、去除异味的效果。经煤炭总医院钟秀玲、北京医科大学刘君卓教授等人现场实验证明，该机三级电场，在额定电压下可 100% 地消除空气中的细菌；在连续 8 人流动污染开机净化下，空气细菌数仍能保持在 200cuf/m^3 以下，达到了卫生部Ⅱ级环境卫生标准；经 50 支卷烟连续污染 2h 的开机净化试验表明，对去除 CO、SO_2、NO_2 烟尘、异味等均有较好的效果，也能在一定程度上净化被高浓度甲醛和 CO_2 污染的空气。该机有吊式、壁挂式、柜式结构和安装于中央空调风管系统的 EL 系列，可用于大面积空气净化，具有红外线感应电子开关，人们入室内自动开机，人去室空后运转半小时自动关机；亦可手动开机，适用于封闭式的手术室、产房、新生儿室和母婴同室、ICU、供应室的无菌物品存放间等部门的空气净化。

近年来，一般医院仍多采用紫外线照射法进行空气消毒。虽然它使用较方便，但一旦停止照射，空气中细菌数则会很快开始复升，在 0.5~2h 即可恢复到原来水平，同时还必须注意防止紫外线灯在照射时产生的臭氧刺激人体而产生的恶心、头晕或其他中毒症状。

3. 无菌操作前工作人员要戴好帽子和口罩：防止微生物通过头发上的灰尘、头皮屑及飞沫等途径造成污染。操作前应修剪指甲，并根据需要认真洗手、进行手消毒或外科手消毒，并按要求戴好手套等。

4. 取放无菌物品时必须面向无菌区；夹取无菌物品时必须使用无菌持物钳（单个包装经灭菌后应干燥保存，无菌操作时打开即用，可维持 4h 的无菌状态）。手臂应保持在腰部或治疗台面以上的本人视野之内（因视野以外难以监察并保证无菌物品不遭污染）。操作时手臂不可接触无菌物品或跨越无菌区；身体应与无菌区保持一定的距离。不可面对无菌区、无菌物品谈笑、咳嗽或打喷嚏，以防喷出的飞沫落入无菌区内。

5. 手术、治疗或检查等无菌操作开始时，所准备的无菌医疗用品只限于特定患者使用。如果所备物品未使用完，也应视为已被污染，并不得转为他用。无菌持物钳同样不可与手术台和治疗盘的任何部位接触，以防污染。

6. 无菌操作时，所用的灭菌物品，如无菌盒、换药碗及弯盘等，其内面及边缘均应视为无菌区；外面则为非无菌区。提取这类物品时应手托物品的底部，避免触及边缘及内面。需要打开无菌包时，应先以手去揭开左、右二角，最后揭开内角，不可污染包布的内面。无菌包一经打开，逾期即使未使用，也应视为有菌。凡已取出的无菌物品虽未使用，也不可再放回无菌容器内。在供应室内打开的无菌包即视为有菌，不得下发使用。

7. 任何接触创伤面、侵入人体内或插入管腔的器物必须保证无菌，包括覆盖伤口、创面、手术切口的敷料，以及注射用具和各种导管等。

8. 经灭菌的物品应保存在严密完整的包装内和清洁、干燥、消毒处理后的环境里。布包保存期为 1~2 周，纸塑包装可按包装材料及厂商建议适当延长保存期。如超过期限应重新进行灭菌处理。由于微生物可通过毛细管作用侵入内部，所以布包受潮后，里面的无菌物品有可能遭污染，应予以重新灭菌。

（二）无菌容器的使用

临床常用的无菌容器有无菌罐、无菌盘和无菌贮槽等。无菌容器必须配有能严密地盖住容器口的全部边缘的盖子，即盖子不能小于容器口或嵌在容器口内。国内有可启闭的手术器械贮存硬质容器，并且有密码锁防止在运输和贮存中的污染。

为了保证物品无菌，且便于随时取用，应正确实行下述各条使用方法。

1. 打开无菌容器时，应将盖内面向上置于稳妥处或保持于手上。手不可触及盖的内面及边缘。关闭时，盖子必须由后向前移动，直到覆盖整个容器。

2. 从无菌容器中夹取物品时，必须用无菌持物器械，并不可触及容器的边缘。物品取出后应立即将容器盖严。若采用小包装，则不需要无菌持物钳。因此，提倡小包装，既可以减少污染又方便操作。

3. 无菌容器一经开盖后，限于 24h 之内使用，超过 24h 要重新灭菌。

（三）无菌盘的设置

为了短时间存放无菌物品和便于实施各项无菌操作，常将无菌治疗巾铺在洁净的、干燥的治疗盘内，建成一无菌区——无菌盘，如注射盘、换药盘、气管切开护理盘和吸痰盘等。它们均有较严格的无菌要求，操作时通常应注意以下三点。

1. 操作要求规范化，通常是取 1 个无菌双层治疗巾，提起同一边的两角，成对折，无菌面向内，置于清洁盘内，开口置于近身侧。掀开盘中的无菌巾时，先用手捏住巾的上层两外角掀起，使无菌面向上，然后将上层反折再反折，形成 4 层置于对边，此时露出下层无菌面，即可按需要和操作规程在无菌面上放置应准备的无菌物品。

2. 铺无菌盘所用的治疗巾除须保证无菌外，还必须干燥、完好。

3. 准备妥当的无菌盘必须于 4h 内使用，且使用 1 次后即须更换。

第十一章　医院品牌、文化与运营管理

第一节　医院品牌管理

一、医院品牌环境分析

(一) 大型公立医院的特质

1. 行政色彩浓厚

大型公立医院由相应级别的卫生行政部门主管主办；医院管理模式、发展规划、计划经济色彩浓厚，行政职能部门参照上级机关设置，属于参公管理的事业单位。对医疗市场的适应性、竞争力亟待提高，对品牌的认识相对淡漠。

2. 医疗人才、技术优势明显

当前，公立医院，尤其是大型公立医院集聚了国内绝大多数优秀医学人才。与基层医院和民营医院相比，人才、技术具有绝对优势。随着医师多点执业、鼓励社会资本办医等政策的深入执行，公立医院的优势地位正在受到挑战。

3. 重技术、重质量、轻服务的现象普遍存在

公立医院人才优势突出，技术优势明显，重医疗重技术、轻服务的现象，在公立医院普遍存在。

(二) 品牌战略管理，公立医院应对挑战的必然选择

1. 实施品牌战略，凝聚人才人心的必然要求

人才是立院之本。建立一个好的医院品牌与医护员工的辛勤努力、对先进技术的不断

追求、优秀的管理、市场宣传与营销密不可分。好的医院品牌，可以增强医院医护员工的荣誉感和自豪感，进而形成一种良好的医院文化，鼓舞士气，凝聚更多的优秀人才，使医院的发展更有动力、活力和凝聚力。

2. 实施品牌战略，吸引患者选择的良好途径

临床医学是一门经验学科，医学的发展有其局限性、多样性、复杂性和风险性。作为患者，首先要考虑降低医疗风险，尽可能保证医疗安全。面对众多的医疗产品或服务和医院，患者的认知是有限的，很难辨别各个医院或医疗产品的差别。因此，强大的医院品牌往往给人以质量更高、服务更好、信誉更佳的体验和联想，引导患者优先选择。所以，医院、专科、专病、专家的品牌就成为患者认知医院的最有效途径，品牌往往成为引导患者就医的有效手段。

3. 实施品牌战略，凝练发展方向的有力抓手

品牌代表了医院的形象，好的医院品牌是良好的医疗服务、精湛的医疗技术的象征。医院品牌建立的过程，必然是不断提高医院质量和树立良好形象的过程。在竞争中，医院一定要精心维护品牌的声誉，提高医疗质量、拓宽服务领域、改善基础设施，给患者带来更多的优质医疗服务体验，使之产生"物有所值"乃至"物超所值"的满足感。

二、医院品牌内涵分析

（一）医院品牌

医院品牌是指医院的服务部门、服务岗位、服务人员、服务范围、服务活动、服务环境、服务设施、服务工具和服务对象的名称或其他标识符号，是范围非常广泛的概念。建立医院品牌，在公众中进行品牌推广，对于提高医院的核心竞争力具有重要的意义。

医院品牌是市场竞争的核心。品牌认知度、知名度、信誉度，直接影响着患者就医的选择和忠诚度。

医院品牌是无形资产，是竞争的资本。医院品牌一旦形成，得到良好的维护和升华，将成为医院应对市场竞争的最大资本。

（二）医院品牌与医院文化

1. 医院文化

医院文化有广义和狭义之分。广义的医院文化泛指医院主体和客体在长期的医学实践

中创造的特定的物质财富和精神财富的总和，包括医院硬文化和医院软文化两大方面。医院硬文化主要是指医院内的物质状态，包括医学设备、医院建筑、医院环境、医疗技术水平和医院效益等有形的东西，其主体是物。医院软文化是指医院在历史发展过程中形成的具有自身特色的思想、意识、观念等意识形态和行为模式以及与之相适应的制度和组织结构，其主体是人。医院硬文化是医院软文化形成和发展的基础，而医院软文化一旦形成，则对医院硬文化具有反作用，两者是有机整体，彼此相互制约，又互相转换。狭义的医院文化是指医院在长期医疗活动中逐渐形成的以人为核心的文化理论、价值观念、生活方式和行为准则等。

2. 医院品牌与医院文化的关系

医院作为一个特殊的行业，同样以市场为赖以生存的条件。面对当前医疗市场的剧烈变化，医院若缺乏自身的品牌故事、品牌优势，必将会在激烈的竞争中败下阵来。因此，医院必须树立医院品牌经营理念，必须建立牢固的医院品牌战略，在公众中进行品牌推广，这对于提高医院的核心竞争力具有重要的意义。而医院文化建设是决定一所医院塑造一流医院品牌的关键要素，对医院的发展前景起着重要作用，谁重视它，谁就首先在激烈的市场竞争中占有主动权；塑造一流的医院品牌，就意味着医院拥有了一笔巨大的无形资产，必将为现代化医院拓展空间、谋求生存和可持续发展发挥着不可估量的积极作用。只有建立先进的医院文化，才能真正使医院形成品牌、拥有品牌和发扬品牌。

3. 培育医院文化，树立医院品牌

医院文化建设是医院整体战略发展的重要内容。医院文化建设是一项系统工程，其内涵是培养一种健康向上的医院精神，树立医院形象，营造一个以救死扶伤为宗旨，以科技兴院为战略，以良好风尚为根本的医院文化氛围。医院文化建设是一个医院文明程度的标志和综合素质的反映，是渗透到医院方方面面的思想性、文化性的东西，是更深层理念，医院精神，医院品牌，管理手段及硬、软件设施等诸多要素的综合，其中尤以品牌建设最为重要，可以说品牌建设就是医院文化建设的精髓。医院形象是社会公众对医院总体的、概括的、抽象的认同度和评价，是医院文化的外化，是医院文化在百姓心中的一种映射。因此，树立良好的医院形象具有品牌效应。医院形象是以人为基础的软性投资，有助于医院赢得社会的信任和市场肯定，使医院在激烈的竞争中立于不败之地，是医院的无形资产和巨大财富。由此可见，医院品牌建设和医院文化建设有着密切的联系，两者相辅相成、相互促进，成为医院管理中两块非常重要的基石。建立医院的品牌还可以理解为提供产品（服务）+传播，医院应围绕提供独具特色和明显优势的诊断治疗项目，高度专业化和高质量的医疗服务，以有限的资源、设备、人才打造优势学科，满足病人尽可能快并且尽量经济的康复需求，让体验消费过的病人及亲属产生信赖感，下次依然选择购买这种产品与服务。由此可见，树立医院品牌不仅决定着医院的声誉，还会为医院带来直接的经济利益，可促进医院的持续健康发展。它涉及管理团队素养、职工素质、服务资源。

（三）医院品牌的构成

医院品牌，包括医院品牌核心理念、医院价值观、医院精神、医院宗旨、医院哲学、服务理念、医院文化、广告语等。

（四）医院品牌的分类

医院品牌可分为医院的品牌战略（医院的核心定位、整体定义、管理品牌）、医院的品牌技术（优势学科、优秀人才、优势技术）、医院的品牌服务（护理品牌、品牌公益活动等）、医院的品牌文化（精神、理念、核心价值观等）。

（五）医院品牌的整合传播

医院品牌的整合传播包括：媒体传播，如电视、电台、网络、报纸、杂志、路牌、汽车等；公关活动，如公益活动、事件、医院公开出版物、形象代言人等；广告促销，如体检团购套餐，特殊节日减免挂号费、检查费用等。

三、医院品牌的战略管理

（一）好品牌是养出来的（品牌的战略管理）

精进——建立良好信誉；公关——争取广泛支持，恰当处理品牌危机；渠道——建立客户链接（通过有效手段，明确客户、吸引客户，提升客户认知度）；深耕——提升形象（以用户体验，提升品牌美誉度）。

（二）坏事不出门，好事传千里（品牌的传播策略）

哪些"蠹虫"会啃噬品牌大树？威胁品牌的几个要素有质量、服务、事件、负面舆情。因此应勤养护、常打药，让品牌大树常青。做好品牌传播，及时化解危机，消弭负面影响。

第二节　医院文化管理

随着市场经济逐步完善，医疗卫生体制改革迈向纵深，医院作为医疗行业的主要组成部分，服务内容及形式已由传统型单一式医疗服务转化为有益患者身心健康的全方位服务。而文化建设不仅在医院发展中起着至关重要的作用，而且在患者服务、心灵关怀、精神治疗、健康辅助等方面也发挥着不可替代的功效。因此，加强文化建设，对补充医疗服务空白，提升医疗服务层次，推动医院可持续发展具有重要意义。

一、医院文化基本概念

（一）医院文化定义

所谓医院文化，就是医院组织在一定的民族文化传统中逐步形成的具有本医院特色的基本信念、价值取向、道德规范、规章制度、生活方式、性格习惯、人文环境，以及与此相适应的思维方式和行为方式的总和。它是一个医院总体水平、综合实力在观念形态上的反映，产生于一个全体职工的整体精神素质，不仅带有这个医院的烙印，还通过职工的整体精神素质对医院各方面的工作起着或正或反的影响。

（二）医院文化内涵

随着医疗卫生体制改革迈向纵深，经济全球化不断加剧，医院作为经济社会中的单体细胞，不仅要遇到外来思潮的冲击，所有制和经营形式也在发生着巨大变化。国家、集体、个人等多种所有形式并存的现状，以及逐渐完善的市场经济体制，都为医院的发展带来了前所未有的挑战。我们应该清醒地认识到，追求先进文化是解决发展难题的有效手段。优秀的经济个体之所以能够战胜落后的个体，就是因为先进个体文化比落后个体文化更能适应社会发展的要求，更具有生命力。作为医院思想政治工作内容的重要部分，医院文化建设越来越受到管理者的重视，并把它放到与医院可持续发展密切相关的战略高度。救死扶伤、满足人民群众的医疗卫生需求是医院永恒不变的主题，也是医院核心价值观的体现；同时，通过文化建设形成一种积极向上的凝聚力、原动力，全体员工衷心认同和共享这个核心价值观念，员工的积极性、主动性得到激发，基本思维模式和行为模式得到启发，一旦违背了就感到不舒服，而且这些思维模式和行为模式，还应该在新老员工的交替过程中具有延续性、保持性和延伸性。

二、医院文化的特点

医院文化是社会文化中的重要环节，因此，其既具有社会文化中的普遍性，又具有自身行业特性。

（一）社会性

医院文化是医院在经济社会运行过程中的必然产物，其存在于相应的政治、经济、文化环境之中，与社会需求不断融合，因为任何与它所处的社会环境不相适应的医院文化都是不能长期存在和发展下去的。

（二）人文性

由于医院服务对象和服务主体都是由"人"组成的，因此发挥医院人文性的实质就是要坚持"以人为本"。一方面要紧紧围绕"以患者为中心""以健康为中心"的服务理念，满足患者对医疗服务的全方位需求；另一方面则要"以职工为中心"，关心职工生活，实现目标价值，充分调动广大职工的积极性，促使他们积极参与到医院发展建设中去。

（三）继承性

医院文化是在医院发展过程中经年累月沉淀的结果，是医院决策层结合当地民族、文化等特点，不断适应外部复杂环境、满足职业发展需求，不断改革完善的缩影。文化继承不仅是对物质文化的保留，还是对医院发展理念、文化精髓的传承。文化继承是医院发展的前提，医院发展则是继承的必然结果，二者是同一过程的两个方面。

（四）实践性

医院文化的实践性表现在医学实践和社会实践中，是医院文化产生、继承和发展的基点和源泉，医学实践是沟通和统一医院主体与客体、主观与客观的唯一途径。医学实践和社会实践又是验证医院文化性状的评价尺度。正确并且成功的医院文化，在实践中能有效增强群体凝聚力和形成大家认可的群体意识，会成为医院群体的精神动力，促进医院文化实践各个项目的实施。

（五）创新性

医院文化建设作为医院管理的重要组成部分，在其形成发展过程中必然受到国家方针政策、科学技术、时代背景等方面的影响。首先，医院为适应社会发展，提升自身竞争力，就必须与时俱进，不断更新医院管理理论，在医院文化建设中寻找突破；其次，医院文化的缔造者和传播者是"人"，人的思维理念随着时代的变化而变化，这种变化会在不知不觉间转化为文化形式和载体的创新，为医院文化注入了新的活力。

三、医院文化的功能

医院文化存在于医院的每一个角落，对医院经营和管理及整体运行等都会产生重大的影响，这就是医院文化的功能。医院塑造自身文化的目的就在于把医院文化的这些功能有效应用到日常的经营管理中去，使它能够为医院带来积极影响。医院文化一般包括导向作用、激励作用、约束作用、优化作用和辐射作用。

（一）导向作用

医院发展的前提是明确发展目标和明晰发展规划，而医院文化就是在继承优秀传统文化的同时，在广大职工中形成具有共同约束力、符合社会发展潮流的"文化定式"，引领着全院上下共同迈进。

（二）激励作用

医院文化能有效引导职工将个人利益及个人价值融入集体中去，加强医院文化建设，就是要在全院范围树立共同的理想，不断提升职工归属感、荣誉感和责任感，在医院整体发展中实现人生规划和心理满足，而这种幸福感对激发职工积极性、创造性、主动性具有现实作用。

（三）约束作用

医院文化中的精神、道德、制度对每一个医务人员的行为规范都起着一种约束作用，可以帮助医务人员实现自我管理，保持良好的职业道德。

（四）优化作用

医院文化对全体员工的思维导向、价值判断、兴趣爱好具有潜移默化的作用，可以让个体间产生共鸣，自觉融入集体中去。同时，医院文化有效协调了社会与医院间、部门间和同事间的矛盾，促进医院和谐发展。

（五）辐射作用

医院文化的辐射作用不仅是指医院内部榜样的示范带动功能，更为重要的是，良好的医德医风能有效缓解医患对立矛盾，净化社会风气。

四、医院文化运行

加强医院文化建设关键在于抓计划、执行和考核三个关键点，科学设置各个环节，是推进医院文化建设的重要前提。

1. 统一建设目标，加强宣传教育，落实工作计划

围绕医院使命与战略目标，分解工作目标，确立以发展战略为主导、文化建设为重心的工作原则，坚持文化建设服务医院发展大局的工作思路，为文化建设各个环节的全面展开指明方向。

拓宽宣传途径，强化宣传效果。加大文化建设辐射范围，组织专业宣讲团队，利用党委会、大周会、支部大会等平台，在全院上下广泛传播文化理念，全面解读文化建设年度要求。同时，以医院网站、QQ群、微信群、微博等为载体，多角度拓宽宣传路径，确保"宣传无死角、职工全知晓"。

2. 加大考核力度，科学构建指标

在文化建设考核中积极引入绩效管理概念，提升科学化管理水平。加强考核领导小组建设，首先，及时更新领导小组成员构成，避免因退休、外出学习、交流而产生的考核工作无人管、无人抓的局面；其次，将文化建设成果作为领导小组成员个人年终考评的重要依据，使考核主体真正发挥应有的作用。

360度绩效评估，是当前绩效管理中最常用的评估方法之一，其核心思想在于通过对"上司、下属、同事、部门、本人"五个方面进行测评，从而达到科学考评的目的。因此，在考核主体构成中，除院领导、部室主任外还应加大职工参与力度，适度吸收临床一线岗位具有代表性的职工，使考核更具公信力，同时，也能进一步加深党建考评体系与医院建设间的联系。

积极开展专题培训。建立"党委中心组学习、党务干部交流、中层干部培训、党员自学"四位一体的培训模式，邀请绩效管理专家对考核主体定期开展专业授课，不断提升考

核队伍专业化水平，确保考评结果的科学性。

建立健全的考核评价体系，科学设置标准，合理分配权重，开展绩效考核。增强结果应用，健全考核机制，狠抓考核反馈。科学应用考评结果，是健全考评体系的关键环节。其一，建立考评结果与绩效工资、职称评定、干部选拔等直接挂钩的管理机制，搭建党办、人事、财务等多部门联合的管理平台；其二，将文化建设考评纳入全院绩效考评体系，"优秀党员、优秀党务工作者均应在院内绩效考核中被评为优秀的个人中产生"；其三，建立反馈申诉制度，摆脱"考官定等级"的发展困境。

第三节　医院运营管理

一、医院运营管理的概念

运营管理是对运营系统的设计、运行、维护与优化过程的管理，包括对运营活动进行的计划、组织、实施与控制，是与产品生产和服务创造密切相关的各项管理工作的总称。运营管理是现代企业管理科学中最活跃的一个分支，也是新思想、新理论大量涌现的一个分支。

医院运营管理是对医院运营过程的计划、组织、实施和控制，是与医疗服务创造密切相关的各项核心资源管理工作的总称。简单地说，医院运营管理就是帮助医院实现人、财、物三项核心资源精益管理的一系列管理手段和方法集。

医院运营管理的实质是通过对组织资源的设计、计划、控制与改善，进而达到实现组织价值增值的目的。运营管理的研究对象为医院运营系统，广义的运营系统是由人和机器构成的，能将一定输入转化为特定输出的有机整体。对于医院这一特定组织而言，输入的是病人，通过内部的诊断和治疗，最终的输出为身心得到康复的病人。医院的运营管理则侧重医院内部运营系统的设计和管理。

二、医院运营管理的特点

(一) 系统性

现代医院同其他组织一样，处于一个开放的社会系统之中，既受社会环境、经济环境、政治环境、文化环境等宏观环境的影响，又受到医院内部微观环境的制约，这就增加了医院运营管理的复杂性和难度，也决定了医院的运营管理的设计必须符合内外部环境变化的需要，要把系统性原则作为医院运营管理设计的基础性原则，全面、系统考虑问题及对策。

（二）增值性

医院加强运营管理的初衷是实现整体绩效最优，即价值最大化，通过科学合理的运营技巧、方法、工具等的运用，提升医院的价值转换、增值能力。医院作为公益性组织，既要讲求经济效益，又要兼顾社会效益。因此，这里的价值增值不仅仅关注医院本身，还包括与医院有利益往来的所有相关方，特别是要关注患者这一受益主体价值的增值，这也是实现医院持续健康发展的关键。

（三）多学科性

随着现代医学模式和医学技术的发展、转变，与之相对应的运营管理模式也在发生着变化，涉及的学科越来越多，既包括科学管理、人际关系理论、决策管理，又涵盖信息技术、财务管理、体验管理、供应链管理、价值管理等理论，需要具备多学科的综合性运营管理人才。

三、医院运营管理的主要内容

（一）优化医院资源配置

强调医院运营的实质在于不断提升医院资源配置的效率，最大限度地将医院拥有的人、财、物、信息、空间、时间等资源进行整合，以提升患者体验为宗旨，不断进行资源重组和流程再造，持续提升医院核心竞争力。

资源优化配置指的是能够带来高效率的资源使用，其着眼点在于"优化"，主要指组织内部的人、财、物、信息空间、时间等资源的使用和安排的优化资源配置是否优化，其标准主要是看资源的使用是否带来了生产的高效率和企业经济效益的大幅度提高。优化资源配置一般要遵循以下几个步骤：首先，要找准标杆，对现有资源使用情况进行评估。其次，要建立评估指标体系。再次，通过调研分析等方法，取得相关准确可靠的数据，进行指标分析。最后，通过与行业领先标杆的对比分析，找准差距，提出改进、完善的建议和措施。

现代医院的核心资源是"人才"，因此，医院人力资源配置的恰当与否将直接影响到医院的运营效率的高低。人力资源配置应遵循以下原则。

1. 能级对应原则

合理的人力资源配置应使人力资源的整体功能强化，使人的能力与岗位要求相对应。医院岗位有层次和种类之分，它们占据着不同的位置，处于不同的能级水平。每个人也都具有不同水平的能力，在纵向上处于不同的能级位置。岗位人员的配置，须做到能级对应，就是说每一个人所具有的能级水平与所处的层次和岗位的能级要求相对应。例如，医院把资历深、有经验、高水平的专家配置在门诊科室，保证医院医疗服务质量，把年轻医生配置在住院病房，有利于年轻医生的进步及医疗水平的提升，这就是一种客观的医院微观人力资源配置能级对应原则的体现。

2. 优势定位原则

人的发展受先天素质的影响，更受后天实践的制约。人的能力发展是不平衡的，其个性也是多样化的，每个人都有自己的长处和短处。优势定位内容有两个方面：一是指人自身应根据自己的优势和岗位的要求，选择最有利于发挥自己优势的岗位；二是指管理者也应据此将人安置到最有利于发挥其优势的岗位上。

3. 动态调节原则

动态调节原则是指当人员或岗位要求发生变化的时候，要适时地对人员配备进行调整，以保证始终将合适的人放在合适的岗位上。通过对人才动态的调节，不仅使人才得到有效发挥，也为人才提供丰富的实践环境。保证医院人员结构的活力及人力资源配置的高效，并持续保持优化的动态人才结构。

4. 结构合理原则

结构合理原则是指保证各类人员合理的比例关系、合理的层次结构配置、合理的年龄结构和合理的知识结构，使医院各类人员达到最优化群体组合，发挥医院所拥有的医疗、护理及管理人才的整体最大效能。

5. 精简高效原则

精简高效原则是指依据正确的组织设计，在完成组织任务目标的前提下，根据组织职能合理设置相应部门的岗位，配置最合适的员工完成组织任务，实现最高效率。

6. 医疗绩效原则

建立较为合理的人力资源配置标准，进行优化组合，形成强大的团队合力，充分发挥和利用人力资源的效能，针对当前医院人力资源管理存在的管理方式、结构比例不合理等问题，建议通过以下方式加以改进。

第一，建立有弹性的事业部制医院组织架构，从而激活医院人力资源配置的多样性，摆脱过去传统的人事管理方式由固定教条的科层式的人员配置方式转变为弹性地随着环境变化，能快速适应组织职能变革的人力资源配置方式，实现各类人力资源"按岗择位"的科学合理的平行流动。

第二，针对医院各类人员管理方式的不合理，大胆引进西方最新的项目管理方法，通过项目管理方法的开展促进项目工作团队的形成，医疗技术人员实现跨部门的协作和医疗技术人才充分流动，实现人力资源的充分开发和利用，调动其工作积极性，从而避免医疗技术人才与行政领导的对抗。

加强行政管理人员的素质及职业道德教育，提高卫生管理的专业管理人才的引进与配置，明确自身角色与职能定位，强化行政管理人员的服务意识，进行责任落实，通过绩效管理遏制行政管理人员财务、物力浪费；后勤人员的服务具有技术性，应以服务质量为标准进行其岗位的配置，开展质量管理，强调以患者为导向，向组织内提供技术服务，满足较高质量的期望和需求。

第三，优化调整各类人员的合理配置，使医生占医院总人数的 30%～35%，护士占总人数的 45%～50%，行政后勤人员控制在 10% 以内，突出医疗与护理人员的重要性，实现为患者提供良好医疗服务的功能。

（二）医院利益相关方管理

我国医院经过 30 多年的快速发展历程，已经从单纯的追求技术领先、设备高精尖、规模化扩张，演变为服务水平和管理效率、效益的竞争。因此，将利益相关方管理引入医院管理中，对提升医院整体运营管理水平具有重要的意义。

现代医院运营管理注重价值的增值和提升，强调医院整体价值最大化，因此，现代医院的运营管理更加要强调对利益相关方的管理，医院的利益相关方既包括与医院有直接关系的群体，如政府、职工、患者、供应商等，又包括当前不直接与医院有利害关系的社会大众等。医院价值的提升在于建立和维持好与各利益相关方的关系，通过资源的整合、流程的优化、关系的维护等进一步提高医院的运营效率和效益。

医院实施利益相关方管理要遵循以下步骤和途径。

1. 要引起医院领导的重视，进行全院、全员动员，广泛开展宣传，形成对医院核心价值观的共识。

2. 建立首问（诊）负责制。与利益相关方维持良好的关系的前提，是要树立服务第一的理念，医院的每一个员工都是医院形象的宣传者和维护者，良好的社会关系的树立要靠每一位职工的努力。同时，要建立相应的激励和奖惩机制，充分调动职工参与医院管理的积极性，争做医院形象宣传大使。

3. 要开展利益相关方对医院管理的调查，找准薄弱环节，有针对性地采取措施进行改进提高，尤其是与医院有直接利益关系的患者；要通过不断优化流程、改善管理，为患者营造良好的就医体验。

4. 整合 HIS，优化办事流程，缩短利益相关方就医办事时间。例如，通过对医院往来客户的管理，提高利益相关方管理和服务的准确性和及时性，通过患者在线预约、检查检验结果自助打印、在线缴费等，进一步缩短患者的就医时间，提高患者就医体验的满意度。

（三）医院营销管理

随着我国医疗服务市场竞争的加剧，医疗机构也从计划经济体制下的"卖方市场"向市场经济下的"买方市场"转变。医院如何在竞争激烈的市场中赢得发展先机，塑造强势的医院品牌形象就显得尤其重要。因此，当前医院的管理者越来越重视医院的营销管理，并将营销上升为战略，与医院的长远规划相结合。

医院营销管理应坚持"以人为本、全员营销"的原则，在此基础上，制定医院长远的营销战略规划："以人为本"就是医院所进行的一切活动的基础原则，包括规章制度、诊疗流程、机构设置、人员配备、信息化建设等，都应该首先考虑是否有利于患者，是否有利于满足患者的需求，并通过动态可调整的机制，对一切不适宜的制度、行为进行规范、调整和完善。此外，这里的"人"还包括患者家属、亲朋好友、职工及社会大众等，这里的"以人为本"，就是让置身其中的利益相关群体都能获得良好的身心体验，良好的就医体验是塑造医院品牌形象的关键，理应成为医院营销的出发点和立足点。"全员营销"不是要求医院全体人员都去搞推销，而是指将医院营销的元素贯穿于诊疗服务的全过程中，渗透于每个诊疗行为的全部细节中。在传统医疗理念中，医护人员承担的只是治病的一种角色，而在现代营销观念或者现代医疗理念中，医护人员不但要治好病人生理的病，又要通过治病过程中自身的所有行为去占据病患的心智。营销的本质就是对消费者心智的占领，也就是医务人员要同时承担两种职责，即治病与营销。医院每个人都是传播医院形象的一个媒介，每一个行为都是一种医院形象、文化的传播行为，这是全员营销的核心。"全员营销"就是让全体职工在医院核心价值观的引领下，实现人人参与营销，人人争做医院形象的代言人。

四、现代医院运营管理的关键问题

（一）创新运营管理理念

一是观念创新。树立"以人为本"的理念，最大限度地满足服务对象需求。培养全球化区域化视角，建立医院之间互助双赢的局面，以持续改进追求卓越为动力，确保医院永续经营和持续发展。二是流程创新。建立综合服务中心提供"一站式"服务，找到更为合理实用的门诊服务流程再造的方法，设计和规划新的门诊业务流程重构方案，解决看病难的热点问题，解决病人就诊排队等候时间和滞留时间长的问题，为患者建立更为方便、快捷的就诊渠道。

（二）转变运营管理方式

由传统的粗放式经营向精细化运营管理转变，以应对分级诊疗、取消药品加成、全民医保等政策环境变化带来的挑战。现代医院运营管理的实质是提高运营管理的效率和效益，即以最小的投入产生尽可能大的经济和社会效益。

（三）构建利益共同体

在新的医改形势下，医疗机构的发展将从单纯的个体向机构间的横向、纵向协作及各利益相关方的紧密联系发展，将更加注重整体价值的最大化。因此，现代医院运营管理的关键问题就在于与各利益相关方合作以寻求整体价值最大化。

（四）加强绩效薪酬制度改革

公立医院一直执行事业单位统一的工资制度、工资政策和工资标准，对调动医务人员积极性发挥了积极作用。随着深化医药卫生体制改革和事业单位分类改革的推进，公立医院现行工资制度不能完全适应改革发展形势的要求。医疗行业人才培养周期长、职业风险高、技术难度大、责任担当重，建立符合医疗行业特点，体现以知识价值为导向的公立医院薪酬制度，是深化医药卫生体制改革和事业单位收入分配制度改革的重要内容，对确立公立医院激励导向和增强公立医院公益性，调动医务人员的积极性、主动性、创造性，推动公立医院事业的发展，都具有重要意义。现代医院的运营管理要善于运用绩效工具，通过绩效政策的调整来引导医院健康持续发展。

（五）构建互联互通的信息化管理系统

医疗信息化业务大致可分为医院信息化系统、区域信息化平台、远程医疗信息系统三大类。目前医院信息化系统呈现散点化、区域割裂的局面，经济发达地区医院的信息化系统已相当健全，但各区县、各医院之间缺乏统一的标准和接口，导致医疗系统的互联互通仍存在较大困难。当前区域信息化平台基本处于空白，只有零散的区县级平台，尚未有统一的省级平台。这将是国家未来重点推动的一大方向。实现医疗信息化系统互通互联的目的在于：建立健全个人健康档案；为医保跨地区结算铺垫；为医保控费提供便利；为个人商业健康险的控费方案收集居民健康信息。医院内部信息化系统的互联互通，将打破医院内部条块分割的局面，为进一步优化就医就诊流程、方便患者、节约就诊时间等提供支持和保障，也有利于提升医院的现代化管理水平和核心竞争力。

第十二章　医院信息化与智能化管理

第一节　医院信息化建设规划设计

医院信息化建设是医院利用计算机技术实施管理，优化业务流程的重大变革。信息化已经深入医院工作的方方面面，而且投入巨大，部分医院的信息化投入已经过亿元。如何确保这些巨大的投入得到有效的利用，需要进行认真仔细的规划与设计。但是，全国医院信息化建设的整体情况不容乐观。经过十几年的医疗信息化建设，全国各个医院均已运用了大批信息系统，但由于医疗信息化建设缺乏整体规划和顶层设计，医院内部遍布信息孤岛，信息难以互联互通的现象普遍存在；而且，很多医院的信息化就是手工流程的翻版，无法满足医院标准化和精细化管理的要求，因此，整体规划与顶层设计是医院信息化建设的重要前提和基础。

一、医院信息化建设目标与任务

医院信息化建设，是指以实现医院科学管理、高效运营、优质服务为目标，运用信息和通信技术，依据医院所属各部门需求设计个性化的信息收集、存储、处理、提取、交换和共享能力，满足所有授权用户的功能需求。前面说明了信息化建设的目标，后面说明了信息化建设的任务。

（一）医院信息化建设的目标

医院信息化建设的目标是围绕医院整体的战略目标而形成的，最终目的是实现数字化医院和智能化医院。在总目标的指导下，还有一系列具体目标，包括 HIMSS 评级的目标、电子病历评级的目标、互联互通等级测评的目标、信息安全等级保护测评的目标等。

（二）医院信息化建设的任务

医院信息化建设的任务是建立能够满足临床管理业务需求的信息化服务支撑系统，尤其是对医院精细化管理的支撑。例如，对医院通过 JCI 论证的支撑。

建设任务是为目标服务的。例如，要实现对临床业务精细化管理目标，就需要通过一系列具体任务去落实，包括闭环管理等一系列优化医疗工作流程的系统开发与实施。改进医院管理模式是医院信息化建设的重点，也是实现医院精细化管理的前提条件。

医院信息化建设始终伴随着医疗服务流程改造和重建的发展过程，同时也为降低医疗服务运行成本、提高医疗服务的工作效率发挥了积极的作用。

信息化建设是医院管理的重要工具和手段，精细化管理方式是医院管理发展的方向，两者相辅相成，互为促进，共同发展。在数据引领未来的大数据时代，信息化建设地位日益突出，成为医院发展的必经之路。一方面，医院管理模式的转变催生了管理者更广泛、更精细、更个性化的信息化需求，对医院信息化建设提出新的挑战；另一方面，积极创新、深入发掘信息化功能，将有力推进医院管理体系完善，助力精细化管理，提升医院整体竞争实力。

二、医院信息化建设内容

很多人对医院信息化建设的认识有误区，以为医院信息化建设就是建设信息系统，这是错误的。医院信息化建设内容不仅指信息系统的建设，而且包括支撑信息系统运行的基础设施和信息安全保障机制，以及配套信息化组织机制和管理制度，最后还有对信息数据的挖掘利用，最重要的一点是服务于医院的战略目标。信息化建设是随着医院的整体战略定位走的，必须有明确的目标。如果医院定位于智能化医院、精细化管理，信息化建设就要按照前面的目标逐步展开。因此，现代医院的信息化建设已经从收费管理（HIS）、临床数据采集与共享（EMR）扩展到数字化手术室、医疗质量的闭环管理、楼宇自控、智能照明、门禁与安防智能化，还有数据集成平台和大数据的挖掘利用。系统也从院内延伸到医院之间（医联体），患者的数据也从门急诊、住院延伸到社区和二级医院。而且，医院信息化建设还有一个非常重要的趋势就是为精细化管理服务，目前越来越多的医院积极参与到 JCI 的评审，国内已经有多家医院通过了 HIMSS7 级，他们的共同特点就是强调患者安全、医疗过程的精细化管理，强调规范化、标准化和流程追踪。因此，本教材将从精细化管理的角度，全面分析数字化医院所涉及的各种信息化建设内容。

三、医院信息化建设规划与方案

医院信息化建设是利用计算机技术协助医院进行管理，优化医疗服务流程的重大变革，是医院一项重要的基本建设。其特点是周期很长、投资大（部分医院投资已经超过数亿元）、涉及医院工作的方方面面。如果没有一个整体的规划，建设出来的信息系统必将是各自为政，信息不能流动与共享，大量的重复建设，绝对不能想到哪儿干到哪儿。因此，医院信息化建设一定要有规划。规划是基于医院整体发展战略基础上制定的，建设规划应该根据医院的实际情况，包括信息化基础条件、业务的需求、资金投入等综合因素，制定切实可行的目标。医院信息化建设的目标包括总体目标和阶段性目标，原则是"整体规划，分步实施"。很多院长希望，加大投入，一步到位，这是错误的想法。

一份好的整体规划是医院信息化建设的行动纲领，制定规划应该是一个严密、谨慎的过程，包括从规划立项、规划小组成立、需求调研分析、规划编写、专家论证，以及通过院长办公会审议等一系列的阶段，而且，规划也需要根据医院的实际情况定期修订。

医院信息化建设方案是对建设规划的一种呼应，有了规划、有了目标，具体如何实现这个目标，就是医院信息化建设的方案。方案是实现目标的手段。很多医院将规划与建设方案混为一谈，甚至直接将厂商的技术方案作为医院的规划，这是非常错误的。医院信息中心一定要自己研究医院整体发展战略，分析医疗和管理的各种业务需求，再结合医院的具体条件，制定切实可行的规划。如果医院信息中心技术力量薄弱，也可以借助专家和社会专业机构协助制定。

四、医院精细化管理与信息化

（一）医院精细化管理

所谓医院精细化管理，是指一个将精细化管理的思想、方法、工具围绕以人为体系核心品质，贯穿于医院的整个医疗体系之中的管理过程。

精细化管理是社会分工的进一步精细化和服务质量的精细化对现代管理的必然要求，是建立在常规管理的基础上，运用科学的技术工具和有效的管理方法，将常规管理引向深入的基本思想和管理模式，是一种以最大限度地减少管理所占用的资源和降低管理成本为主要目标的管理方式。

1. 医院精细化管理内容

（1）精细化的操作

指医疗活动中的每一个行为都要严格按医疗行业的操作规范和要求来完成。精细化的操作是源于对各种标准的严格执行，减少偏差与偏离度。医院每一名员工都应遵守这种规范，从而使医院的各种医疗行为更加正规化、规范化和标准化。

（2）精细化的控制

医院组织内部的运作要形成一个有计划、执行、考核和反馈的过程。加强对这个管理回路的流程控制，就能控制好医疗活动整个过程可能出现的系统错误和管理漏洞。

（3）精细化的核算

这是一个医院维持运营良好状态的重要手段，也是医院运营过程中反映成本的一个必要过程。

（4）精细化的分析

通过现代化手段，将医院管理目标中的问题从多个角度去展现和从多个层次去跟踪。同时，还要通过精细化的分析，研究提高医院发展动力的方法。

（5）精细化的规划

一方面是医院领导层根据区域发展规划和医院自身发展的情况而制定的中远期目标；另一方面是医院领导层根据上述目标而制订的具体实施计划。

2. 医院精细化管理解析

（1）精细化是一种管理方法

管理是医院将有限的医疗资源发挥最大效能的过程。要实现精细化管理，必须建立科学量化的标准和可操作、易执行的操作流程，以及基于操作流程的管理工具；在现代医院管理中，现行医疗制度的执行，比如十三项核心制度、护理的三查七对制度、检验报告的核对制度等管理中的各种规章制度，都有一整套可以量化的标准和操作的流程。但实际的医疗操作和医疗管理过程中，尚缺乏一些环节与流程的操作标准，如转科过程中的交接、住院患者院内检查过程中的看护等，这是在精细化管理过程中，需要制定和补充的。用精细化的管理，可以降低医疗风险、减少医疗差错的发生概率，提升患者安全。

（2）精细化是一种管理理念

精细化体现了医院领导对管理的完美追求，是医院管理严谨、认真、精益求精思想的贯彻。理念决定行为。医疗是一个严谨的过程，只有用精细化的管理理念，指导严谨的医疗实践，在医疗服务的各个环节和程序中，以严谨、认真、精益求精的理念对待诊疗、护理的每一个环节和过程，对待医院管理和经营的每一个步骤，医院才会取得竞争的优势和品牌的发展。精细化的管理理念是一个自上而下又自下而上循环往复的过程，是一个组织内领导对员工与组织体系熏陶的潜移默化过程，只有在组织内畅行精细化的管理理念，精细化的管理才能成为领导者与员工们的习惯。

（3）精细化是一种管理文化

精细化体现了医院组织内管理的文化氛围和体系。三流的组织卖产品，二流的组织卖标准，一流的组织依靠文化影响。精细化管理在医院组织内部形成一种文化氛围后，就会在全体员工之间、各个操作流程、操作环节之中流动形成一种自觉与自愿，这是一种理念的更新，更是一种管理的自我要求，是建立在规范基础上的主流文化氛围。

（4）精细化是一种环节管理

精细化管理的实现更注重于环节的衔接。环节的流畅与自然过渡是医院精细化管理的难点所在。医院组织管理的有效与效率体现，就是在医院管理的衔接过程中。在医院，由于对疾病的诊疗涉及多学科、多部门、多体系的分工配合，如医生、护士、医技检查人员、后勤服务人员、财务收费人员的相互配合；在治疗过程中，还涉及同一服务体系中不同班次人员之间的交接，由此而产生的各种交接班制度等。因此，各种诊疗服务环节之间衔接的精细化管理，是体现医院管理是否高效的重要标志之一。

（5）精细化是一种非泛化管理

医院精细化管理的落脚点是精、准、细、严，不是停留于空泛管理之上。要求具体到医院组织内部的每一项管理要求，准确到医院专科发展建设上、每一个人操作规范上，细化到每一个诊疗操作的步骤上，严格执行各种行业规范与准则，将管理具体化、内容清晰化、过程明朗化，以实现医院精细化管理的要求。

（6）精细化是一种系统管理

医院任何一个部门都是一个多系统协作的组织，精细化管理要对医院组织系统内不同部门、不同流程、不同环节之间进行统一协调管理，包括对每个诊疗服务流程从起始、中间、结束、后续等一整套的系统管理过程，以及在不同流程中，需要的对不同部门及环节之间的配合和配套服务跟进工作。医疗服务的产品就是患者的健康，在促进患者健康的过程中，医疗部门不仅要对患者的身体健康康复做出治疗，同时更重要的是应用社会—生物—心理的医学模式，对其身心做出系统的治疗康复过程。因此，医院的精细化管理更注重于系统的管理过程。

（7）精细化是一种目标管理

在医院精细化管理过程中，为组织内成员描绘一个共同愿景，让所有成员在可及的共同愿景下，为着共同的目标而努力奋斗。这就要求医院的目标要可及，且有具体的实施步骤。精细化管理的要求，就是要让每个目标能分解成若干个子指标，并有具体可实现的步骤，让组织成员明确实施步骤的岗位职责和具体工作。

医院精细化管理在目标管理过程中，就是要细化、明确目标的分解、组成，以达到最后实现医院共同目标和愿景的目的。到地力求做到完美的过程。精细化管理最基本的特征就是重细节、重过程、重基础、重具体、重落实、重质量、重效果，讲究专注地做好每一件事，在每一个细节上精益求精、力争最佳。

（8）精细化是一种持续管理

医院管理要形成回路，是一个持续改进的过程。医院精细化管理就是要求在管理的过程中，不断收集回馈医院管理的信息，根据医院管理的实际不断做出修正和调整。事物的发展是一个动态变化的过程，特别是医疗管理过程中，患者疾病的发生、发展、转归是不停地变化的。因此，医院精细化管理就是要求医生和护士不断地根据新情况、新问题、新要求做出适当的调整和反馈，形成医院管理的回路以达到医院管理的实效。

综上，可以总结出精细化管理的一些基本要素。

①精细化管理的 5 个阶段：明确目标、制定规则、执行到位、考核保障、持续改进。

②精细化管理 8 化：细节化、协同化、计量化、严格化、流程化、实证化、标准化、精华化。

③精细化管理 4 元素：岗位（有人负责）、标准（有人监督）、流程（有章可循）、考核（有据可查）。

④精细化具体实施方式：固化、优化、复制、控制。

（二）医院精细化管理与信息化的关系

1. 信息化建设是精细化管理的数据基础

医院精细化管理的整体特征是：从惯性管理、经验管理到科学管理、量化管理。精细化管理以精细操作和管理为基本特征。所有的运作程序和流程都是建立在严密完整的考核平台上，通过软指标硬化、硬指标量化、定性与定量相结合、定性的规范化、定量的数据化，来保证精细化管理的目的性和有效性。

但是，精细化管理所要求的标准化、流程化、协同化是一项艰巨的任务，如果单纯依靠医院文化的培养，员工的主动意识是不够的，文化和意识是一个缓慢培养的过程，一项长期的任务。因此，如何确保医院精细化管理的落实，就必须有新的手段和新的机制。

信息化的特点就是标准化和规范化，通过信息系统可以将医疗操作的流程固化下来，违反规定的医疗活动不允许进行。例如，没有术前讨论记录，系统将不允许进行手术申请和手术排班。另外，信息系统的大量数据不仅可用于临床和科研，也为医护人员的服务质量和医院的运营效率评价提供科学依据。因此，信息化是医院精细化管理的基础与支撑。

在医院管理向规范化、精细化和个性化转变的背景下，加强医院信息化建设，实现医疗信息充分利用和全面共享，将为医院精细化管理提供坚实的数据基础和信息支持。

2. 信息化建设为精细化管理提供服务

随着信息技术的不断创新和发展，信息化对医院管理的支撑不仅体现在数据的采集、汇总、统计、上报，而且要进行数据分析，同时具有动态监测、安全预警功能，为管理服务，为决策服务，为临床服务。这种服务要体现及时性、准确性、针对性、便捷性、前瞻性等，最终实现精细化管理。

信息化支撑医院精细化可以深入到医院运行的每一个层面、每一个部门。使管理者对于情况的掌握由事后变为事中，实时掌握情况；由个案报告到整体数据分析；由定期的专项检查变为动态监控，特别是对于数据的进一步挖掘分析，可以协助院领导找到问题的根源。

信息化不仅可以促进医院管理精细化的开展，也支撑着医疗管理的精细化。在信息化条件下，精细化的医疗管理可以实现科室管理精细化、流程安排精细化、动态监测实时化、安全预警自动化、自助服务便捷化。科室管理精细化可以协助主任及时掌握业务数据，包括科室内各位人员工作状态、工作任务完成情况，存在哪些方面问题，与哪些医生有关。做到有的放矢，精准管理。精细化应用在流程安排上，首先要有数据做基础，如垂体瘤手术过程的精细化管理，手术医生有 9 个操作步骤，巡回护士 8 个步骤，刷手护士 7 个步骤，麻醉师有 13 个步骤。医生、护士、麻醉师各个步骤需要几分钟，而且步骤之间应该如何配合与协同。动态监测包括对门急诊流量监测、医生出诊情况和工作时间监测，门诊部主任可以根据实时数据，随时调派住院医生进行支援。安全预警自动化包括在医生工作站，信息系统随时提示药品配伍禁忌、医保超限用药、抗生素合理使用等。也包括手术申请与术前讨论的逻辑校验，没有术前讨论记录，系统自动提示不能进行手术的申请等。

五、医院信息化顶层设计

医院信息化建设的顶层设计是运用系统工程论的方法，从医院战略发展角度，从上向下对医院信息化建设进行整体梳理，制定医院信息化建设的整体技术框架。信息化顶层设计对应信息化发展规划，规划是战略层面，具有总体目标和阶段性目标，实现这些战略目标需要技术方案，需要技术框架进行支撑。信息系统的技术架构不能随便建，很多医院因为缺乏经验，基本是临床和业务部门需要什么，就开发对应的系统，缺乏整体和统筹的考虑，也没有顶层设计。因此，医院信息系统的整体架构极其混乱，信息不能共享，系统不能互通，各个系统均是自己的数据字典，科室编码、医生编码、患者编码、药品编码、卫材编码各不相同，最后产生的数据也无法相互对照和呼应。这样的技术架构是无法满足数字化医院和智能化医院的整体需求的。

医院信息系统本来就非常复杂，对"复杂度的管理"是不可回避的问题，信息系统的顶层设计就是解决复杂系统问题的有效手段，而企业架构及其框架理论在本质上正是将医院视为复杂的客观对象，并对其在各个领域（战略决策、业务、数据、应用、技术和项目实施）中的复杂度进行有效管理。

顶层设计起源于企业架构（EA）。微软对 EA 的定义：是对一个公司的核心业务流程和 IT 能力的组织逻辑，通过一组原理、政策和技术选择来获得，以实现公司运营模型的业务标准化和集成需求。

企业架构可分解为业务架构和信息技术架构。业务架构对医院而言就是各部门的组织结构、人财物要素、相互关系、业务流程和运行的规则。信息技术架构就是对业务系统进行支撑和保障的，包括信息系统基础架构、数据架构和应用系统架构。业务架构和信息技术架构都有一个共同的目标，就是医院的整体战略目标。

我国医院信息化建设规模越来越大，各医院也逐步开始重视信息化建设的顶层设计和医院信息化整体技术架构，但是目前我国奇缺医院信息化建设有经验的架构师，部分咨询公司要价很高，而且提供的技术架构与医院的实际情况差距很大，实施的效果很差，反而耽误了医院信息化建设。因此，需要对顶层设计的一些基本情况做一个概括，增加医院对其了解。

（一）顶层设计的原则

1. 整体性原则

从战略层面规划医院信息化业务流程、应用系统、数据结构和技术架构，以及相互之间的内在联系，系统规划信息化建设需求，实现医院一体化结构体系。

2. 先进性原则

参照国内外数字化医院和智能化医院的目标定位，以 SOA 面向服务架构设计实现为指导，在业务流程、应用平台、数据管理和技术架构等方面体现先进性，适应国际主流技术应用发展趋势。

3. 开发性和兼容性原则

医院信息化架构应该遵循"松耦合"的设计思想，满足灵活性、扩展性和统一性要求，以流程管理和数据管理为核心，推进信息系统平台化、模块化建设，确保医院信息架构具备开放性和兼容性，适应医院业务需求变化和今后长期发展的需要。

4. 继承性原则

架构设计应该基于医院业务的稳定性，应充分考虑现有信息系统对业务支撑的情况，采用模块化的流程方法，逐渐对业务流程优化进行持续改进，将架构的规划设计与信息化项目建设有机结合，统筹利用，确保信息化投入与建设取得最大的应用效果。

5. 时效性原则

架构设计与规划及信息化建设是一个长期发展的过程，但一定要设置时间节点，针对不同的发展阶段，有明确的阶段性目标；要配合医院的发展战略和年度重点工作，取得阶段性成果。

6. 安全性原则

医院信息架构规划与设计必须符合国家等级保护的要求，国家卫健委明确要求，三甲医院的核心业务系统必须达到信息安全等级保护三级。

（二）顶层设计的目标

1. 为业务部门提供配套的信息化技术支撑。

2. 满足临床和科研对数据的需求。

3. 满足移动互联网、物联网等新技术手段的对接。

4. 满足院内和跨医院之间的互联互通需求。

5. 满足对精细化追踪管理的需求。

6. 满足云平台、大数据挖掘利用的需求。

7. 保障信息系统和数据的安全。

（三）顶层设计的核心

数据及数据架构是顶层设计的核心。医院信息系统越来越多，业务流程也越来越复杂，但是数据的需求是不变的。患者服务需要数据、临床诊疗需要数据、科研需要数据、运营管理需要数据，数据是信息系统为业务系统服务的基础。数据是流动的，是按照业务流程进行有序的流动。因此，抓住数据和数据流这个核心，顶层设计就有了纲和目，才能纲举目张。业务需要哪些数据，精细化管理需要哪些数据，这些数据是如何流动的，哪些系统能够提供这些数据，这些数据在不同的系统中如何对接与协同，需要我们采用工程学的方法去进行梳理，梳理清楚了，顶层设计就有着落了。当然数据的标准化是顶层设计的前提与核心。

医院数据可以规划为三类。第一类是基础数据，是信息系统运行的基础，包括人员、科室、药品、卫生材料、后勤物资、大型医疗设备等，也就是大家常说的数据字典。第二类是业务数据，是信息系统运行的结果，也包括大量的中间结果。业务数据包括临床数据、科研数据、运营管理数据等。第三类是主题数据，是医院根据某个主题的需要，对业务数据进行抽取、梳理、分析，按照主题的业务逻辑关系重新整合形成的数据。

其中，基础数据的设计与规划最为重要。例如，患者的基本信息在很多应用系统（HIS、LIS、PACS、EMR 等）中都需要使用，如何进行统筹规划，依据信息系统集成平台建立患者主索引，将患者基本信息进行统一，最终实现以患者为中心，将各个应用系统的临床数据整合在一起，进行互联互通和信息共享。

数据的规划与设计是由应用的目标和结果决定的。例如，科研业务系统的数据设计需要呼应研究结果产出的 CRF 表，凡是 CRF 表中涉及的数据都应该采集，而且设计采集的数据应该涵盖疾病预防筛查、急救转运、急诊绿色通道、住院手术、康复治疗、出院后随访等各个环节。

数据设计一定要考虑精细化管理的业务需求，精细化管理的特点是流程化、节点化，需要对每一个业务流程的节点进行考核和评价，而且需要追踪到责任主体，因此，需要采集业务流程每个关键节点的数据。

在基础数据的设计中一定要遵循标准化原则，按照国家标准、行业标准、地方标准的顺序进行；在没有标准的情况下，医院可以自定义，但必须按照标准化要求，建立完善的数据自定义文档。

（四）顶层设计的方法

1. 能力分解方法

该方法是基于自上而下进行分析和设计的方法，包括需求分析、改进计划、整合设计、分段实施四个方面。需求分析就是研究医院战略目标，依据信息化发展规划，对各个信息应用系统进行分析，形成数据和业务性能的分析报告。改进计划就是依据目标和业务需求，对医院信息化架构的现状进行剖析，提出自上而下的改进策略，尤其是顶层数据的需求。在医院的精细化管理中，需要大量的数据进行支撑，尤其是环节过程中产生的数据，这是进行标准化管理和追踪管理的基础。整合设计就是将各个需要改进的技术方案进行整合、协同，描绘出数据在各系统中的流向，分清各子系统的数据边界。分段实施就是要根据实际使用的情况，分阶段实现各子系统的集成，最后实现顶层的数据共享和互联互通。

2. 技术路线图法

该方法是通过对医院战略发展前景分析，明确信息化实现手段。首先需要根据医院战略远景，确定整个信息数据的流程规范；其次要确定信息工程的范围和边界；再次要确定实施各子系统的顺序和风险规避方法，以及工期图和验收标准；最后汇总成为技术路线图报告。

3. 体系结构法

该方法采用规范化设计，对医院信息系统的整体架构、业务流程、数据提供能力、技术支撑能力等多个维度进行设计，形成一系列制度与文件，包括业务架构、数据架构、硬件设备架构、技术架构四个方面。

另外，顶层设计还有风险矩阵方法和 DODAF 方法。

第二节　医院智能化管理

一、医院智能化管理概述

智能化医院随科学技术的发展而逐步提高，由原来仅限于医院智能建筑的概念，逐步发展为智能建筑与信息相融合的多元化、一体化、集成化、无线化、智能化、区域化与标准化的数字医院。

目前，医院具有人员密集、流动性大、设备管理复杂、物流量大、信息发展迅速、实时性要求高等显著特点，使通过智能化系统的建设实现对医院的安全、设备资产、信息的合理有效管理，为医院业务管理、设备运行，以及对外服务提供一种高效率、高科技的管理和服务手段逐步成为医院建设的重点之一。

（一）医院智能化系统设计建设的目标

智能化系统建设的目标是构建高速信息传输通道和信息基础设施，适应医院不同领域的信息应用和未来发展需求，方便患者就诊，缩短患者候诊时间，提高医疗服务水平，提高医生的诊疗效率，提供良好的医疗环境等，打造融高效、安全、节能、管理为一体的智慧型数字化医院。

医院智能化系统的设计建设应参照国家智能信息化建筑标准规范，合理考虑维护与操作的可行性、经济性、产品选型和最佳的性价比，而且技术应适当超前，积极采用国内外新技术和新设备，充分考虑功能和技术的扩展。

（二）医院智能化系统设计建设的原则

医院智能化系统设计建设必须遵循一定的原则。

1. 整体性

智能化系统涉及诸多领域，应总体设计、分步实施，避免重复建设，避免信息孤岛，注重系统集成和集中管理。

2. 经济实用性

系统应立足于当前实际，选用性价比高的软、硬件平台，运行费用相对较低，系统要具有良好的可操作性，管理方便、应用灵活。

3. 兼容性

智能化设计应注意标准化，应用国际国内主流技术，在系统间、设备间能够兼容，便于集成。

4. 开放性

系统开放体现了系统的可扩展性和可成长性。在设备的选型、网络的结构上应充分考虑系统延伸和扩展的需要，选用的设备具有一定的开放性，以满足二次开发的需求。

5. 稳定性

系统架构、设备选型、软件部署、未来运行应注重稳定、安全、可靠。

6. 规范性系统设计应按照已有的标准，施工、设备安装、现场管理、验收等应规范。

7. 易维护性系统应便于维护和备件的采购。

8. 前瞻性系统不仅要满足当前的业务需要，同时又要考虑未来的发展。

二、多媒体音视频及导医系统

多媒体音视频及导医系统作为医院数字化、信息化过程中一个重要组成部分，应充分体现医院的人性化管理。通过采取集中控制、统一管理的方式，以患者为中心，规范了医疗秩序，提高了医院的管理水平和自我形象，为医院做好公共事业服务提供有力的支持。多媒体音视频及导医系统包括公共广播系统、有线电视系统、信息发布系统、自助查询系统、多媒体会议系统、智能导医系统等。

(一) 公共广播系统

医院公共广播系统主要应用于医院公共场所内的广播通告、背景音乐播放、服务性广播、紧急报警消防广播等，具体功能体现在三个方面。

1. 医院属于人流密集场所，安全问题尤为重要，在消防火灾等紧急情况下，公共广播系统可迅速应对，将广播通告、背景音乐和服务型广播切换至紧急消防广播状态，为院内所有人员提供及时有效的预警及引导。

2. 在患者候诊过程中，播放背景音乐、疾病预防常识等内容，缓解患者情绪的同时，也为患者进行了健康宣教。

3. 针对医院医疗区域功能的各不相同，可分控播放不同的内容，便于就诊人员有序排队，引导就诊，提高就诊效率。

近年来，公共广播系统越来越多地采用 IP 数字网络广播技术，相较于传统的模拟定压广播技术，其功能强大，音质清晰，可实现分点、分区点播和应急找人，智能化程度高，更能适应现今医院的信息化发展要求。

(二) 有线电视系统

医院有线电视系统是满足医院患者和医务人员收看经济信息、文化娱乐、新闻报道的一个渠道，主要功能包括接收本地有线、网络数字电视信号或通过卫星地面接收设施收看运营商的电视节目、医院自办宣教节目、健康保健知识、娱乐节目等，有利于传播医院文化，提升医院形象，宣传医院技术优势，普及健康教育等。

医院在有线电视接入时可有多种选择：市有线电视节目源、网络电视节目源、卫星电视节目源和医院自办节目等，随着电视技术的不断发展进步，电视数字化、网络化和高清化已经成为有线电视的主流发展方向。借助复合的数字电视网络，以及更先进的交互式电视网，可更好地普及卫生防疫知识和健康保健知识；同时，还可在原有基础上扩展查询、点餐购物等后勤服务应用，提升医院服务水平。

（三）信息发布系统

医院信息发布系统是一个基于网络的综合性信息发布平台，由显示终端、传输网络、信息发布服务器、管理服务器、接口服务器和管理工作站组成，负责医院公共区域内各类显示屏的集中控制和管理，实现以高清数字信号发布挂号、就诊情况、就医导引、医疗科普等重要信息，方便患者就诊和规范就医流程。

医院在医院门急诊大厅、住院部、候诊区、就诊区、分诊台、药房、电梯间等人流密集的公共区域内设置 LED 大屏、电视机、排队叫号屏、广告屏等信息显示屏，并且针对不同功能区域分配不同的信息内容，管理、控制、显示方式多样化，便于缓解患者候诊压力，缓解情绪，提升医院服务管理水平。遇到紧急、突发事件时，也可实时发布预警，提高医院应急处置能力。

（四）自助查询服务系统

医院自助查询服务系统是利用在门急诊大厅、候诊区、化验检验窗口等附近设置的自助查询一体机、查询电脑或查询客户端软件，通过网络支持，为患者提供多类信息查询服务，包括医院综合导引信息、医疗科普信息、化验检查单信息、药品信息和政策法规信息等内容，是医院信息发布系统的补充。近年来，医院在原有的人工服务基础上，增加自助查询服务系统，为患者提供优质、规范的服务，提高了医院的医疗质量和效率，有效避免患者在院滞留时间长、多次排队等候等问题。随着医院信息化的发展和技术的革新，自助查询系统前端所使用的触摸屏可以与其他系统共机使用，由后台不同功能的服务器支持，促进自助查询系统逐步向自助服务终端方面发展，使其可集成查询、挂号、打印报告、预约诊疗、自助发卡、自助缴费等多项功能，为患者提供越来越多的便捷服务，改善患者就医环境。

（五）多媒体会议系统

医院多媒体会议系统是为医院的行政管理、后勤服务、医疗教学科研提供音视频功能服务的智能化子系统，其使用定位配置的音频、视频、网络及相关智能控制设备，将各种形象化的图、文、声、影等多媒体信息集中表现，可调动与会者感官知觉，提高会议效果。多媒体会议系统主要包含会议发言系统、扩声音响系统、投影显示系统、发言追踪系统、灯光系统、视频自动跟踪系统、集中控制系统，根据需要还可扩展投票表决系统、视频会议系统、桌面显示系统等。

医院行政办公区的多媒体会议室需要满足简单的开会需求，配置简单的多媒体功能，如发言、扩声、音响、投影等；学术报告厅多媒体功能丰富，除音视频功能外，还须设置有线网络口和覆盖 Wi-Fi，方便工作汇报、议题讨论等；对于大型医院，可考虑接入网络，实现全院视频会议和预留手术示教现场显示，兼顾手术示教和远程医疗的观摩点。

（六）智能导医系统

医院导医系统是指利用医院信息平台的互动性和共享性，在医院门急诊大厅、住院部、候诊区、收费处、取药处所设置的智能化呼叫、分诊排队管理系统、电子地图导医系统等，是一套更为有序且更为高效的分诊方式。

医院在人工导医的基础上设置智能化导医系统，使用科学的方法，将医院的服务做到秩序、文明、公平，给患者提供了公平、公开、高效的医疗方式，减轻了医生和护士的工作压力，有效改善了医疗环境，使医院的医疗秩序规范化、管理现代化，实现医院资源优化配置。

在大、中型医院，患者多，病种复杂，一个诊疗过程可能涉及很多个功能区域，每个功能区域经常分布在不同楼宇或不同楼层的不同位置。电子地图导医系统，利用医院信息平台，根据患者在医院的诊疗状态，智能判断下一个医疗环节涉及的功能区域，利用电子地图将其指引到正确的位置，有效改善了就诊患者由于对医院环境不熟悉，导致在院滞留时间长、诊疗效率低等问题。

三、数字化手术室

随着医疗信息技术和医疗设备技术的发展进步，人们对医疗环境要求的改善，数字化手术室的建设是现代化数字化医院发展的必然趋势。目前，不断增加的手术设备造成了手术室使用空间的局促狭小，增加了管理使用的难度，通过数字化、智能化的设备管理来提高手术室的使用效率，可以实现多种信息传播和无纸化作业，使得大流量数据传送支持下的手术演示与技术交流都可以通过数字化手术室来综合实现。

发挥数字化手术室系统在医院洁净手术部建设中的重要作用，同时应结合不同医院医疗的专有特点和特殊属性。数字化手术室系统从其系统管理功能而言，是一项庞大的、复杂的系统工程。随着医疗科技的不断发展更新，新智能化技术不断涌现，洁净手术室的使用功能会更加完善，每个数字化手术室可以按照不同用户的需求设计，供多个科室使用或专供某个科室使用，在更好地为医患人员服务的同时，集网络技术、自动控制技术、图像信号处理技术、综合布线技术于一体，使得手术过程中的各相关系统有机地协调结合在一起，从多个方面保证和实现数字化手术室建设中对洁净手术室的高效、安全、舒适、环保的要求。

数字化手术室是通过将先进的智能化、信息化等技术运用到洁净手术室，使得外科医生能够更好地获得大量与患者相关的重要信息，以及及时满足医院的医疗培训教学工作，同时便于操作，提高医疗效率。

数字化手术室通常按配置的医学装备可分为如下五种类型。

（一）一体化手术室

一体化手术室是融合计算机网络技术、图形信号处理技术、空气洁净技术、机电设备自动控制技术于一体，将与手术过程有关的各种系统有机地结合进行统筹设计，为整个手术提供更具准确性、安全性的工作环境，能够实时获得大量与患者相关的重要信息，能够实时观察和控制设备的运行，从而使手术室便于操作，提高工作效率。

一体化手术室建设分两个阶段。第一阶段包括手术示教、远程会诊、设备控制、设备数据采集、多媒体控制管理、信息系统集成等。第二阶段是手术室临床信息系统建设，包括智能排班、耗材管理、麻醉系统、手术护理等。这些系统主要依靠系统服务器和工作站来完成。

一体化手术室设备，主要包括三个组成部分：一体化手术室集中控制系统（SCB）；一体化学手术室数字网络信息传输及存储系统（AIDA）；一体化手术室交互式咨询控制系统（Tele Medicine）。

在手术室无菌区内用一个触摸液晶屏可以轻易控制所有手术室内的设备，包括内窥镜设备、手术灯床、摄像机、室内照明等几乎所有设备。可实现对内窥镜设备及第三方设备的功能进行一体化、集中化控制和参数设置，可控制多台以上的不同设备，通过一个界面进行集中"控制"，是将现有手术室整合成一个功能性的手术室系统，以提高手术的安全、效率和能力。

一体化手术室系统由医院手术总控制室、多间手术室、医生办公室组成，通过网络把教室、专家会诊室、院外专家、出差的医生等连接在一起，组成一个大手术信息共享平台。

手术室内部集中控制系统可配置多种接口，连接手术室多种信号，如固定视频源（包括术野摄像机、全景摄像机、视频会议终端、HIS 患者数据、PACS 影像资料、生命监护器、麻醉机等）；移动视频源（显微镜、内窥镜、彩超机等）；音频源（话筒、医生头戴话筒、DVD 机、电话终端等）；显示设备（悬挂式液晶、嵌入式液晶等）；音箱；打印与录制设备；控制触摸屏等。

（二）MRI 导航手术室

磁共振介入手术室简称 MRI 导航手术室，是复合手术室的重要组成部分。MRI 手术的基本概念是通过进行术中 MRI 成像来协助指导进行的外科手术。MRI 手术室则是指安置有术中导航功能的 MRI 扫描设备，并可进行全部或部分外科手术的手术室（或指符合外科手术要求并能进行外科手术的 MRI 机房）。MRI 手术的目的是通过术中 MRI 扫描和导航来提高外科手术对病灶的完整切除率和治愈率。在手术室安装开放磁共振成像设备，采用磁共振介入的原理，向手术医生提供手术过程中动态的、变化的实时信息。

MRI 手术室是 MRI 设备及手术室组合而成的复合体，属多学科相互交融的边缘学科，一台术中磁共振手术是由手术者、放射科医生、工程师、物理师、麻醉师及护士共同配合完成的，放射科医生要参与所有手术病历的术前计划和术中影像学的处理，为外科医生提供最佳的手术入路及术中影像的动态变化，成员之间的交流显得尤为重要。手术室的设计和施工必须满足这些工作要求。

MRI 手术室的布局既要考虑到能进行 MRI 成像，又要考虑到便于外科手术的操作和人员的移动。同时，MRI 手术室的面积应大于普通 MRI 机房的面积，一般要求在 40m² 以上。一种是放置在医院外科手术室区域内的专用 MRI 手术室；另一种是将影像科的常规 MRI 室改建成符合手术要求的 MRI 手术室。

实施中既要实现常规 MRI 检查室的电磁屏蔽要求，又要满足洁净手术室的规范要求，解决好净化风管、医疗气体管道、电气管线的屏蔽与滤波是关键点，同时根据选择的厂家不同，应考虑连接磁体失超管的路径。由于 MRI 设备重量较大，应考虑楼板的承载力。运输通道的便捷也是场地选择的要素，同时应考虑周围环境的影响，特别是附近移动车辆、周围电梯等对磁共振设备的影响。

（三）机器人手术室

手术机器人是复合手术室众多设备中的领军者，机器人手术室是复合手术室的核心组成部分，目前国内达芬奇手术机器人较为普遍。达芬奇手术机器人是医学、工程学相结合的又一典范，其功能、性能、操作范围，是目前最好的外科手术机器人系统。

达芬奇机器人手术系统具有光学放大 10 倍的高清晰 3D 立体图像，同时创伤面较小、操作精确，因此，对在腹腔镜下行胰管空肠黏膜吻合术困难的患者较容易实施手术。外科手术机器人手术逐渐成为微创外科手术的主要潮流。手术种类涵盖泌尿外科、妇产科、心脏外科、胸外科、肝胆外科、胃肠外科、耳鼻喉科等学科。如何更好地发挥达芬奇机器人实施系统和腹腔镜建设的优势，扬长避短，一直是外科医生探索的课题。

（四）杂交手术室

杂交手术室实现了介入医学、外科医学和影像诊断学技术的完美结合，实现了多学科联合治疗的最佳方式，提高了医院的医疗效率和患者的生存率。

杂交手术室是将数字减影血管造影（DSA）机安装在洁净的手术室内，以满足多学科医务人员联合为患者同时进行外科手术和介入手术，这样的洁净手术室即杂交手术室。

杂交手术室开展的手术类型涉及心胸外科、血管外科、神经外科等临床领域。目前广泛运用于心血管外科和血管外科，如在杂交手术室内进行冠脉支架植入和搭桥手术联合治疗，联合血管外科的开放式切开取栓术、血管旁路术和血管内科的球囊扩张支架植入术都能取得比单一手术更好的治疗效果。杂交手术室的优势在于将传统的外科手术室和介入治疗室有效地整合在一起，实现了多学科同步联合的最佳治疗方式。介入治疗和外科手术同步进行，可以避免患者在手术室与导管室之间转运的风险，降低患者损伤程度，提高医院的医疗效率。杂交手术室面积应该大于或等于 $60m^2$，整个杂交手术室组合面积不应小于 $110m^2$。

（五）复合型手术室

复合手术室或称混合手术室，是介入治疗发展到今天的一个热点。现代的 Hybrid 手术技术，主要融合了内、外科优势并整合了医学影像学技术，包括数字减影血管造影（DSA）杂交手术室、磁共振成像（MRI）手术室，是大型的一体化复合手术室的总称。该手术室整合了术中介入影像造影设备和磁共振定位技术，除了能够进行复杂的心血管和神经外科手术外，还能进行胸主动脉夹层动脉瘤的术中造影和经皮支架置入，避免因来回搬运患者带来的较高风险。外科医生能在实时影像指导下进行手术，减少手术偏差。将手术室和 MRI、DSA、CT、DR 等大型医疗设备整合在一起，组成超强功能的复合手术室，受到医学界的广泛关注。

总之，上述各类手术室通常是依据不同专业的需求由多个系统组合的名称，均属于数字化手术室的范畴。当前国内各类数字化手术室的发展日新月异，是将净化工程与数字信息化完美融合，在符合现行国标《医院洁净手术部建筑技术规范》GB50333 的基础上，采用数字医学影像及相关信息的格式及其信息交换方法的标准，通过接口采集现代数字医学成像设备的图像数据，实现与医学图像档案和通信系统 PALCS 的有效对接，并能和医院信息系统融为一体，使得 MRI、CT、DSA、ECT、PET/CT 等临床医学检查设备所获得图像资料及时传输到手术室，使手术医生、麻醉医生、手术护士获得全面的患者信息、更多的影像支持、精确的手术导航、通畅的外界信息交流，为整个手术提供更加准确、安全、高效的工作环境，也为手术观摩、手术示教、远程教学及远程会诊提供了可靠的通道，从而创造手术室的高成功率、高效率、高安全性以及提升手术室的对外交流。

因此，数字化手术部系统更加符合未来数字化医院的建设需求，即将数字减影血管造影（DSA，高清信号）、血管内超声（IVUS）、达芬奇、腔镜、术中 MRI、显微镜、高清术野摄像、全景摄像等多路影像及音视频信号传输到医院任一会议室、示教室、专家、主任及领导办公室等任何场所（无须专线，任何网络互通的地方均可），并在转播的同时可随时获取患者检查、检验及电子病历等各种信息进行讨论，从而使手术学术交流、教学管理及远程手术指导真正变成现实。同时，从数字化医院未来的发展来看，数字化手术部建设必将成为我国医院手术室建设大的趋势，也为医院未来建设全院数字化手术部统一平台提供了有力的保障。

鉴于数字化手术室项目工程建设比较复杂，涉及手术净化、医疗设备、医疗信息及临床医学等多个领域，而手术室又处于特殊的洁净环境，因此，数字化手术室建设必须从净化工程设计和医疗设备采购两个环节进行整体设计，还须明确手术室功能和用途，如 MRI 手术室、DSA 手术室之间的功能、布线工程设计都不尽相同，各有特点，从而数字化手术部设计也就不同。

数字化手术部项目建设是一项非常复杂的系统性工程，从项目立项、需求调研、方案建议、合同签约、系统实施，到项目验收、售后维护，整个实施过程跨部门、参与人员多、持续时间长、协调难度大。采用闭环管理以医院主管领导为组长，以医务、信息、设备、使用科室等院方领导为主的项目领导小组，主要是对项目实施整个过程中的重大问题进行决策。院方具体工作的执行小组，负责流程规划、设计规划、配合实施等，并由基建部门配合执行，同时负责制订工作计划，掌握工程进度，检查工程质量，指导工作；协调各部门、各单位之间的关系，做好保障服务工作，保障数字化手术室的顺利实施，完成全建设过程的闭环管理。

四、手术示教与远程会诊系统

（一）手术示教系统

随着手术学术交流越来越广泛，传统的模式已不再能满足当前医生和专家学者的要求，数字化手术室示教系统已成为发展的潮流。数字化手术室示教系统是指基于计算机信息技术、生物医学工程技术及现代医学技术，实现手术音视频信息高清采集、有效视频点播、术后加工、存储、检索，支持手术观摩、示教、学术交流、远程协助等功能的管理信息系统。数字化手术室示教系统应用于医院手术室，为临床手术技能培训和管理提供了现代化手段，有助于医院开展远程医疗与视频学术会议，提高医院临床教学水平，实现基于网络的手术室监管。

为了适应手术教学，以及当前国内医院手术转播的现状，加之医院对手术转播需求的不断提高，手术示教系统逐渐进入医院智能化的视野。手术示教系统的优点在于利用医院现有网络，节省了大量建设经费，且手术过程和细节信息实时、清晰。另外，通过对接各种微创镜类手术设备，提高了教学效果，而且随时随地观看想要观看的手术过程。相对于之前的手术示教，完全摆脱了传统手术示教模式在时间、空间和人数上的限制，实现一次示教，多人观摩。通过高清视频的传送，观摩实习生在示教室内即可清晰获得手术室内的诊疗过程和细节信息，减少了进入手术室的人员数量，降低了观摩人员造成手术室内污染的概率，保障了手术室良好的工作秩序，也保证了观看手术的质量，提高了手术室的管理。

1. 手术示教的内容

（1）实时的远程手术示教：观摩人员可与手术室医生双向互动交流，实现实时教学讲解、实时提问、实时解答，提高教学质量。

（2）手术录像存储及查询：对手术影像和场景视频进行全程的实时记录，并进行高质量、长时间的存储，用于日后教学。手术后对照这些影像资料进行学术探讨和研究，可以有效提升医生的手术水平。

（3）手术现场即时拍摄：对教学过程中的关键动作通过拍摄方法记录下来。

2. 高清手术示教系统配置

高清手术示教系统要呈现的视频画面有术野操作、器械传递、心电监护、麻醉机和呼吸机的工作状况，以及与患者相关的 PACS 影像资料信息。

（1）手术室视具体情况配置前端设备，包括：①术野操作摄像机；②器械摄像机，除了拍摄手术器械传递的画面外，也可用于拍摄手术室的全景；③麻醉机和呼吸机的工作状况监控摄像机；④高清信号（兼容标清信号输入并转 HD 格式）输入接口，用于腹腔镜视频信号、心电监护仪和 PACS 影像资料的信号输入和格式转换。

（2）用户端：授权用户可进入高清手术示教系统管理平台，观看手术现场直播或点播手术录像；同时对手术室前端设备进行控制、画面选择和语音交互。

（3）其他要求：一个手术室可以支持多个远程教室同时观看；医学专家可以在局域网任意点连接同一个手术室或连接多个手术室，进行手术指导和讨论；具有对手术高质量音视频存储、回放和管理等功能及手术实况音视频信息实时直播、刻录的功能。另外，为了便于双向沟通和增加现场感，手术示教系统还应提供手术室现场声音传送和对讲功能。数字化手术室对音视频质量有严格要求，系统应选取实时性强、质量高的视频终端，采用成熟可靠的音视频、文本信号传输技术，同时应采取相关安全机制保护患者的隐私。

一个集医疗、教学、科研、预防保健为一体的综合性现代化三级甲等医院，应实现数字化手术室示教系统建设与应用，有效满足低带宽传输稳定、连续、流畅、高图像质量的网络视频需求，以及手术观摩学习、专家会诊、远程指导等多种视频应用需求，实现医院数字化手术室规范化管理，同时摆脱了传统示教模式在时间、空间、人数及安全性上的限制。

（二）远程会诊系统

随着计算机网络通信技术与多媒体技术的飞速发展，远程医疗会诊在医学专家和患者之间建立起全新的联系，使患者在原地、原医院即可接受远地专家的会诊及其指导下的治疗与护理，从而节约医生和患者的大量时间和金钱，有效提高基层医疗机构的服务能力，提高疑难重症救治水平，缓解群众"看病难、看病贵"问题，同时也促进了医疗机构间的科研和教学的共享，在一定程度上解决了医疗卫生资源分配不均问题。远程会诊系统的功能通过远程会诊软件平台，集成视频会议系统、手术示教系统、网络系统硬件平台的功能来实现。

远程会诊是指上级医院专家同基层医院患者主管医生，通过远程技术手段共同探讨患者病情，进一步完善并制订更具针对性的诊疗方案。

远程会诊的基本功能：

1. 会诊预约：包括会诊申请单的填写、提交与修改，专家库信息查询，电子资料组织与传送，会诊申请的查询等。

2. 会诊管理：包括会诊流程管理、病历资料管理、会诊报告浏览、随访管理、会诊服务评价等。

3. 会诊服务：包括病历资料浏览、音视频交互病情讨论、病历资料白板书写交互、会诊报告编写发布与修改、会诊报告模板管理等。

无论是远程会诊还是远程手术示教系统，信息安全建设都是其应用和发展的重要内容。为了有效地实现远程医疗信息的安全性，更好地发挥远程医疗服务的作用，应通过相关的技术和管理手段达到信息安全保障的目的，保障远程医疗信息系统安全。

五、智能化病房

医院的住院患者，平均在院时间较长，其心理、生理和行为都会发生变化，这与医院病房的环境和功能、医患关系、医疗质量、医疗技术及社会综合因素等都有极其重要的关系。医院应能满足患者的基本生活需求且便于操作；保障医疗安全需要，获得更多相关的保健知识、就诊须知及消遣娱乐等需求。加之，信息化、网络化在医院建筑中不断升华，使智能病房建筑和智能病房系统逐步成为现代数字医院发展的必然趋势。

智能化病房的目的是及时通过实效的服务，最大限度地满足医患双方的使用及医院管理要求。智能化病房，即智能自动化的病房，尽量让患者自己照顾自己，减少陪护人员，不但能够有效预防院内感染，还能提高护理质量，提高治疗效果。主要推行以人为本的服务理念，满足社会对护理工作的发展需求，减轻了护士的日常劳动强度，也节省了家属的陪护负担，填补了国内外医疗护理设备的空白。

智能病房系统是病房中的各种医疗传感器和设备利用有线或无线网络连接，将所收集的数据实时传入系统中，并转化为信息传送到医护工作人员的移动医疗应用程序上，从而辅助医护工作者的日常工作。另外，智能病房系统还包含用于突发情况预警、跟踪定位和医疗决策的功能模块，以支持医护工作者的诊断和治疗。

（一）环境控制

环境控制是指可实时监测病房内的温湿度，提供预警，也可设置自动调节，或者通过手机 App 统一控制房间内的灯光、电源、电视、空调、窗帘、净化器、移动求助按钮等设施，营造更舒适的智能病房。

（二）病房智能呼叫系统

病房呼叫系统为患者、护士、主治医生提供远程对话功能，可以加快患者与护士之间的联系。通过音视频技术，患者在病床边即可快捷地与护士交流，并能与医生远程沟通。在夜间也可由护理人员通过对讲主机来对病床实施自动循环监听，查探病床有无异状，使医护人员不受时间、地点的约束，方便快捷地建立与患者的沟通，加强相互之间的配合，使治疗取得较好的效果，使医患关系得以融洽，从而进一步提高医院的服务质量。

（三）患者知情、信息查询及宣教知识

通过手机 App 可以方便地查询本次或历次的就诊信息，包括病案首页、医嘱、病程记录、检查、检验、手术麻醉、费用等信息。另外，还包含知情同意相关信息和患者及家属需要的所有医疗相关信息和住院服务信息等。

（四）遵从性提醒

基于疾病分类推送相关疾病与治疗知识，有针对性地提示时间、术前准备或者检查检验准备及注意事项等，避免遗漏或延误相关检查。

（五）智能床位监测及智能输液监测系统

将运用力敏、振动及温度等多参数结合的传感器安装在病床上，对患者的心率、呼吸率及体动翻身、离床等数据进行动态、实时、连续的采集、分析统计，通过无线技术由物联网网关上传到床旁服务平台，实现护士工作站对病床的统一监测、异常事件提醒等功能，打破了传统采集生命体征的方式，提高了生命体征监测的智能性，减少了护士的工作量。

1. 生命体征监测

床垫里装有无线网传感器，可以实现对床位患者连续 24 小时不间断的监测，包括体温、心率、呼吸、体动，并且可以自由配置床位患者的体征阈值报警，对体征项数据达到危险值的床位进行实时报警。

2. 离床、坠床监视

通过压力传感器实时对患者离床、坠床进行监测，并给护理人员提供即时的报警信息。

3. 压疮的风险管理

对于长期卧床的患者，通过设定的时间间隔和上次动作发生的时间，自动生成短消息提醒看护人员给患者再次移动。系统还能够对压疮的风险进行分析并及时报警，护士可以对不同风险等级的患者进行有效监护。

4. 睡眠质量分析

系统对床位患者每天的睡眠质量进行分析，并通过与长期趋势和医护标准在睡眠时间、躁动、夜间心率和呼吸率的对比来监控患者夜间睡眠质量，包括浅睡时长、深睡时长、翻身情况等。

现在医院常使用传统的重力驱动输液系统，需要护士与患者实时监视液体，而通过智能输液监测仪及智能输液监测系统，护士在电脑上便能监测输液全过程，包括液量变化、输液速度、需要输液的时间，并在输液结束或输液故障时发出报警信号，提醒护士及时干预，提高了医院的医疗效果和医疗质量，降低了护理强度，减少了医疗事故的发生，在一定程度上减轻了陪护人的负担。

（六）信息核对、无线查房、婴儿防盗

利用物联网技术，实现移动护理、移动查房。基于 JCI 标准正确识别患者的要求，采用移动护理终端发出电子信号自动核对患者手腕上的手环信息，每次医嘱实行时，都要用手机扫描一下药品上的二维码和患者手环，如果对不上，系统会自动报警。

医护人员可以利用 PDA 及手推车上的电脑进行查房和医嘱的录入，以及影像传输、电子病历的书写、信息浏览、报告、HIS 中相关医嘱执行情况的查看等。

为新生婴儿佩戴传感器脚环，服务器可根据串口信息自动跟踪每一个婴儿的位置，脚环被切断或出现脱落异常，会及时报警并自动关闭出口大门。

（七）　自动药房管理

药房根据医嘱自动发药，并通过包药机包装带有条形码的药品，从药房到病房，达到药品分派更安全、更有效，药物能够被充分利用和避免可能发生的错误。这样既满足药房对药品管理安全有效的需求，同时也减少了工作量。也有医院采用轨道小车派送药品。

（八）　可视对讲式病房家属探视系统

安装可视对讲式探视系统，架起了沟通的桥梁，满足了患者家属的信息需求心理，解除或降低了其焦虑与烦恼，改善其恐惧感；而且家属与患者之间的联系，可有助于患者自信心的建立。

（九）　点餐服务

依托医院 HIS 网络，做到患者点餐信息化，系统具备消费扣款、现金充值、挂失解挂、报表统计等功能，方便患者，提高效率；同时具有餐饮设定、食谱管理功能，患者入院时每人一张卡，相关信息存储卡内，疾病谱与食谱对应，确保安全；每天可自动生成食品原料汇总（明细）表，提高管理效率。

（十）　互联网娱乐

利用院内无线网络，安全地接入互联网，查看基于授权使用的 App 影视频道等。

（十一）　增值服务

提供在线超市、护工等 App 应用，实现院内与院外服务的对接，方便建立双方的服务连接，并能提供扩展机制，实现服务的可扩展性。

（十二）　交费及费用查询

一日账单查询及在线缴费。

（十三）　参与评价

患者能对医生的治疗各环节提出自己的想法和意见，共同参与到康复过程中；能对护理服务提供相关评价，促进服务质量改进。

总之，智能化病房可以通过各种通信技术快速实现病房、监控中心及患者之间的数据无障碍共享，实现病房的自动化智能管理。对于现代化数字医院来讲，智能病房的上线有利于整合医院、医护人员、患者资源；有利于提升医院服务水平，降低医院管理工作强度和医疗事故的发生频率，提高患者治疗体验，最终实现医患关系的有效缓解。

六、楼宇自动控制系统

医院人流量大，能耗大，空气通风要求高，而且医院的特性决定了对环境要求的多样性和复杂性，这就需要有一个强大的楼宇管理系统去支撑，满足医患各方需求。楼宇自动控制系统是智能建筑必不可少的基本组成部分，主要监控医院大楼的机电设备，可为医患人员提供安全、舒适、经济、高效、便捷的工作和生活环境，并通过优化设备运行与管理，降低运营费用。楼宇自动控制系统是将建筑物或建筑群内的通风空调、变配电、电梯、照明、供热、给排水等众多分散设备的状态变化、运行参数、能源使用状况等进行集中监视、管理，同时又分散控制的建筑物管理与控制系统，主要包括楼宇自控系统、抄表计量管理系统和智能灯光控制管理系统。其关键技术是传感技术、接口控制技术及管理信息系统。

（一）楼宇自动控制系统监控的内容

1. 冷热源系统

（1）冷源群控系统

监控的内容包括冷负荷需求计算；冷水机组台数控制；冷水机组联锁控制；冷冻水压差控制；冷却水温度控制；机组保护控制；机组定时启停控制；机组运行参数；水箱补水控制；群控控制，等等。

（2）换热站控制系统

监控的内容包括二次水温自动调节；自动联锁，即当循环泵停止运行时，热水/蒸汽阀应迅速关闭；机组保护控制，即水泵启动后，水流开关检测水流状态，与水泵的反馈点反映的信息进行印证并自动联锁；设备定时启停控制，即根据事先安排的工作及节假日作息时间表，定时启停设备；自动统计设备运行的工作时间，提示定时维修；参数检测及报警，即自动监测系统内各监测点的温度、压力、流量等参数，自动显示、定时打印及越限报警等。

2. 空调新风系统

监测送风温湿度、回风温湿度、新风温度；监测空气质量，并提供超标报警信号；监测风速；监测风机手/自动状态；监测风机故障状态；监测风机风流状态；监测滤网压差开关状态；监视防冻开关，低温时报警；风机起停控制；新回排风阀控制；盘管水阀开度调节；带加湿功能机组将控制加湿阀开度。

3. 送排风系统

（1）通过 BAS 根据送风量来控制风阀执行器的任意开度。

（2）监测室内的温度，并根据预定的高低限值判断，超限则输出报警信息；使用经典 PID 计算出房间所需的送风量来控制风阀大小，调节温度。

（3）通过软件监测 VAV 末端联动调节空调送风机的速度。

（4）自动监测各回路（送/排风机）的运行状态、风流状态、手/自动状态、故障报警、风流状态。

（5）根据事先设定的工作日及节假日作息时间表，定时启停（送排风机）动力回路。

（6）卫生间排风机将可控制排风阀。

4. 给排水系统

给排水系统主要是对于饮用水的提供，以及对于污水的排放。污、废水泵运行状态、故障报警、手自动状态监测，并控制水泵启停；监测污水坑、废水坑、消防水池、消防水箱、生活水箱的高低液位；集水坑的高低液位报警监测；消防水泵、喷淋水泵、排污水泵、生活水泵的运行状态、故障报警、手自动状态监测，并控制水泵启停；监测中水泵变频状态及故障；监测生活水泵变频状态及故障；监测生活给水管网压力、气压罐压力、减压阀超压报警；系统还可根据时间表对排水泵启停进行分时、分区控制。

5. 变配电系统

为了大楼的安全，对变配电系统的有关变配电状况，由中央监控系统实施监视而不做任何控制，一切控制操作均留给现场有关控制器或操作人员执行。BA 系统提供对于建筑物内的高低配电房及所有变配电设备的监视报警和管理及程序控制，提供对于重要电气设备的控制程序、时间程序和相应的联动程序。

6. 照明系统

（1）具有定时启停功能，可以根据预定的时间表启停设备，进行节能控制。医院公共区域，如走道、大厅、路灯、景观灯等的监测与远程控制或基于光通量传感器、红外传感器的自动控制。

（2）监测照明的故障报警状态，通过报警来提醒操作人员做出相应操作。同时可根据相关需求配合安保系统实现联锁控制。

7. 电梯及扶梯控制系统

电梯一般有一套自带电梯控制系统，通过接口网关对电梯上下运行状态和故障报警进行监测，实现对电梯的运行状态、故障报警、上/下行状态的集中监视。

8. 能耗管理系统

通过实现对病区内各护理单元的用电量、用水量（冷水、生活热水）、医用气体（氧气、压缩空气、负压空气、笑气）、空调热能实现量化管理，建立自动抄表系统，即时提供系统的能耗数据，建立单床能量消耗的统计数据和节约分析的意见。这是提高后勤管理效率，降低运行成本的重要手段。

9. 巡更管理系统

电子巡更系统就是保证安保人员按时、全面对防区内各巡视点进行巡视的有力措施。

10. 综合管路系统

弱电桥架、管路的设计与施工是弱电专业的局部工程，是弱电工程的基础。医院建筑内部功能分区较多，桥架管路走向力求合理，且兼顾各系统需求，宜放置多路主干桥架，满足医疗、智能化专网、后勤管理等诸多方面的需求。

11. 安保监控系统

实现被监控区域的监控和录像，系统操作简便，易于维护，应用广泛。对于监督医院医疗水准，提高医务人员的办公效率，保护医务人员的人身安全及医院财产，都有极其重要的意义。

12. 通道（门禁）管理系统

区域管制主要涉及电梯厅、楼梯厅、病区通道、病区出入口（包括 ICU 区域隔离通道）、建筑通往地下的通道等，特殊通道一般采用远距离控制。重点管制主要涉及领导办公室、财务室、智能化中心机房、IT 机房、贵重药品间、剧毒药品间、贵重仪器仓库、设备仓库等，主要采用近距离管制。

（二）楼宇自动控制系统上线的意义

1. 节省能源

楼宇自动控制系统对全院的设备进行监视和控制，根据预先编排的时间程序对电力、照明、空调等设备进行最优化的节能控制。

2. 节省人力资源

由于楼宇自动控制系统采用集中电脑控制，在投入使用后可以大量减少运行操作人员和设备维护维修人员。

3. 延长设备使用寿命

医院配置楼宇自动控制系统，使医院设备的运行状态始终处于系统的监视之下，完整地记录设备的运行情况，及时发现故障，把事故消除在萌芽状态，确保机电设备的安全、稳定、高效运行。楼宇自动控制系统还可以定期打印出维护、保养的通知单，保证维护人员按时进行设备保养，使设备的运行寿命加长，降低医院的运行和维护费用。

4. 保证医院及工作者安全

楼宇自动控制系统中的电梯控制系统、巡更管理系统、安保监控系统、通道管理系统等模块与消防报警系统联网，极大地提高了医院的精细化管理水平，保障了医院及其工作者的安全。

5. 保障医院环境健康舒适

楼宇自动控制系统对医院设备实施实时控制，如空调新风系统和送排风系统等的准确调节控制，使医院环境更加舒适，从而提高医院工作者的工作效率。

总之，楼宇自动控制系统的精细化控制满足了医疗大楼内部环境要求，并极大地减少了日常巡视的维护工作量，节省了人力资源，提高了人员的工作效率，同时也降低了设备的运行能耗及运行成本，保障了建筑物内机电设备的长期运行安全、稳定，为患者提供了一个合理、高效、节能和舒适的医疗环境。

七、物联网在医院业务中的应用

（一）物联网的概念

物联网是通过射频识别、红外感应器、全球定位系统、激光扫描器等信息传感设备，按约定的协议，把任何物品与互联网相连，进行信息交换和通信，以实现对物品的智能化识别、定位、跟踪、监控和管理的一种网络，是新一代信息技术的重要组成部分。

物联网技术在医院的应用，主要体现在对医院人、财、物和资金的有效管理，实现人员及物资管理可视化、医疗信息数字化和医疗过程数字化。利用信息化手段，实现医疗信息共享，提高工作效率，提升服务品质，创新服务模式，优化业务流程，控制医疗缺陷，保障医疗安全，提高医疗质量，实现精细化管理，提升医院整体管理形象。

（二）物联网在医院的具体应用领域

医院物联网的应用主要基于以下几个方面：①基于重点人群识别和管理；②基于重点设备及物品管理；③基于重点区域监控和管理；④基于医疗信息数字化管理；⑤基于医疗过程数字化管理。具体应用领域见下文详述。

1. 消毒物资追溯管理

随着医院信息化的发展，将物联网技术引入医院内所有诊疗器械、器具和物品的清洗、消毒、灭菌管理流程中，可以实现对各类器械消毒过程的全程质量监督，有效避免因手术器械感染而造成的医疗差错和医疗事故，基于 JCI 标准中关于感染的预防与控制的要求，同时也符合卫生部颁布的《医院消毒供应中心管理规范》中对消毒物品质量提出的新要求。

消毒物资追溯管理系统通过引入先进的 RFID 技术，将灭菌管理流程中的回收、清洗、打包、灭菌、存放、发放、术前核对、术后清点、追溯几大功能实现信息化，简化工作操作步骤，强化、规范手术供应室流程管理，使整个流程中的所有环节具有可追溯性。一旦发生感染事故，其追溯性可快速追踪流程信息，确定问题所在，有效降低医疗纠纷的发生率，完善了整个服务流程，提高了医院的服务质量。

（1）回收：供应室护士用胸卡登录器械包回收系统，进入工作状态。科室护士刷卡并确认其验证信息，系统会显示其器械包中的工具数量，信息确认完成后，即可完成器械包回收确认。

（2）清洗：对回收器械进行分类清洗，记录清洗设备数量。

（3）打包：对清洗合格的器械按种类打包，并绑定数据标签。

（4）灭菌：系统自动记录器械包消毒核实人员、消毒器柜号、消毒时间等信息。信息核实完成后，数据上传至服务器，以便器械包信息的追溯。器械包消毒完成后，送往无菌室存储。

（5）存放：器械包消毒完毕后存入无菌存储室，通过 RFID 读写设备，系统自动记录器械包类别、存入时间、取出时间、有效期等信息。可通过信息管理查询系统进行库存及有效期的查询。

（6）发放：无菌室根据科室申请发放并采集人员及包对应数据。

（7）术前核对：刷卡登录术前模块扫描标签，系统自动完成信息匹配对比。

（8）术后清点：通过手术器械包签中的信息对包内器械的种类、数量进行清点。

（9）追溯：根据时间、科室、操作人员等条件追溯对应单个器械包。

2. 医疗垃圾追溯管理

医疗垃圾追溯管理系统是采用射频识别技术、卫星定位技术、网络技术，实现医疗垃圾产生、回收、运输、处理等全过程的监控和追踪，使整个处置过程具有可追溯性，为各管理部门对医疗垃圾处置过程的全程监管提供了基础的信息支持和保障。

医疗垃圾属于危险废弃品，含有大量的感染性废物、病理性废物、损伤性废物、药物性废物、化学性废物及放射性污染物等有害物质。按照卫生部相关规定，必须封闭储存、定点存放、专人运输，必须进行焚烧处理，以确保杀菌和避免环境污染，不允许任何形式的回收和再利用。

医疗垃圾追溯管理系统在医院的应用，有利于对医疗垃圾流转数据进行电子数据采集及统计，使管理部门有依据监控并及时准确地掌握废弃物处置情况，提升了管理水平；实现了医疗垃圾运输处置的电子化监管和预警。根据垃圾种类的不同，自动提醒垃圾的处置差异，一旦发生医疗废物污染事故，可有效地确定责任，快速采取措施，减少危害；实现医疗卫生机构对医疗废物登记的电子化管理和处理过程的可追溯，有效降低医院内的感染发生率。其中，手术室作为控制医院感染最重要、最核心的环节，加强对手术室医疗垃圾的监管和追溯，可有效防止院内感染的发生。

3. 婴儿防盗管理

婴儿防盗管理系统是近年来发展起来的一种高科技产品，基于 JCI 标准中对患者安全的要求，其采用物联网射频识别技术（RFID），在婴儿身上佩戴可发射出无线射频信号且对人体无害的智能电子标签，对婴儿所在位置进行实时监控和追踪，还可对企图盗窃婴儿的行为及时报警提示，实现实时监控、主动防护。

医院在人为防范的基础上，使用婴儿防盗管理系统，可避免因新生儿特征相似，理解和表达能力欠缺而出现的错误识别、报错信息的现象；将医护人员与婴儿、母亲与婴儿绑定，防止婴儿被人从医院内盗走，有效保护婴儿安全，保障各方权益；规范产房的日常管理，防止和避免医生对母婴的例行巡检，提高医疗质量；整合母婴识别、婴儿防盗、通道权限等功能，充分提高医院新生儿管理效能和服务水平。

4. 资产定位追踪管理

贵重、抢救医疗设备作为医院资产的重要组成部分，对医院的发展至关重要。医院管理人员及时、准确地了解贵重设备的分布动态情况，防止贵重设备的丢失与闲置，可增加效益，降低成本，提高设备的使用效率和医疗服务效率，也符合 JCI 标准中对医疗设备安全有效管理的要求。

医院资产定位追踪管理系统是在医疗资产和设备上安装防拆卸 RFID 标签，进行资产定位、防盗等管理。通过该系统为每件医院资产分配唯一的定位标签，管理员通过定位标签，短时间内即可全面而准确地掌握资产状况，及时了解贵重、抢救医疗设备的在离线状态，实现自动库存盘点，消除人工盘点的失误。

5. 高值医疗耗材管理

高值医疗耗材属于医疗耗材中特殊的种类，其医疗安全要求高，生产使用过程需要严格控制，仅限于部分科室使用且价格相对比较昂贵。传统的高值医疗耗材的管理基础数据登记不全，领用不规范，相关记录不完全，极易导致错账、漏账、重复记账，安全隐患大。

高值医疗耗材管理系统运用物联网技术，为每种高值耗材对应唯一条形码，对其采购、在库、使用各个环节进行全程控制和跟踪，避免不必要的损耗，实现医院对高值医疗耗材的规范化、精细化管理，加强成本控制，提高医疗质量，保障患者安全。基于 JCI 标准中质量改进与患者安全的要求，在系统中，建立医院审核通过的资质合格产品信息，日后工作中通过扫描产品条形码，即可识别产品资质是否合格，确保源头的安全性；由相关科室扫描条形码完成高值医疗耗材的备库、领取、收费等流程，减少人工录入的失误率，提高工作效率；医院管理人员通过系统中各环节扫描条形码的相应记录，可以准确掌握耗材的流向和质量，实现全程追踪，可追溯源头，堵塞管理漏洞，提高管理质量。

6. 冷链管理

近年来，国家对药品、血液、试剂、生物制品等对温湿度敏感物品的生产、存储、流通等环节的监管越来越严格。冷链药品在存储和运输过程中，需要遵守严格限制的指标，使其在流通的整个链条中处于恒定状态，保证药品有效期和药效不受损失。如果温度过高，药品效价降低或失效，甚至出现严重不良反应；如果温度过低，会出现药品冻融过程，导致部分药品性状发生变化，可能使药品变性或者失效。

医院冷链管理系统是利用新一代信息化网络、传感器技术即 RFID 冷链传感器、二维条码技术等，将其安装到医院的冷藏设备上，通过无线传输，结合各种物联网策略管理技术，融入医院信息系统，使对温度敏感的医用试剂在存储和运输过程中符合国家规定的冷藏要求，做到不"断链"，实现全程实时智能化管理，对异常情况预警报警，以保证药品、试剂的质量。

7. 门禁管理

医院门禁管理主要布点于病区进出通道、病区治疗室、重要场所进出通道等地，安装门磁开关、电控锁及读卡器等门禁控制装置，对持卡人进行身份识别，设置不同的权限和有效时段信息，防止非授权人员的进出，目的在于对人员的流动进行合理的监管和控制，实现严密而灵活的通道管理，加强医院的安全防范管理，给医生和患者提供一个相对安全、有序的环境，也符合 JCI 标准安全与防范的要求。

门禁管理系统一般与一卡通系统共用一张智能卡，兼容门禁管理、收费和消费管理、巡更管理、考勤管理、停车场管理和图书管理等，所有来医院就诊的患者和医院医护人员，使用该智能卡实现院内各种身份识别和电子支付功能，做到一卡多用。

8. 一卡通管理

医院智能一卡通管理系统是智能卡在医院的应用，和医院的日常管理和生活息息相关，主要体现在人员信息管理、就医缴费、饭堂就餐、门禁通道、停车管理、院内消费、考勤管理和查询管理等方面，实现"一卡多用，多卡合一"。其功能包括身份识别和电子钱包，满足医院现代化管理要求，方便医务人员、患者和患者亲属等各种持卡人在医院工作生活的方方面面，最大限度地缩短患者就医时间、滞院时间，使医院实现电子化管理，提高管理效率。

一卡通系统的基本流程如下：根据身份证等相关证件为医护人员和患者每人发行一张智能卡，作为其在医院内的身份识别凭证和电子钱包，取代众多纸质证件和现金；在医院各服务点安装不同功能的智能卡读卡器、自助机和管理软件；持卡人在服务点机器上刷卡，便能在医院内部自动实现多种身份识别和电子支付服务功能。

9. 食堂售饭管理

医院食堂管理是一个综合管理的系统过程，涉及营养专业、食品卫生、食堂运作、行政管理、经济管理等方面。传统的食堂管理，手工进行订餐、配餐、制作报表，由于数据量大，容易出错，费时费力，管理工作烦琐，在数据分析上时有出入，影响成本核算，误导决策。

医院食堂售饭系统的应用为医院提供了一个高效的管理模式，整个系统流程包括食堂窗口点餐、员工送餐管理、患者营养餐管理、消费精细化管理、后勤决策支持等。医务人员和患者点餐完毕后，所有数据都由计算机分析执行，规范了业务流程，提高了工作效率，改善了服务质量，为医院经营者和决策者提供更加及时、准确的消费数据和管理信息，动态掌握业务整个流程的处置情况。

医院食堂售饭系统采用智能卡、手持机等技术，结合手机点餐等功能，实现智能点餐和结算，通用性强，具备良好的实时性。人员数据和存储容量没有限制，扩展无限制，使用方便，使餐厅食堂管理科学化、现代化。

10. 刷卡洗澡管理

刷卡洗澡管理系统主要采用智能卡、控制器、自助机等技术，解决病房和职工宿舍在洗浴过程中的用水流量问题，实现过程精细化管理，达到节约成本的目的。该系统的应用，符合《绿色医院建筑评价标准》的要求，既节省了水资源，又能提高医院精细化管理水平，避免医院内日常洗澡中常见的长流水现象，通过这种管控方式让大家重视水资源节约问题，同时避免无意识浪费。

11. 样本追溯管理系统

随着《电子病历系统功能规范》与《等级医院评审标准》的推广与应用，医院对样本的追溯管理、实验室样本的状况检测需求越来越强烈，医院对实验室信息管理系统的要求，不仅仅是对业务流程的记录与规范，而且上升到了管理流程的记录与规范。

样本追溯管理系统以检验瓶贴条码为核心，实现全院样本信息电子化采集、流通、共享。其不仅仅是一个业务流程系统，更是一个管理流程系统，全院有一个整体平台可以实时查询、监控样本流转状态。样本追溯系统的应用，将医院内的临床部门、后勤部门与实验室等多个部门之间形成闭环监控管理，整个系统以监控患者标本为中心，由临床部门医生开单、临床部门护士采标、后勤部门送标、实验室标本组接标审核、实验室工作组预存、实验室出具检验报告及审核，各个环节形成闭环监控管理，并实时监控样本流转过程，并根据设定的预警提示、超时警告信息，实时提醒样本状况，提升了工作效率和管理水平，使整个处置过程具有可追溯性。

参考文献

［1］郭龙. 再谈民营医院管理［M］. 上海：东方出版中心，2023.

［2］杨茂春. 医院药学系列丛书现代医院药学管理规程［M］. 北京：中国医药科学技术出版社，2023.

［3］操礼庆，赵昕昱. 公立医院高质量运营管理重点与难点解析［M］. 北京：中国财政经济出版社，2023.

［4］罗胜强. 医院内部控制建设实务与案例解析［M］. 上海：立信会计出版社，2023.

［5］马雅斌，李语玲，王云峰. 医院药事管理制度［M］. 上海：世界图书出版上海有限公司，2022.

［6］刘庭芳. 医院管理工具［M］. 北京：中国协和医科大学出版社，2022.

［7］周嫘. 资深医院管理人20年实战笔记［M］. 北京：华龄出版社，2022.

［8］董四平，陶红兵. 医院管理与卫生政策研究方法［M］. 北京：中国协和医科大学出版社，2022.

［9］应亚珍. 现代医院管理丛书医院经济运行精细化管理［M］. 北京：人民卫生出版社，2022.

［10］王玉锋. 住院管理：现代医院管理需要关注的内容［M］. 济南：山东科学技术出版社，2022.

［11］罗力. 医院信息管理［M］. 北京：中国协和医科大学出版社，2022.

［12］李为民. 医院运营管理［M］. 北京：中国协和医科大学出版社，2022.

［13］王炳龙，余波. 医院战略管理［M］. 北京：中国协和医科大学出版社，2022.

［14］张玉，胡豫，许栋. 医院应急管理实践［M］. 北京：清华大学出版社，2022.

［15］王兴鹏. 医院后勤管理［M］. 北京：中国协和医科大学出版社，2022.

［16］陈英耀. 医院人力资源管理［M］. 北京：中国协和医科大学出版社，2022.

[17] 梁海伦. 现代医院医疗服务管理 [M]. 北京：化学工业出版社，2022.

[18] 牟雁东，王钧慷，何述萍. 现代综合医院门诊管理 [M]. 北京：化学工业出版社，2022.

[19] 向炎珍. 医院财务管理供卫生管理、医疗管理专业使用 [M]. 北京：中国协和医科大学出版社，2022.

[20] 刘志军，杨丁贵，张海芳. 中医精诚文化与医院文化管理 [M]. 北京：中国协和医科大学出版社，2022.

[21] 张虹. 中医医院学科建设精细化管理 [M]. 北京：科学技术文献出版社，2022.

[22] 苗豫东. 公立医院应急管理理论与实践 [M]. 北京：经济科学出版社，2022.

[23] 陈娟. 整体思维下公立医院审计管理研究 [M]. 南京：东南大学出版社，2022.

[24] 陈维雄，蔡秋茂. 按病种分值付费医院医保精细化管理 [M]. 广州：暨南大学出版社，2022.

[25] 李志安. 厦门市医院后勤运营管理案例手册 [M]. 厦门：厦门大学出版社，2022.

[26] 梁成锋. 现代医院经济管理与会计新制度探究 [M]. 长春：吉林出版集团股份有限公司，2022.

[27] 闫石. 探索、实践、提升：医院后勤管理项目实例 [M]. 北京：人民卫生出版社，2022.

[28] 黄远湖. 智慧时代医院建设新思维 [M]. 南京：江苏凤凰科学技术出版社，2022.

[29] 翟运开，陈保站. 智慧医院技术创新和产业生态构建 [M]. 北京：机械工业出版社，2022.

[30] 张一琼. 传染病医院感染防控实用手册 [M]. 昆明：云南科技出版社，2022.

[31] 杜萍，路绪锋，李凤萍. 医院管理伦理 [M]. 上海：复旦大学出版社，2021.

[32] 黄惠根. 医院五常法管理与实例精粹 [M]. 广州：广东科学技术出版社，2021.

[33] 袁向东. 大数据 DRG 助力医院精准管理 [M]. 广州：广东科学技术出版社，2021.

[34] 戴夫. 现代医院十维管理理论与实践上 [M]. 合肥：中国科学技术大学出版社，2021.

[35] 张蔚. 现代医院文档管理 [M]. 西安：世界图书出版西安有限公司，2021.

[36] 吴锦华，钟力炜，刘军. 现代医院采购管理实践 [M]. 上海：上海科学技术出版社，2021.

[37] 韦铁民. 医院精细化管理实践第 3 版 [M]. 北京：中国医药科学技术出版社，2021.